UTB 2915

Eine Arbeitsgemeinschaft der Verlage

Böhlau Verlag Köln · Weimar · Wien
Verlag Barbara Budrich Opladen · Farmington Hills
facultas.wuv Wien
Wilhelm Fink München
A. Francke Verlag Tübingen und Basel
Haupt Verlag Bern · Stuttgart · Wien
Julius Klinkhardt Verlagsbuchhandlung Bad Heilbrunn
Lucius & Lucius Verlagsgesellschaft Stuttgart
Mohr Siebeck Tübingen
C. F. Müller Verlag Heidelberg
Orell Füssli Verlag Zürich
Verlag Recht und Wirtschaft Frankfurt am Main
Ernst Reinhardt Verlag München · Basel
Ferdinand Schöningh Paderborn · München · Wien · Zürich
Eugen Ulmer Verlag Stuttgart
UVK Verlagsgesellschaft Konstanz
Vandenhoeck & Ruprecht Göttingen
vdf Hochschulverlag AG an der ETH Zürich

Walter Bruchhausen / Heinz Schott

Geschichte, Theorie und Ethik der Medizin

Vandenhoeck & Ruprecht

Dr. med. Walter Bruchhausen ist Privatdozent für Geschichte, Anthropologie und Ethik der Medizin am Medizinhistorischen Institut der Universität Bonn.

Professor Dr. med. Dr. phil. Heinz Schott ist Professor für Geschichte der Medizin und Leiter des Medizinhistorischen Instituts der Universität Bonn.

Unter Mitarbeit von *Dr. phil. Ralf Forsbach*, Privatdozent für Geschichte der Medizin am Medizinhistorischen Institut der Universität Bonn.

Mit 75 Abbildungen und 6 Tabellen

Bibliografische Information der Deutschen Nationalbibliothek

Die Deutsche Nationalbibliothek verzeichnet diese Publikation in der Deutschen Nationalbibliografie; detaillierte bibliografische Daten sind im Internet über http://dnb.d-nb.de abrufbar.

ISBN 978-3-8252-2915-3 (UTB)
ISBN 978-3-525-03711-9 (Vandenhoeck & Ruprecht)

Umschlagabbildung: Miniatur aus der Nürnberger Handschrift zur astrologischen Medizin des späten Mittelalters.

Umschlaggestaltung: Atelier Reichert, Stuttgart
Satz: Hubert & Co., Göttingen
Druck und Bindung: Ebner & Spiegel, Ulm

ISBN 978-3-8252-2915-3 (**UTB-Bestellnummer**)

Inhalt

Vorwort

Die neue Approbationsordnung für Ärzte von 2002 bewirkte eine tief greifende Änderung der ärztlichen Ausbildung. Sowohl der Aufbau des Studiums als auch die dementsprechende Prüfungsordnung erhielten eine neue Struktur. So wurden für die Zulassung zum Zweiten Abschnitt der Ärztlichen Prüfung (Paragraph 27) eine Reihe von „Querschnittsbereichen" eingeführt, in denen Leistungsnachweise zu erbringen sind, darunter auch „Geschichte, Theorie, Ethik der Medizin." In Paragraph 1 der Approbationsordnung wird als Ziel der ärztlichen Ausbildung u. a. festgehalten, dass diese die „geistigen, historischen und ethischen Grundlagen ärztlichen Verhaltens auf der Basis des aktuellen Forschungsstandes" vermitteln soll.

Diese Aufgabe übernehmen die zuständigen wissenschaftlichen Einrichtungen im Rahmen der medizinischen Fakultäten in Deutschland. An fast allen von ihnen existieren eigenständige Institute, die sich mit unterschiedlichen Schwerpunkten den Themen des neuen Querschnittsbereichs und seiner Grenzgebiete wissenschaftlich widmen und gemäß der Approbationsordnung die betreffenden Lehrveranstaltungen durchführen.

„Geschichte, Theorie, Ethik der Medizin" meint aus Sicht der Autoren dieses Lehrbuchs keine getrennten Fachgebiete, die in diesem Querschnittsbereich einfach addiert werden sollen. Vielmehr soll klar werden, dass die Geschichte der Medizin substantiell ethische und theoretische Fragestellungen impliziert, wie umgekehrt auch die Medizinethik und Medizintheorie ohne eine historische Relativierung und Begründung abstrakt bleiben. Der Menschenversuch in der Medizin wäre ein Beispiel, um diese Untrennbarkeit von Geschichte und Ethik zu verdeutlichen. Als „Theorie der Medizin" wollen wir neben wissenschaftstheoretischen Fragen vor allem die theoretischen Grundannahmen oder Leitideen verstehen, die der medizinischen Anthropologie zugeordnet werden können: In erster Linie das Menschenbild der Medizin, ihr Verständnis von Gesundheit und Krankheit sowie das Arzt-Patienten-Verhältnis und das Spannungsfeld zwischen individuellen Bedürfnissen und gesellschaftlichen Normen. Die im Querschnittsbereich angesprochenen geistes- bzw. kulturwissenschaftlichen Fragestellungen in der Medizin lassen sich im internationalen Sprachgebrauch auch den *Medical Humanities* zurechnen.

Die Sensibilisierung der Studierenden für solche Fragen, die in der biomedizinisch orientierten ärztlichen Ausbildung weniger beachtet werden, kann durch verschiedene Arbeitsmethoden erreicht werden. Es sei hier nur auf einige Möglichkeiten hingewiesen, um bestimmte Fähigkeiten und Kompetenzen zu erwerben: individuelle oder gemeinsame Lektüre literarischer Texte mit medizinisch relevanten Inhalten; kritische Analyse von Krankengeschichten aus Geschichte und Gegenwart;

gezielte Beschäftigung mit bildender Kunst, Musik, Schauspiel und Film im Hinblick auf bestimmte Ausdrucksformen von Krankheit und Gesundheit; Einüben der eigenen Fähigkeiten zur Kommunikation, etwa durch fachlich supervidierte Referate, Gruppengespräche, Rollenspiele; Vorbereitung und aktive Mitgestaltung von medizinhistorischen Exkursionen.

Aus dem breiten Spektrum der *medical humanities* sind an den unterschiedlichen Hochschulorten spezifische Profile entstanden, auf die hier nicht im Einzelnen eingegangen werden kann. Als Beispiel soll hier die oben erwähnte medizinische Anthropologie genannt werden, deren Begriff in philosophischer Hinsicht u.a. von dem Internisten und Psychosomatiker Viktor von Weizsäcker (1886–1957) geprägt wurde. In einem ethnologischen Ansatz haben Fragestellungen der medizinischen Anthropologie bei der Erforschung des medizinischen Pluralismus in Entwicklungsländern, aber auch im Hinblick auf die Praxis fernöstlicher Verfahren im Westen oder die Problematik der Migranten in unserem Gesundheitswesen große Bedeutung. Medizinische Anthropologie setzt sich jedoch ebenso auch historisch mit den Heilkonzepten der vor- bzw. nicht-naturwissenschaftlichen Medizin auseinander, etwa der traditionellen Lehre von der Heilkraft der Natur, welche für die heutigen Naturheilverfahren und bestimmte darüber hinausreichende Ansätze der alternativen bzw. komplementären Medizin relevant ist. In dieser Perspektive werden Defizite und „blinde Flecken" im Menschenbild der Biomedizin erkennbar, welche zum großen Teil die Theorie und Praxis der Heilkunde aus dem Blick verloren hat und auf drängende Fragen zum Gesundheitswesen wie z.B. das Problem der Ressourcenverteilung in nationaler wie globaler Hinsicht keine Antwort weiß.

Dieses Lehr- und Arbeitsbuch für Medizinstudierende geht von einer sinnvollen Aufteilung in eine grundlegende, umfassende Lehrveranstaltung „Geschichte, Theorie, Ethik der Medizin" am Anfang des klinischen Studiums und praxisnähere Unterrichtseinheiten zu „Klinischer Ethik" in den späteren Semestern aus. Die erste Veranstaltung besteht – nach den Empfehlungen des Fachverbands Medizingeschichte und der Akademie für Ethik in der Medizin – sowohl in der Vermittlung von Informationen und Verständnis als auch in der vertiefenden Einübung der Vorgehensweisen und eigenständigen Auseinandersetzung. Ersteres kann in einer Vorlesung erfolgen, für deren Inhalte dieses Lehrbuch – angesichts des Fehlens und der Unmöglichkeit eines zentralen Gegenstandskatalogs – in der Unterrichtspraxis bewährte Vorschläge macht. Letzteres müsste in Seminaren erfolgen, deren exemplarische Themenauswahl stärker von den Arbeitsgebieten des jeweiligen Dozenten und den Interessen der Studierenden abhängt. In einer geeigneten Studienordnung würden dann im späteren Studium, wenn die Medizinstudierenden bereits in den Fächern der Krankenversorgung mit deren ethischen Problemen konfrontiert wurden und den notwendigen medizinischen Wissensstand besitzen, stärker praxisorientierte Lehreinheiten in „Klinischer Ethik" folgen. Diese Seminare, für die es bereits eigene Lehrbücher gibt, wären nach Möglichkeit zeitlich in die Vermittlung des entsprechenden medizinischen Stoffs integriert und würden stärker von aktuellen Fallbeispielen ausgehen.

Das vorliegende Buch liefert für Lernende und Lehrende ein Gerüst für den Unterricht im Querschnittsbereich. Es will lediglich Anregungen geben, wie der Lehrstoff aufgeteilt und dargeboten werden kann, ohne Anspruch auf Vollständigkeit oder Allgemeinverbindlichkeit. Mögliche Formen des Leistungsnachweises, der ja für diesen Pflichtunterricht mit benotetem Schein obligatorisch ist, werden im Anhang kurz vorgestellt. Vor allem aber soll das Buch die Studierenden (und sonstigen interessierten Leser) in übersichtlicher und knapper Form in ein weites Feld einführen, ihnen konkrete Wegweisungen und mögliche Anknüpfungspunkte zum selbständigen Weiterforschen bieten.

An dieser Stelle sei allen herzlich gedankt, die zum Entstehen des Buches beigetragen haben: PD Dr. Ralf Forsbach, der die Beratungen kontinuierlich begleitet und zwei Kapitel verfasst hat, Dr. Marie-Luise Wünsche für ihre Unterstützung in der Anfangsphase sowie Dörte Rohwedder für die redaktionelle Betreuung von Seiten des Verlags.

Möge sich dieses Lehrbuch als ein Hilfsmittel erweisen, dessen Gebrauch nicht nur im universitären Alltag nützlich ist, sondern auch Freude bereitet und unterhaltsam ist.

Bonn, im Juli 2007 Walter Bruchhausen und Heinz Schott

Kapitel 1
Geschichte, Theorie und Ethik der Medizin: Eine Einführung

Dieses Buch zum Querschnittsbereich „Geschichte, Theorie, Ethik der Medizin" zielt weder auf eine Fortschrittsgeschichte der (natur)wissenschaftlichen Medizin noch auf die Idee einer Wiederkehr immer gleich bleibender Grundprobleme in der Krankenversorgung ab.

Vielmehr geht es um die Aktualität historischer Befunde für den heutigen Betrachter und dabei vor allem um die wissenschaftliche Seriosität einer entsprechenden Befunderhebung: Inwiefern berühren uns historische Gegebenheiten und inwiefern werden diese von uns „berührt", ja hervorgebracht?

In dieser Einführung sollen historische Daten und Fakten vorgestellt werden, die – gleichsam als Gerüst – zur ersten Orientierung für die folgenden Kapitel dienen können.

Vor dem Hintergrund einer Medizingeschichte, die sich einige Jahrtausende zurückverfolgen lässt, wird bereits in diesem Einführungskapitel eine entscheidende Wende sichtbar, in deren Licht oder Schatten die moderne Medizin bis heute steht: Die Wende der Medizin zu den „reinen" Naturwissenschaften (Physik, Chemie, Biologie) im 19. Jahrhundert.

Diese Engführung der Heilkunde hatte (und hat) unter bestimmten gesellschaftspolitischen Konstellationen gravierende Folgen: So wurden traditionelle Heilweisen ausgeklammert, ethische Grundsätze der Humanität verletzt und globale Gesundheitsprobleme ohne wirksames Konzept perpetuiert.

Zur Vorgeschichte der modernen naturwissenschaftlichen Medizin

Sigmund Freud sagte einmal im Kontext seiner Neurosenlehre: „Jedesmal, wenn ein Mensch über Vergangenes berichtet, und sei er auch ein Geschichtsschreiber, haben wir in Betracht zu ziehen, was er unabsichtlich aus der Gegenwart oder aus dazwischenliegenden Zeiten in die Vergangenheit zurückversetzt, so daß er das Bild derselben fälscht." Diese Warnung hat nichts von ihrer Aktualität eingebüßt. Auch die Frage, inwieweit uns Vergangenes – im Guten wie im Bösen – noch in den Knochen steckt und uns – oft unerkannt – umtreibt, ist keineswegs veraltet. Dies gilt insbesondere für Fragen, die sich mit Gesundheit, Krankheit und Tod des Menschen in seiner jeweiligen Umwelt auseinandersetzen. Sie betreffen immer auch Theorie und

Ethik der Medizin, insofern sie wissenschaftstheoretisch den Status der Medizin als Wissenschaft und medizinethisch die moralischen Grundlagen des (ärztlichen) Handelns einbeziehen.

Im Folgenden sollen Grundzüge der Medizingeschichte in knapper Form vorgestellt werden, die den Rahmen für die nachfolgenden Kapitel abstecken. Allerdings werden hierbei auch Aspekte berücksichtigt, die nicht mehr in den einzelnen Kapiteln aufgegriffen werden und insofern nicht zum Lehrstoff im engeren Sinne gehören. Die Kapitel widmen sich in je unterschiedlicher Akzentuierung ausgewählten Themen des Querschnittsbereichs „Geschichte, Theorie, Ethik der Medizin“, auf dessen curriculare Bedeutung im Vorwort hingewiesen wird.

Die Begründung der europäischen Medizin im antiken Griechenland wäre ohne die Jahrtausende alten heilkundlichen Traditionen Ägyptens und Mesopotamiens wohl kaum denkbar. Dabei waren die hippokratischen Schriften von entscheidender Bedeutung. Die so genannte hippokratische Medizin basiert auf dem Begriff der Heilkraft der Natur (*physis*), auf einem naturphilosophischen Menschen- und Weltbild (Mikrokosmos – Makrokosmos), der Säftelehre (Humoralpathologie), sowie der Lehre von der gesunden Lebensführung (Diätetik). Erstaunlicherweise löste die „Geburt“ der wissenschaftlichen Medizin in der klassischen Antike, auch in ihrer systematischen Ausformung durch Galen im zweiten nachchristlichen Jahrhundert, keineswegs die religiöse Heilkunde ab, im Gegenteil: Der Kult um die Heilgötter – in erster Linie Asklepios – blühte zusammen mit jener Medizin auf. Beide Systeme ergänzten sich.

Das Mittelalter konfrontiert uns mit einer ungleichzeitigen Entwicklung. Die Tradition der antiken Medizin wurde im Orient gepflegt und weiterentwickelt, wobei in erster Linie die arabischsprachige Medizin – neben der byzantinischen – zu nennen ist. Sie entfaltete sich mit dem Islam in den wissenschaftlichen Zentren und Medizinschulen des Morgenlandes (u. a. in Bagdad und Gondishapur) und manifestierte ihr Können in einer Reihe von Krankenhäusern. Dagegen machte die so genannte Klostermedizin im lateinischen Abendland einen vergleichsweise schlichten Eindruck. Ihre Kräutermedizin und Hospital-Fürsorge konnte den wissenschaftlichen Standard der arabischen Medizinkultur, mit Autoren wie Rhazes, Avicenna und Abulcasis, nicht erreichen. Gleichwohl gab es vereinzelt gelehrte Medizinschulen im Abendland, wie z. B. Salerno. Diese und die Übersetzungen des griechischen und arabischen Schrifttums ins Lateinische im hohen Mittelalter durch jüdische, christliche und muslimische Gelehrte gaben den Anstoß für die Gründung der ersten Universitäten in Frankreich und Italien, mit denen die scholastische Medizin etabliert wurde.

Verheerende Pestzüge („Schwarzer Tod“) verursachten ab 1347 in Europa eine der nachhaltigsten Erschütterungen der Menschheitsgeschichte, die in die Renaissance einmündete. Dieser Umbruch der europäischen Kultur- und Wissenschaftsgeschichte war auch auf dem Gebiet der Heilkunde durch die Gleichzeitigkeit heterogener Lehren und Fertigkeiten gekennzeichnet: Buchdruckerkunst, Astrologie und Magie, Okkultismus und Alchemie und die Auseinandersetzung mit der Hexenverfolgung bestimmten in jener Epoche mannigfaltig den Alltag von Ärzten und Apothekern, Chirurgen, Barbieren und Hebammen. Gerade die Alchemie erwies sich in der frühen Neuzeit als Beginn der chemischen Begründung der Medizin und Pharmazie (Iatrochemie). Anatomie und Physiologie wurden im Sinne der unmittelbaren Naturforschung („Lesen in der Bibel der Natur") neu begründet. Schon bald entstanden mathematische und mechanische Modelle des Organismus, der Körpermaschine im Sinne Descartes' (Iatrophysik), deren markantestes Beispiel die Entdeckung des Blutkreislaufes durch William Harvey 1628 darstellt.

Im 18. Jahrhundert, dem Zeitalter der Aufklärung, wurden die ersten Fundamente der modernen Medizin gelegt. Neurophysiologie, Embryologie, ärztliche Ausbildung am Krankenbett, Aufbau eines staatlichen Medizinalwesens und letztendlich die Einführung der Pockenschutzimpfung (Vakzination) signalisieren nicht nur den wissenschaftlichen Fortschritt, sondern auch die „Medikalisierung" immer größerer Bereiche der Gesellschaft, was sich besonders deutlich bei der damals so genannten Irrenheilkunde (Psychiatrie) als neuem Fachgebiet der Medizin zeigt. Die eigentümliche Dialektik der Aufklärung wurde freilich schon von den Romantikern im frühen 19. Jahrhundert kritisiert: Die Austreibung der Unvernunft im Namen der Philanthropie drohte in ihr Gegenteil umzuschlagen: Unterdrückung statt Emanzipation. Die Medizin im Zeichen der romantischen Naturphilosophie wollte auch die „Nachtseite" der menschlichen Natur in Traum und Wahn, Krankheit und Tod wissenschaftlich erforschen. Ihre Spekulationen, welche u. a. die moderne medizinische Psychologie und Psychotherapie anbahnten, förderten durchaus die experimentelle Medizin, insbesondere die Neurophysiologie. Sie beflügelten damit die Entstehung der so genannten naturwissenschaftlichen Medizin ab der Mitte des 19. Jahrhunderts.

Die folgende Tabelle kann nur sehr bruchstückhaft und stichwortartig einen groben Überblick geben. Sie soll dem Leser dieses Buches eine erste Einordnung des Materials in den historischen Kontext ermöglichen.

Tabelle 1: Medizingeschichte im Überblick

Kalendarium	Epochen	Konzepte, Ansätze	Ereignisse, Zeugnisse
Bis ca. 3000 v. Chr.	Ur- und Frühgeschichte	– keine schriftlichen Zeugnisse	Höhlenmalerei; Schädeltrepanationen; Mumien; paläopathologische Funde („Ötzi")
3000–500 v. Chr.	Frühe Hochkulturen (Ägypten, Mesopotamien)	Dämonologie, Mantik, empirisches Heilwissen	Papyri (Ägypten); Keilschriften (Babylon)
Um 800 v. Chr.	Arier im Industal	Indische Medizin: Ayurveda	Atharveda (Indien)

Kalendarium	Epochen	Konzepte, Ansätze	Ereignisse, Zeugnisse
500 v. Chr.–400 n. Chr.	Klassische Antike (Griechenland, Rom)	Heilkulte (Asklepios); Medizinschulen (Hippokrates)	Hippokratische Schriften; Humoralpathologie und Diätetik (Galen)
2. Jh. v. Chr.	China (Han-Dynastie)	Chinesische Medizin	Des Gelben Kaisers Klassiker des Inneren („Huang-ti nei-ching")
400–1450 14. Jh.	Mittelalter Azteken: Altmexikanische Hochkultur mit umfassender Heilkunde	– Klostermedizin (Hildegard v. Bingen) – arabisch-islamische Medizin (Avicenna) – scholastische Medizin (Galenismus)	Christliche Hospitäler; islamische Krankenhäuser; erste Universitäten; Leprahäuser; Pestpandemien in Europa (ab 1347)
1450–1600	Renaissance	– Naturforschung, Anatomie – (al)chemische Medizin (Paracelsus) – Botanik(gedruckte Kräuterbücher)	Vesals erster anatomischer Atlas (1543); Paracelsus in Basel (1527/28); Fracastoros Syphilisschrift (1530)
1600–1700	Barock Frühaufklärung	– mechanisch-mathematische Modelle (Descartes) – chemische Labors (in Apotheken) – physiologische Tierexperimente	Großer Blutkreislauf (Harvey, 1628); Mikroskopie: rote Blutkörperchen (Malpighi, Leeuwenhoek)
1700–1800	Spätaufklärung Absolutismus Rokoko Weimarer Klassik	– Wissenschaftliche Chirurgie; – Neurowissenschaft und Hirnforschung – Elektrische Medizin (Folge: Mesmerismus)	„Irritabilität" und „Sensibilität" (Haller, 1752); Galvani's Experimente; Vakzination (Jenner 1796)
1800–1850	Romantik Deutscher Idealismus Restauration	– Gall's Schädellehre – Homöopathie – Psychiatrie als Fach – Zelltheorie (Schwann)	Cholera (ab 1831 in Europa); Äthernarkose (1846); Händedesinfektion (Semmelweis, 1847)

Kalendarium	Epochen	Konzepte, Ansätze	Ereignisse, Zeugnisse
1850–1900	Industrielle Revolution Gründerzeit Imperialismus	– Zellularpathologie (Virchow) – Bakteriologie (Pasteur, R. Koch u. a.) – Hygiene (Pettenkofer) – Darwinismus – Hypnose, „Suggestion“ (Bernheim)	Augenspiegel von Helmholtz (1851); Genfer Konvention (1854): Rotes Kreuz; Pockeschutzimpfung als Pflicht (1874); Asepsis (v. Bergmann, 1886)
1900–1950	Weltkriege Totalitarismen	– Psychoanalyse als Schule – Pawlows Reflexlehre – Psychiatrische Nosologie (Kraepelin, Bleuler) – Erb- und Rassenbiologie – Rassenhygiene als Fach (1936)	Freud: Traumdeutung (1900); Blutgruppen (Landsteiner 1901); Syphiliserreger entdeckt (1905); Penicillin (Fleming 1928); NS-Verbrechen; Nürnberger Ärzteprozess (1947)
1950–2000	Kalter Krieg Nord-Süd-Gefälle Globalisierung	– Medizinethik nach NS-Verbrechen kodifiziert – Intensivmedizin – Biomedizin (einschl. Reproduktionsmedizin) – molekulare Medizin	DNS-Struktur (1953); 1. Herztransplantation (1967); AIDS-Erreger (HIV) entdeckt (1983); menschliches Genom erfasst (2000)

Im Zeitalter der naturwissenschaftlichen Medizin (Biomedizin)

Im Zeitalter des Darwinismus in der zweiten Hälfte des 19. Jahrhunderts erschien die Geschichte der Wissenschaft selbst als eine stetige Höherentwicklung des wissenschaftlichen Fortschritts: Angefangen bei Animismus und Dämonenglauben, über Religion und Magie in Antike und Mittelalter bis hin zur endgültigen Emanzipation der neuzeitlichen (Natur)Wissenschaften von den Fesseln der Theologie und Philosophie. In dieser Sicht schien auch die Heilkunde gegen Ende des 19. Jahrhunderts in Gestalt der naturwissenschaftlichen Medizin siegreich voranzuschreiten. Der Triumphzug der Bakteriologie, angeführt von Louis Pasteur und Robert Koch, kennzeichnet diese Geschichtsauffassung. Die Sorge galt jenen Bedrohungen, die dem Prozess der Zivilisation zugeschrieben wurden und die den Fortschritt der Medizin, ja, der Kultur schlechthin, offenbar in Frage stellten, wie hygienische Missstände, biologische Degeneration und Untergang („Entartung") der Rasse.

In den Jahrzehnten vor 1900 gewannen Medizin und Gesundheitswesen schließlich die Form, deren Umrisse heute noch erkennbar sind: Grundlagenforschung im Labor, bakteriologisch begründete Hygiene in der klinischen Praxis, Aufbau des Sozialversicherungswesens mit Krankenkassen und Krankenhäusern, Heilstätten und Fürsorgestellen. Die Spezialisierung in der klinischen Medizin schritt voran. Doch die soziale Krise in den nationalistisch und imperialistisch ausgerichteten Industrieländern machte, später verstärkt durch den Ersten Weltkrieg, auch die Krise der Medizin sichtbar. Ihre großartigen naturwissenschaftlichen und technologischen Errungenschaften – es sei hier nur auf die Röntgenstrahlen, Serumprophylaxe, Schutzimpfung und Chemotherapie verwiesen – schienen aus Sicht der „Rassenhygiene" den vermeintlichen biologischen Verfall der „Rasse" durch die moderne Zivilisation kaum aufhalten zu können.

Sozialkritische Ansätze in der Medizin, wie sie die junge Psychoanalyse mit philosophischem Eifer vorbrachte, oder sozialreformerische Initiativen, wie sie ärztliche Sexualwissenschaftler ergriffen, konnten gegen die Zeitgeist wenig ausrichten. Die sozialhygienischen Anstrengungen in der Weimarer Republik, etwa bei der sog. Krüppelfürsorge, Seuchenprophylaxe und der Gesundheitserziehung, konnten die bestehende Notlage ebenso wenig wie die vorherrschenden Ideologie erfolgreich bekämpfen.

Die Nationalsozialisten setzten erb- und rassenbiologische Zielvorstellungen, die Jahre und Jahrzehnte vor der so genannten Machtergreifung von Eugenik (Rassenhygiene) – auch in anderen westlichen Staaten – vorgegeben worden waren, mit Hilfe von Ärzten in die Tat um. Zugleich führten die (auch) ökonomisch motivierte Idee von der „Vernichtung lebensunwerten Lebens" und der am „Volkskörper" orientierte Leistungsfanatismus zu Verbrechen. Die medizinische Ethik nach dem Zweiten Weltkrieg wurde entscheidend durch den Nürnberger Ärzteprozesses von 1947 geprägt („Nürnberger Kodex"). Gerade in Deutschland nehmen die Debatten über medizinethische Probleme immer wieder Bezug auf die Erfahrung jener „Medizin ohne Menschlichkeit" im „Dritten Reich".

Gegenwärtige Herausforderungen

Die einstige Fortschrittseuphorie ist weitgehend dem Zweifel gewichen. Gefahren der Medizin werden jetzt dort bewusst, wo Grenzüberschreitungen als ethische Prüfsteine zu Kritik und Kontroverse herausfordern. Dies betrifft in besonderem Maße die rasanten Fortschritte der Biomedizin seit den 1970er Jahren. So haben Hirntoddiagnostik, Organtransplantation, Reproduktionsmedizin, Humangenetik und Gentechnologie, um nur einige solcher Prüfsteine zu nennen, zwar alte Probleme gelöst, zugleich aber neuartige geschaffen. Man denke nur an die Debatten über die Notwendigkeit der Forschung an menschlichen embryonalen Stammzellen zu Beginn des 21. Jahrhunderts. Die seit Jahrzehnten existierenden diversen Gremien zur bioethischen Diskussion und Beratung konnten verbreitete Sorgen und Ängste reflektieren, keineswegs jedoch gegenstandlos machen.

Medizin und Gesundheitswesen sind gegenwärtig von einem globalen Widerspruch gezeichnet: Einerseits führen Medizintechnologie und die molekulare Medizin mitsamt den genetischen Einsichten zu umwälzenden Neuerungen in Therapie und Prophylaxe, andererseits herrschen in weiten Teilen der Welt Hunger und Krankheit. Auch im etablierten Gesundheitswesen des zunehmend bedrohten Wohlfahrtsstaates öffnet sich die Schere zwischen dem, was medizinisch möglich (und notwendig) wäre und dem, was ökonomisch unter den gegebenen Bedingungen machbar ist. Die weltweit dominierende (westliche) Medizin basiert auf biomedizinischen Forschungsergebnissen, die experimentell gewonnen, industriell genutzt und in die Praxis umgesetzt werden. Trotz der unbestreitbaren Erfolge kann sie vielen chronisch Kranken nur wenig helfen. Die Selbstvergessenheit dieser Medizin wird dabei offenkundig: Sie zeigt wenig Interesse für ihre eigenen historischen Wurzeln, kulturellen Prägungen und gesellschaftlichen Verpflichtungen. Zugleich bedrohen ökonomische Zwänge Forschung und humane Krankenversorgung.

Demgegenüber bietet der Querschnittsbereich „Geschichte, Theorie, Ethik der Medizin“ bzw. *medical humanities* (siehe Vorwort) einen Ort, an dem Medizin und Gesundheitswesen als Bestandteil der Kultur begriffen werden können. Dabei hat die Medizingeschichte eine grundlegende Aufgabe: Sie markiert in ihrem historischen Zugang Medizin als Produkt der jeweiligen Kultur. Sie beschränkt sich dabei nicht auf unsere europäische Tradition, sondern beschäftigt sich auch vergleichend mit der Medizin in „fremden“ Kulturen, z. B. in Afrika, Asien oder Lateinamerika. Dabei zeigen sich auffallende Analogien, die sogar manchen Bedürfnissen deutscher Patienten von heute entsprechen. Diese suchen etwa bei der „Traditionellen Chinesischen Medizin“ (TCM), was die europäische Medizin um 1800 noch großenteils versprach: „Ganzheitlichkeit“ und die Erklärung von Krankheit und Heilung durch anschauliche Konzepte.

Die größte Bedeutung der Medizinhistoriographie liegt wohl darin, dass sie die historischen, kulturellen, religiösen Wurzeln des Menschenbildes in der Medizin bewusst macht: beim Arzt-Patienten-Verhältnis, beim Leib-Seele-Problem, bei der Vorstellung von Krankheitsursache und Heilkraft. Deshalb ist das Feld der Ethnomedizin (*Medical Anthropology*, kulturvergleichende medizinische Anthropologie) so aufschlussreich. Hier lassen sich Phänomene studieren, die auch für die moderne Biomedizin höchst bedeutsam sind. So verweisen der „Placebo-Effekt“, die „Droge Arzt“ oder die „Suggestion“ auf wirksame Faktoren der Erkrankung und Gesundung, deren große praktische Bedeutung zumeist unterschätzt wird.

Medizinischer Pluralismus

Trotz einer Flut neuer Erkenntnisse und Fertigkeiten, etwa auf dem Gebiet der Medizintechnik, Intensivmedizin, Immunologie und Onkologie, ist das Unbehagen in und an der zunächst von ihren Gegnern so genannten „Schulmedizin“ beträchtlich. Dieser werden einseitige Anwendung naturwissenschaftlich-technologischer Methoden vorgehalten („Apparatemedizin“), ohne die Subjektivität des Patienten ausreichend zu berücksichtigen. Vor allem werden die Hilflosigkeit der Schulmedizin bei vielen chronischen Erkrankungen und ihre allzu ausgiebige Verordnung pharmazeutischer Präparate beklagt. So ist die Suche der Patienten nach der passenden „Alternativmedizin“, nach „unkonventionellen“ Heilmethoden, wie sie z.B. Homöopathie und Anthroposophie anbieten, verständlich. Unabhängig von der Stichhaltigkeit der gängigen Kritik an der „Schulmedizin“ machen sich bei der Sehnsucht nach therapeutischen Alternativen sicherlich auch virulente Überbleibsel von Traditionen der Religion, Magie (Naturphilosophie) und Volksmedizin bemerkbar. Sie wurden endgültig erst im Laufe des 19. Jahrhunderts aus dem Bereich der naturwissenschaftlichen Medizin ausgegrenzt, um außerhalb der Universitätsmedizin ein zum Teil recht ausdruckstarkes (und manchmal fragwürdiges) Eigenleben zu entfalten.

Der bis Ende des 20. Jahrhunderts gängige Begriff der „Alternativmedizin“ umfasst neben den bereits erwähnten eine Vielzahl völlig unterschiedlicher Heilmethoden, welche zum Teil Eingang in die an Universitäten gelehrte und von Krankenkassen finanzierte Medizin gefunden haben: Naturheilkunde (von der Balneo- bis zur Hydrotherapie), Akupunktur, Reflexzonenmassage, Neuraltherapie, Ernährungslehren (z.B. Trennkost), Phytotherapie, Chiropraktik, Osteopathie, Geistheilung, Gebetsheilung, esoterische Heilverfahren (z.B. Reinkarnationstherapie), Magnetopathie (Mesmerismus), Traditionelle Chinesische Medizin (TCM). Gegenwärtig gibt es Versuche, den Begriff Traditionelle Europäische Medizin (TEM) zu etablieren. Zunehmend spricht man heute von „Komplementärmedizin“ (*complementary medicine*) oder „unkonventionellen medizinischen Richtungen“, welche die Biomedizin therapeutisch ergänzen können. Soweit als möglich werden im jeweiligen (historischen) Kontext einzelne Konzepte, auf die sich die heutige Komplementärmedizin bezieht, vorgestellt.

H.S.

Kapitel 2
Antike Medizin: Wissenschaftliche Konzepte, religiöse Heilkulte

Heilgötter und Heilrituale prägten die Heilkunde im Altertum. Dabei gingen religiöse und empirisch-rationale Ansätze Hand in Hand. In Griechenland war der bekannteste Heilgott Asklepios, der ab dem 6. Jahrhundert v. Chr. in zahlreichen Tempelanlagen (Asklepieien) verehrt wurde; sie waren im gesamten römischen Reich verbreitet.

Dieser Heilkult in der klassischen Antike basierte auf weitaus älteren Hochkulturen mit ihren „Priesterärzten": Die Gottheiten der Ägypter konnten auch die Funktion von Heilgöttern übernehmen; die Dämonologie mit ihrem Konzept der Besessenheit sowie die medizinisch relevante Mantik (Weissagekunst) entfalteten sich vor allem in Mesopotamien.

Neben dem religiösen Heilkult entwickelten sich in Griechenland erste Ansätze einer „wissenschaftlichen" Heilkunde, die entscheidend von Hippokrates und seiner Ärzteschule von Kos geprägt wurde. Diese hippokratische Medizin mit ihrem rational-empirischen Ansatz führte Krankheit und Heilung auf somatische Vorgänge zurück.

Die hippokratischen Schriften (*Corpus Hippocraticum*), von denen nur einige zur Lebenszeit des Hippokrates entstanden, begründeten die abendländische Medizingeschichte. In ihrem Kontext tauchte jenes Konzept auf, dessen Grundsätze bis weit in die Neuzeit hinein anerkannt und das erst im Laufe des 19. Jahrhunderts endgültig aus der (natur)wissenschaftlichen Medizin ausgeschlossen wurden: die so genannte Humoralpathologie (Säfte- oder Qualitätenlehre).

Der in Rom wirkende griechische Arzt Galen stellte schließlich in seinem umfassenden Werk die gesamte antike Heilkunde systematisch dar und begründete somit die bis ins 19. Jahrhundert fortwirkende Tradition des „Galenismus" mit seinem therapeutischen Leitgedanken der Reinigung durch Ableitung. Auch die so genannte Diätetik als Lehre von der gesunden Lebensführung, die im Laufe der Zeit unterschiedliche Ausprägungen erfahren hat und als Vorläufer der Präventivmedizin angesehen werden kann, wurzelt in dieser Tradition.

Heilgötter und Heilrituale

Jahrtausende vor der Entfaltung der griechischen Kultur mit ihren Heilgöttern entstanden schon schriftliche Zeugnisse, die überliefert sind. Sicherlich gab es auch bereits vorher eine Heilkunde, die sich freilich nur sehr vage erschließen lässt, etwa an-

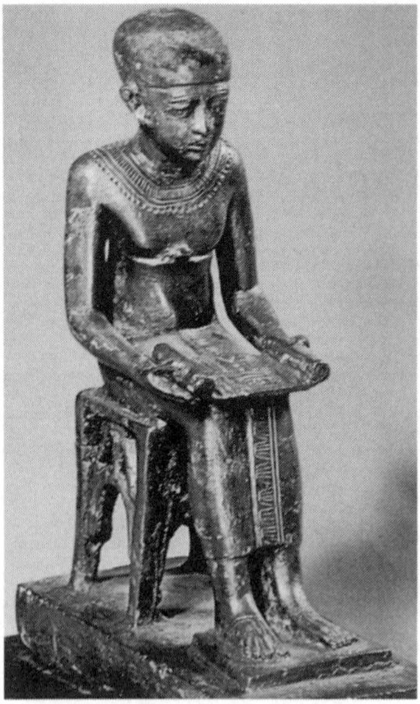

Abb. 1: Imhotep, einer der ägyptischen (Heil-)Götter.

hand paläopathologischer Funde. Bereits im alten Ägypten (ab ca. 3000 v. Chr.) prägten nachweislich religiöse Vorstellungen das Handeln der Ärzte. Diese gingen davon aus, dass die Gesundheit des Menschen vom Wohlwollen der Götter abhänge. Die Götter wurden deshalb für Epidemien verantwortlich gemacht, aber auch zum Schutz der Gesundheit und zur Heilung von Krankheiten angerufen. Universalgottheiten wie Thot und Isis, aber auch der zum Heilgott aufgestiegene Priesterarzt Imhotep übernahmen auch Heilfunktionen, während die Himmelsgöttin Sachmet dagegen als Seuchenbringerin gefürchtet war.

Imhotep, der hohe Priester ohne Arzttitel und Baumeister der Stufenpyramide des Königs Djoser in Saqqara, avancierte erst 2.000 Jahre nach seinem Tod (nach 2600 v. Chr.) zum Heilgott. Er wurde in einer Bronze-Statuette mit einer Schriftrolle in den Händen dargestellt, denn als Halbgott war er zugleich der Patron der Schreiber.

Über seine medizinischen Leistungen ist nichts überliefert. Vermutlich bewirkte seine Ruf als weiser Arzt, dass er schließlich zum Halbgott aufstieg. Kranke Frauen suchten seinen Tempel zum Heilschlaf auf. Die Himmelsgöttin Sachmet galt als Mutter der Sonne und der Gestirne, die sie in einem bestimmten Rhythmus immer wieder gebären und sich wieder einverleiben würde, als Herrin über Leben und Tod. Sie raffe die Menschen durch Krieg und Seuchen dahin. Doch wer töten kann, hatte in den Augen der Ägypter auch die Macht zu heilen. Deshalb galten die Priester der Sachmet als Heilkundige.

Seit dem 6./5. Jahrhundert v. Chr. verbreitete sich von Epidauros aus der Asklepioskult über die griechischsprachige Welt. Zahlreiche Heiligtümer (Asklepieien; Singular: Asklepieion) wurden in der Folgezeit errichtet, die bis zum Untergang des römischen Reiches fortbestanden. Eine der bekanntesten Tempelanlagen entstand um 400 auf der Insel Kos – zur selben Zeit, als dort Hippokrates (s. u.) als Oberhaupt seiner Medizinschule wirkte.

Das Asklepios-Heiligtum wurde von Kranken aufgesucht, die oftmals eine lange Anreise auf sich nehmen mussten. Die Pilger hofften, dass sie hier der Heilgott im Schlaf heilen und ihnen in Traumorakeln Ratschläge erteilen würde. Eine riesige Freitreppe führte den Besucher auf die unterste der drei Terrassen. Dort befanden sich zahlreiche Brunnen, an denen die rituellen Waschungen vorgenommen wurden. Über eine weitere Freitreppe gelangte man auf die mittlere Terrasse, die Ebene, auf der die Besucher dem Gott opferten. Hier lag auch der *Thesauros*, das Schatzhaus des Heiligtums. Von jedem, der die Hilfe des Gottes in Anspruch nahm, wurde eine

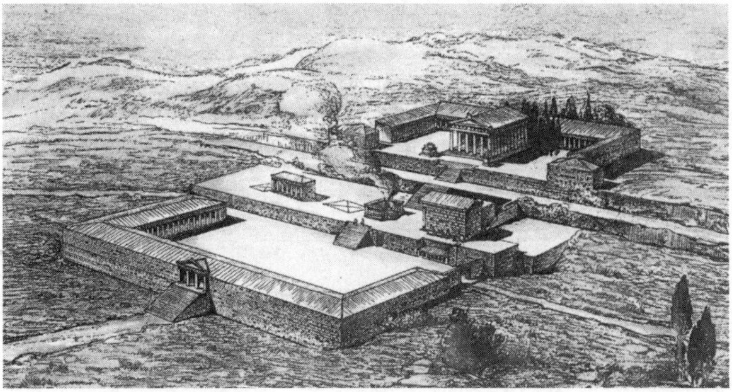

Abb. 2: Moderne Reproduktionszeichnung des Asklepios-Heiligtums von Kos.

„Geldspende", ein Honorar, erwartet. Die dritte Freitreppe führte auf die höchste Terrasse, die von drei Seiten mit Säulenhallen umgeben war. In diesem *Abaton* fand der sogenannte Heilschlaf, die „Inkubation" statt. Priester geleiteten die Patienten in den Liegeraum, in dem während des Schlafs – im Inkubationstraum – die Heilung erfolgen sollte.

Eine Interpretation dieses Geschehens ist schwierig. Wie überlieferte Votivtafeln (Weihegeschenke) mit individuellen Krankengeschichten belegen, gab es offenbar zahlreiche Heilerfolge. Aus heutiger Sicht haben die psychosomatischen Ursachen vieler Erkrankungen, die Bereitschaft und der Glaube der Hilfesuchenden sowie die Ausstrahlung des Ortes sicher zum Heilerfolg dieser Tempelmedizin beigetragen.

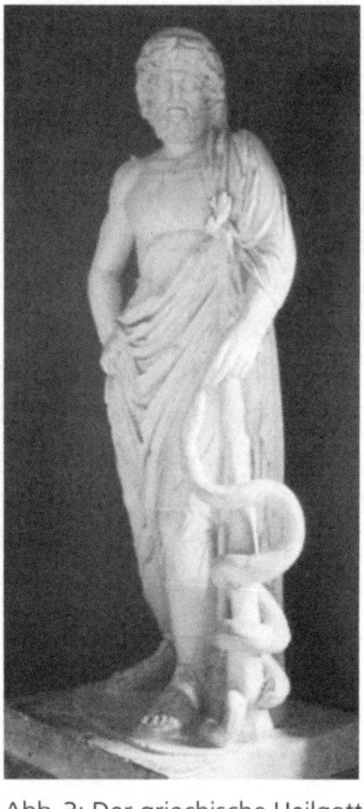

Abb. 3: Der griechische Heilgott Asklepios; Maromorstatue (Museum des Asklepieions auf Epidauros).

Asklepios, der Sohn des Apollon, war nur einer von vielen Heilgöttern der Griechen, allerdings der weitaus bekannteste. Der betreffende Kult wurzelt in der vermutlich im 8. Jahrhundert v. Chr. entstandenen Asklepios-Legende. Bereits in der *Ilias* berichtet Homer von einem König Asklepios, der als hervorragender Arzt sein Wissen von dem Zentauren Chiron erworben haben soll. Später wurde der Mythos des Heilgottes umgeformt. Demnach brachte Koronis, die Geliebte des Gottes Apollon, das gemeinsame Kind Asklepios, in Epidauros zur Welt. Sie setzte es in den Bergen aus, wo der Junge von einer Ziege ernährt und einem Hund bewacht wurde. Da göttlicher Glanz von ihm ausging, wurde er von Hirten gefunden. Seine Heilkraft machte ihn im ganzen Land berühmt. Auf den bildlichen Darstellungen wurden dem Gott vor allem die Attribute Schlange und Hund beigegeben. Wie andere Götter (Zeus, Apollon) erschien er auch selbst als Schlange. Diese galt – im Unterschied zur biblischen Schlange – als gutartiges Tier und sollte bei den Heilungen mitwirken, etwa durch Lecken der Wunden. Die Schlange, die sich um den Stab des Asklepios windet, wurde im Laufe der Zeit zum charakteristischen Attribut des Heilgotts. Doch erst seit dem Mittelalter galt der Schlangenstab als Symbol für die Heilkunst. Er dient heute noch als Emblem für die Berufsstände der Ärzte und Apotheker.

Dämonologie und Magie

Dämonologische Vorstellungen spielen in der gesamten Medizingeschichte eine fundamentale Rolle. Als Momente der religiösen Heilkunde verhalten sie sich komplementär zur empirisch-rationalen („wissenschaftlichen") Medizin. Besonders augenfällig waren sie in der Medizin der frühen Hochkulturen (Ägypten, Mesopotamien). Krankheit als Folge der Sünde und Besessenheit von bösen Geistern sind seit den Anfängen der Menschheitsgeschichte offenbar Grundvorstellungen, aus denen bestimmte Behandlungsformen abgeleitet wurden: Sühnezeichen und -opfer, Abwehrmaßnahmen gegen die bösen Geister bzw. den Teufel, Rituale des Exorzismus. Nicht nur Geisteskrankheiten, sondern alle Krankheiten konnten demnach dämonologisch aufgefasst werden.

Von Dämonen verursachte Krankheiten wurden bei den Ägyptern durch Beschwörungen bekämpft, Verwundungen und Verletzungen behandelte man durch äußere Maßnahmen wie Schienen, Verbände und Massagen. Bei inneren Krankheiten setzte der Arzt neben Arzneimitteln, Umschlägen und Klistieren auch Zaubersprüche ein. Vermutlich kombinierte der Heilkundige *alle* medizinischen Maßnahmen mit Zauberpraktiken, auch wenn dies nicht ausdrücklich im jeweiligen Rezept bzw. Lehrtext vermerkt war. Viele Heilverfahren basierten auf dem Prinzip des Entsprechungszaubers, wie er in reiner Form (ohne ärztliche Maßnahmen) in der ägyptischen Volksmedizin praktiziert wurde: Dieser Zauber geht von Analogien aus, z. B. davon, dass zwischen einem Neugeborenen („Nestling") und einer frisch geschlüpften Schwalbe eine Ähnlichkeit besteht. So kann durch die Formel „Diese Krankheit gehört jetzt der Schwalbe" eine Übertragung des Leidens vom Menschen auf das Tier bewirkt werden. Dieses Heilkonzept der Krankheitsübertragung (*transplantatio morborum)* hat sich in der Tradition der Volksmedizin (in moderner Zeit als „Aberglauben" oder „Okkultismus" bezeichnet) zum Teil bis heute erhalten.

Die ägyptische Medizin beeinflusste die Entwicklungen in Mesopotamien, Persien, Palästina und Griechenland. Besonders systematisch wurde die Dämonologie in Mesopotamien (Babylon) entwickelt: Demnach können alle krankhaften Veränderungen des Körpers, die keine äußerlich erkennbare Ursache haben, auf den Eingriff übernatürlicher Wesen zurückgeführt werden. Vorbeugen kann der Mensch nur, indem er sich an die religiösen Gesetze und gesellschaftlichen Regeln hält. Ist der Mensch erst einmal von einem Dämon besessen, so gilt er als unrein und ansteckend. Der Zorn der Götter hat ihn in Form einer Krankheit getroffen. Sein „Schutzgeist“ hat ihn verlassen, und nur eine Austreibung (Exorzismus) des bösen Geistes, die jetzt von ihm Besitz ergriffen hat, kann ihn wieder heilen. Die Babylonier kannten verschiedene Verfahren, sich dem Zugriff der Dämonen und bösen Geister zu entziehen. Sie entwickelten große Rituale, um die Dämonen aus dem Hause zu vertreiben oder sie vom Eindringen in ein Haus abzuhalten. In Gebeten erflehte man die Hilfe der Götter. Oft fertigten die Beschwörer kleine Figuren (Statuetten) der Dämonen an, und stellten ihnen Gaben und Speisen hin, damit sie davon äßen und sich – nachdem ihr Hunger gestillt war – nicht mehr an dem Menschen vergriffen.

Mit Amuletten, die um den Hals getragen oder im Hause aufgehängt wurden, suchte man sich vor dem Zugriff der Geister zu schützen. Auch der böse Zauber oder die „schwarze Magie“ (Hexerei) konnten die Gesundheit bedrohen. So fürchteten die Mesopotamier u. a. den „bösen Blick“, den „bösen Mund“ oder „böse Finger“. Der „böse Blick“ ist auch heute noch eine global verbreitete Vorstellung, wonach von den Augen bestimmter Personen ein Schadenszauber ausgehen kann. Eine Reihe von Dämonen war für bestimmte Krankheiten zuständig, so z. B. „Asakku“ für das Fieber. Im ersten Jahrtausend vor Christus verfügten die babylonisch-syrischen Ärzte über ein „Prognose- und Diagnosehandbuch“ in Keilschrift, das aus 40 Tontafeln bestand.

Etwa 900 v. Chr. begannen die Hebräer mit der Niederschrift der Bibeltexte. Das Alte Testament, insbesondere die Thora (*Pentateuch*, fünf Bücher Mose) behandelt auch medizinische Probleme. Wesentlich für die jüdische Medizin war die Auffassung, dass Krankheit und Tod durch die Sünde der Menschen in die Welt gekommen seien. Ärztliches Handeln stand unter dem Vorzeichen des Ortes: „Wirst du der Stimme des Herrn gehorchen, so werde ich dir keine Krankheiten auferlegen, die ich den Ägyptern auferlegt habe, ich bin der Herr, dein Arzt.“ (Ex 15, 26) Gebete waren zur Heilung ebenso wichtig wie Fasten. Die hygienischen Vorschriften standen im Vordergrund. Sie hatten Präventivcharakter und sollten vor „Unreinheit“ schützen.

Jesus von Nazareth, der als „großer Arzt“ (*Christus medicus*) entsprechend dem Neuen Testament wunderbare Heilungen vollbrachte, wurde im christlichen Abendland zur Leitfigur auch im medizinischen Denken (Iatrotheologie, Klostermedizin). Die vier Evangelien berichten, wie Jesus u. a. Gelähmte und Blinde durch seine Anwesenheit oder durch Berührung von ihren Leiden befreit hat. Was hier beschrieben wurde und in erster Linie theologisch zu verstehen ist, entzieht sich der historischen Analyse, gehört aber zum christlichen Glaubensbestand. Jesus wandte seine Exorzismus-Rituale bei denjenigen an, deren Erkrankung er als Ausdruck von Besessenheit begriff: „Fahre aus, du unsauberer Geist, von dem Menschen! […] Und es war daselbst an den Bergen eine große Herde von Säuen auf der Weide. Und die Teufel baten ihn alle und sprachen: ‚Lass uns in die Säue fahren!‘ Und alsbald erlaubte es ihnen Jesus. Da fuhren die unsauberen Geister aus und fuhren in die Säue; und die Herde stürzte sich von dem Abhang ins Meer […].“ (Mk 5, 8 u. 11–13)

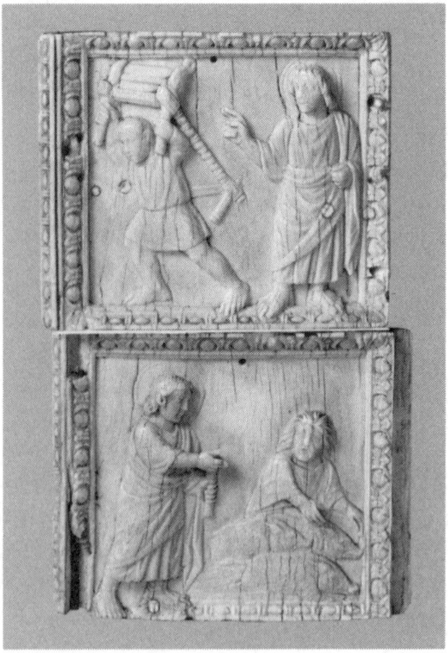

Abb. 4: Jesus als Wunderheiler: Heilung eines Gelähmten (oben), Heilung eines Besessenen (unten); italienische Elfenbeinplatte, spätes 5. Jahrhundert

Heilen wird nun zu einem christlichen Missionsauftrag, zum Handeln in der Nachfolge Christi. Diese *imitatio Christi* stand – neben Gebet, Heiligenverehrung und Reliquienkult – in der religiösen Heilkunde des Abendlandes im Mittelpunkt.

Weissagekunst und Traumdeutung

Die antike Mantik oder Weissagekunst umfasste vielfältige Methoden bzw. Wissensgebiete: von der Astrologie über die Deutung aller möglichen Naturphänomene bis hin zur Traumdeutung. Manche Träume wurde zu allen Zeiten als höhere oder tiefere Botschaften, als subtile geheime Mitteilungen begriffen, die vom alltäglichen Lärm übertönt und erst im nächtlichen Schlaf wahrgenommen würden. Solche Botschaften konnten sich direkt, unverstellt und d. h. unverschlüsselt ausdrücken, wie z. B. die Ratschläge des griechischen Heilgottes Asklepios im sog. Inkubationstraum (s. o.) oder sie konnten indirekt, verstellt, verschlüsselt daherkommen. Im letzteren Falle benötigte der Träumer einen wie auch immer gearteten Traumdeuter, der die Kunst der Auslegung beherrschte, wie etwa Joseph als biblischer Traumdeuter des Pharao. Artemidor von Daldis (2. Jh. n. Chr.) war ein professioneller Traumdeuter, dessen Traumbuch (*Oneirokritika*) – als einziges der Antike – vollständig erhalten ist.

Bereits in den hippokratischen Schriften wird die medizinische Relevanz der Traumdeutung hervorgehoben. Das vierte Buch der Schrift „Über die Diätetik" (oder: „Die Regelung der Lebensweise") handelt von den Träumen. Der unbekannte Verfasser – vermutlich aus dem vierten Jahrhundert v. Chr. – grenzt die mantische (weissagende) Deutung „gottgesandter Träume" klar von der ärztlichen Deutung medizinisch relevanter Träume ab, für welche die Kunst der professionellen Deuter nicht ausreiche und deshalb der Arzt gefordert sei. „Für die Träume, die gottgesandt sind und schlechte oder gute Ereignisse vorherverkünden [...], gibt es Deuter, die über eine genau ausgearbeitete Kunst verfügen. Was aber die Seele an körperlichen Leiden voraussagt, wie z. B. übermäßige Anfüllung oder Ausleerung der verwandten oder Wechsel der ungewohnten Stoffe, das deuten sie zwar auch [...], haben hierin aber keine Einsicht, warum es geschieht, weder soweit sie es treffen, noch soweit sie es verfehlen." Medizinisch relevante Träume spiegeln das Seelenleben während des Schlafes wider: „Denn der Körper, der schläft, hat keine Wahrnehmung. Die Seele aber, die wach ist, erkennt alles, sieht das Sichtbare und hört das Hörbare, geht, berührt, empfindet Leid und Zorn, und obwohl sie nur kleinen Raum einnimmt, führt die Seele im Schlaf alles das aus, was sonst Dienstleistungen des Körpers oder der Seele sind." Die hippokratische Schrift zeigt nun an unterschiedlichen Beispielen, mit welcher Methode bestimmte Träume zu deuten seien. Ob es um Träume von Handlungen des Tages, von Himmelskörpern, von Vorgängen auf der Erde geht oder um solche von Toten – Träume lassen sich kategorial in zwei Gruppen einteilen: (1) harmonische, klare, nachvollziehbare und angenehme Träume verweisen auf einen guten Gesundheitszustand; (2) bedrohliche, dunkle, verworrene und unangenehme Träume verweisen auf eine drohende Erkrankung. Aristoteles (384–322 v. Chr.) ging in seiner bekannten Abhandlung „Über Träume und Traumdeutung" in den *Parva Naturalia* kaum über die hippokratische Position hinaus. Im übrigen hielt er wenig von einer Theorie prognostischer gottgesandter Träume, die durch Weissagekunst zu dechiffrieren seien, denn eine solche Traumbotschaft „würde bei Tage eintreten und den Weisen zuteil werden, wenn sie von der Gottheit käme."

Die medizinhistorische Bedeutung der Träume ist besonders dadurch gegeben, dass sie nach Auffassung der antiken Autoren auf drohende Gesundheitsgefahren und verborgene Krankheiten hinweisen können. Insofern sind sie vor allem von diagnostischer, aber mehr noch von prognostischer Bedeutung und erscheinen somit als Symptom bzw. Vorzeichen einer Krankheit. An der Wende zum 20. Jahrhundert sollte Sigmund Freud durchaus positiv auf die antike Traumdeutung zurückgreifen, von der sich seine psychoanalytische „Traumdeutung" – so der Titel seines Hauptwerks – allerdings in methodischer Hinsicht grundsätzlich unterschied. (vgl. Kap. 8)

In der medizinisch relevanten Weissagekunst der Antike spielte die „Leberschau" eine bemerkenswerte Rolle. Um den Verlauf einer Krankheit vorhersagen zu können, bedienten sich die Weissager Mesopotamiens u. a. der „Leberschau", da die Leber als Zentralorgan und Sitz des Gemüts angesehen wurde. Man glaubte, dass die Götter die Leber wie eine Tontafel beschrieben. Freilich wird bei der Leberschau nicht die Leber des Kranken, sondern die eines geopferten Schafs untersucht und jede Besonderheit der Leberform als Vorzeichen interpretiert. Überwiegt die Zahl der positiven gewerteten Befunde, wird der Kranke genesen, ist die Mehrzahl negativ, ist das Schicksal des Kranken ungünstig. Die Ärzte bedienten sich ferner der Leberschau, wenn sie eine Medizin mischen und dem König verabreichen wollten. Sie fragten dann etwa: „Sollte er diese Medizin trinken, und wenn er sie trinkt, wird er dann heil und gesund werden?" In einem aus fast 100 Tontafeln bestehenden „Handbuch", aber auch in Lebermodellen (aus Ton bzw. Bronze), die zu Schulzwecken verwendet wurden, war niedergelegt, welche Abnormitäten wie zu deuten seien. Trotz zahlreicher kritischer Stimmen konnte sich die Kunst der Leberschau von Mesopotamien über den Mittleren Osten bis nach Griechenland, Etrurien und Rom ausbreiten. Vor allem bei den Griechen spielte diese Wahrsageform eine wichtige Rolle.

Hippokratische Medizin

Auf der Grundlage der vorsokratischen, ionischen Naturphilosophie, insbesondere der Elementenlehre des Empedokles (5. Jh. v. Chr.), entwickelten sich in den ionischen Siedlungsgebieten des nördlichen Mittelmeers verschiedene ärztliche Ausbildungstraditionen, darunter als einflussreichste die des Hippokrates. Im Ausgang von den ihm zugeschriebenen Schriften (*Corpus Hippocraticum*), die zwischen dem 4. Jahrhundert v. Chr. und 1. Jahrhundert n. Chr. verfasst wurden, entstand als wichtigste „wissenschaftliche" Theorie die so genannte Humoralpathologie (Vier-Säfte-Lehre), wie sie schließlich von Galen (2. Jh. n. Chr.) systematisch ausformuliert wurde (Schaubild s. u.). Sie sollte die Medizingeschichte des Mittelalters im christlichen und islamischen Raum als zentrales Konzept der Krankheitslehre und Therapeutik bestimmen.

Hippokrates vertrat ein naturphilosophisches Medizinkonzept. Dem entsprach seine bei Platon erwähnte Forderung, dass der Arzt das „Ganze der Natur kennen" müsse, bevor dieser den Patienten behandeln könne. Der Arzt soll also über eine Konzeption verfügen, mit deren Hilfe er beurteilen kann, wie sich die Gesamtheit des Kosmos zum Menschen verhält. Damit gehörte Hippokrates zum Umkreis jener Ärzte, für die das Verhältnis von Mensch (Mikrokosmos) und Natur (Makrokosmos, Umwelt) vor allem von den äußeren Einflüssen abhängt. Geographische, klimatologische und meteorologische Beobachtungen waren Hilfsmittel, um Krankheiten im Hinblick auf die Qualität der vier Säfte zu klassifizieren. Damit erschienen Ursprung und Verlauf einer Krankheit nicht mehr vom Eingreifen der Götter abhängig, sondern von rational-empirischen Faktoren, die der Arzt bei seinem Handeln zu beachten hatte.

Leitfiguren der griechischen Medizin

Hippokrates (ca. 460 v. Chr.–ca. 370 v. Chr.)

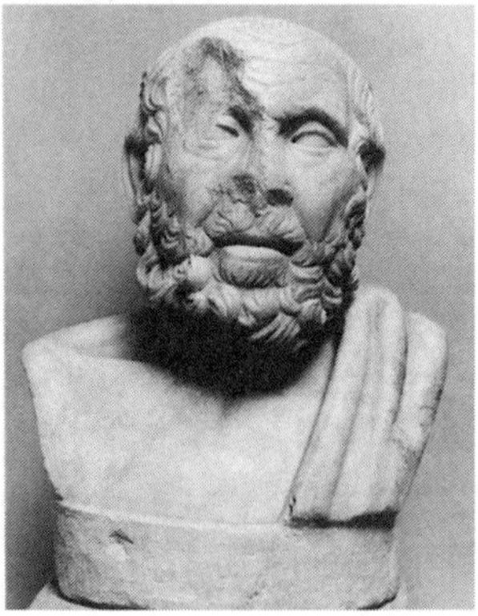

Abb. 5: Büste des Hippokrates, 2. Jahrhundert v. Chr.

Hippokrates gilt im Allgemeinen als legendärer „Vater der abendländischen Medizin". Über sein Leben gibt es keine gesicherten Informationen, ebenso wenig gesicherte Bildnisse seiner Person. Es wird vermutet, dass er auf der Insel Kos geboren wurde und in Larissa starb. Der Überlieferung nach soll der in der 20. Generation Nachkomme von Herakles und in 19. von Asklepios gewesen sein, wovon sich sein Beiname „Asklepiade" ableitet. Er war Oberhaupt der Medizinschule von Kos. Nur wenige der ihm zugeschriebenen „hippokratischen" Schriften sind zu seinen Lebzeiten entstanden. Es ist eher unwahrscheinlich, dass der „Eid des Hippokrates" von ihm selbst verfasst wurde (vgl. Kap. 3). Immer wieder wurde das Bild des idealen Arztes ihn projiziert.

Galenos (Galen) (129–ca. 200)

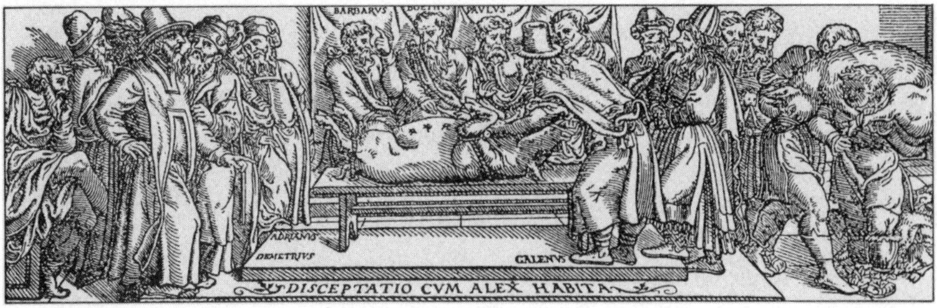

Abb. 6: Galen seziert ein Schwein. Holzschnitt, 1562.

Galen wurde in Pergamon als Sohn eines Architekten und Mathematikers geboren. Nach einer medizinischen Ausbildung in Pergamon begab er sich auf Wanderschaft, die ihn auch nach Alexandria führte. Hier trieb er mehrere Jahre lang unter der Anleitung des namhaften Anatomen Marinus anatomische Studien an Tieren, insbesondere an Affen. Vermutlich kehrte er im Alter von 28 Jahren im Jahre 158 in seine Geburtsstadt zurück, wo er als Gladiatorenarzt tätig war. 162 kam er nach Rom, wo er sich als erfolgreicher Arzt prominenter Patienten einen Namen machte. Seine öffentlichen anatomischen Demonstrationen mehrten seinen Ruhm. (Auf dem obigen Renaissance-Holzschnitt von 1562 seziert er ein Schwein.) Mit einer kurzen Unterbrechung – Galen verließ 166 Rom und hielt sich bis 169 wieder in Pergamon auf – blieb Galen in Rom, wohin er als kaiserlicher Leibarzt berufen worden war. Galen war eine überaus produktiver Schriftsteller: Insgesamt sind 330 Schriften unter seinem Namen überliefert, wovon nicht alle echt sind. Dieses *Corpus Galenicum* stellt das wichtigste medizinische Werk der Spätantike und die Grundlage des Galenismus dar. Dieser sollte die abendländische Medizin bis ins 19. Jahrhundert hinein nachhaltig durch das Konzept der Humoralpathologie prägen.

Besonders hervorzuheben ist die hippokratische Schrift „Über die heilige Krankheit" (*De morbo sacro*), welche die „Epilepsie" (Fallsucht) – im Gegensatz zum zeitgenössischen (dämonologischen) Aberglauben – physiologisch (somatisch) erklären will. Diese Schrift gehört zu den bedeutendsten der hippokratischen Schriftensammlung. Ihre Datierung zwischen ca. 420 und 390 v. Chr. ermöglicht es, Hippokrates selbst als Verfasser anzunehmen, obwohl dies nicht mit letzter Sicherheit nachweisbar ist. Der Autor setzt sich gleich zu Anfang der Schrift von einer religiösen Deutung dieser Krankheit ab: Die „sogenannte heilige Krankheit" sei nicht mehr und nicht weniger göttlich als anderen und habe eine natürliche Ursache. Insofern sei sie auch auf natürliche Weise therapierbar und benötige keine Zauberer, Entsühner und Bettelpriester. Diese Schrift wurde im Verlaufe der Rezeptionsgeschichte immer wieder als *die* Epilepsieschrift angesehen. Allerdings findet der Begriff „Epilepsie" im Sinne einer Krankheitsentität keine Verwendung, und darüber hinaus ist auch von anderen Krankheiten wie Fieberkrankheiten, Wahnsinn oder Somnambulismus die Rede.

„Heilige Krankheit"

Die Symptome des epileptischen Grand-mal-Anfalls werden in der hippokratischen Schrift „Über die heilige Krankheit" recht plastisch geschildert:

„Wenn der Abfluss seinen Weg zum Herzen nimmt, ergreift den Kranken Herzklopfen und Atemnot, er wird engbrüstig […]. Wenn der Schleim von diesen Wegen abgeschnitten wird und seinen Abfluss in die oben von mir genannten Adern nimmt, verliert der Kranke die Sprache und leidet unter Erstickungsanfällen, Schaum fließt ihm aus dem Munde, die Zähne schlagen aufeinander, die Hände krampfen sich zusammen, er verdreht die Augen und verliert das Bewusstsein. Bei manchen geht auch Kot nach unten ab."

Quelle: Hippokrates, Schriften. Die Anfänge der Abendländischen Medizin, übersetzt […] und […] hg. von Hans Diller, Hamburg 1962, S. 140.

Eindeutig wird die „heilige Krankheit" gegenüber magischen und religiösen Deutungen als Gehirnkrankheit definiert. Die Feuchtigkeit des Gehirns, wenn also das Gehirn von Schleim (*phlegma*) überlaufe, sei ihre Ursache. Der Autor verweist auch auf die Befunde der Tiersektion: Ziegen würden von der Krankheit am meisten befallen. Seziere man ihren Kopf, finde man das Gehirn „feucht, voll von Wasser und übelriechend". Daran könne man erkennen, dass nicht die Gottheit, sondern die Krankheit den Körper schädige. „So ist es auch beim Menschen. Wenn die Krankheit chronisch geworden ist, ist sie nicht mehr heilbar; denn das Gehirn wird von dem Schleim zerfressen und verflüssigt."

Ärzteschulen zwischen Theorie und Empirie

Der Ansatz der hippokratischen Medizin, aus der Beobachtung des Kranken und naturphilosophischen Überlegungen Anhaltspunkte für Prognose, Diagnose und Therapie zu entwickeln, ließ sich in unterschiedliche Richtungen weiterführen. So entstanden in den folgenden Jahrhunderten recht verschiedene Ärzteschulen, oft auch „Sekten" genannt, mit teilweise sogar gegensätzlichen Grundsätzen und Zielen. Zu den bedeutendsten Schulbezeichnungen, die sich die Betroffenen teils selber gaben, teils später erhielten, gehören Dogmatiker, Empiriker und Methodiker. In ihren Ansätzen sind bereits die unterschiedlichen wissenschaftstheoretischen Möglichkeiten, Medizin zu betreiben und Erkenntnis zu gewinnen, angelegt.

Unter dem Einfluss der bis heute einflussreichsten Systematisierung von Wissenschaft, dem Werk des Aristoteles (vgl. Kap. 10), strebten verschiedene nachhippokratische Ärzte den Weg von der Kunst (*technē*) zur Wissenschaft an und legten entsprechend auch der eingehenden Beobachtung und Untersuchung des gesunden Menschen mehr Wert bei. Daraus entstanden erste Arbeiten zur Anatomie und Physiologie. Dieses Bemühen um eine ausdrückliche Lehre (*dógma*) führte später zur Bezeichnung Dogmatiker.

Als sich mit den Nachfolgestaaten, in die das Weltreich Alexanders des Großen zerfiel, politische und wirtschaftliche Macht aus Griechenland heraus verlagerte, entstand in der Hafenstadt Alexandria in Ägypten ein neues Zentrum der Gelehrsamkeit, mit der bald größten Bibliothek der Antike und dem *Museion* als Stätte von Unterricht, Forschung und Wohnung der Gelehrten. Unter diesen idealen Bedingungen nahm die griechischsprachige Medizin im 3. Jahrhundert v. Chr. neue Formen an. Ganz im Sinne der dogmatischen Schule vermehrte sich das Wissen über Anatomie und Physiologie nun auch durch systematische Sektionen und Versuche, wobei Herophilos und Erasistratos die bekanntesten Lehrer waren.

Ebenfalls in Alexandria bildete sich als Gegenbewegung in der zweiten Hälfte des 3. Jahrhunderts v. Chr. die Schule der Empiriker, die der skeptischen Philosophie nahe stand. Sie verschob den Schwerpunkt weg von der Krankheitserklärung, wie sie die Dogmatiker vor allem interessierte, hin zur Krankenbehandlung. Gesichertes Wissen über die Nützlichkeit von Therapien stammte für sie nur aus der Erfahrung (*empeiría*). Nach ihrer Auffassung besteht das Verhältnis zwischen Theorie und Praxis nicht in Praxis als Anwendung einer Theorie, sondern in Theorie als nachträglichem Erklärungsversuch erfolgreicher Praxis, d. h. der gefundenen wirksamen Heilmittel. Nicht einmal zur Didaktik ließen sie Theorie zu, wie dies selbst die weniger theoriefreudigen Hippokratiker noch erlaubt hatten. Sie forderten vielmehr den „empirischen Dreifuß" von 1. eigener Beobachtung, unmittelbar und aus Versuchen, 2. Überlieferung der Beobachtungen anderer (*historía*) und 3. Analogieschlüssen aus ähnlich gelagerten Fällen. Erfolge hatten die Empiriker mit diesem Ansatz in klinischer Untersuchung, medikamentöser Therapie und Chirurgie; neue Erkenntnisse zur Entstehung von Krankheiten waren so naturgemäß nicht zu gewinnen.

Der Streit zwischen Dogmatikern und Empirikern ist keineswegs rein akademisch und überholt, sondern betrifft auch heutige Kernfragen der Medizin zwischen theoretischer Grundlagenwissenschaft und praktischer Anwendung. Das zeigt sich in der Auseinandersetzung um die *Evidence based medicine* (EBM), nach der therapeutische Empfehlungen nur anhand valider empirischer Studien erfolgen sollen (vgl. Kap. 14).

Als sich mit dem Aufstieg Roms zur neuen Weltmacht zunehmend griechische Ärzte in Rom niederließen, entstand aus dem Anliegen einer gut lehrbaren, durchrationalisierten Medizin mit einem einfachen, gebahnten Weg (*methodós*) der Krankenbehandlung die Schule der Methodiker. Sie erkannte als behandlungsrelevant nur die beiden Körperzustände von Erschlaffung (*status laxus*) und Zusammenziehung (*status strictus*) an, also ein Zuwenig oder Zuviel von Gewebespannung und Absonderungen. Daraus ergeben sich Zuordnungen wie die von akuten Erkrankungen und erschlaffenden Heilmitteln („Laxantien") zum *status strictus* auf der einen Seite, von chronischen Leiden und zusammenziehenden Mitteln („Adstringentien") zum *status laxus* auf der anderen Seite. Ein quantifizierender Ansatz in Diagnostik wie Therapie blieb für die europäische Medizin bestimmend, wobei allerdings gegenüber mehrdimensionalen Modellen die Reduktion auf eine einzige Achse, hier die zu hohe oder zu niedrige Spannung, nur selten unternommen wurde, wie z. B. im Brownianismus (vgl. Kap. 6).

Die Fragen, ob es in Medizin und Forschung mehr um theoretisch-experimentelle Modellbildung oder eher um empirische Wirksamkeitsprüfung, um stärker quantifizierende Verfahren oder eher qualitativ orientierte Ansätze gehen muss, bestehen in der Wissenschafts- und Handlungstheorie der Medizin bis heute. Dabei geht es allerdings weniger um unversöhnliche Gegensätze, als vielmehr um eine Herausforderung zu angemessener Gewichtung und Kombination. Denn wie schon in der Antike, haben diese verschiedenen Vorgehensweisen nur auf jeweils bestimmten Gebieten ihre unbestreitbaren Stärken, können auf anderen aber leicht zu „blinden Flecken" führen.

Das grundlegende Konzept der Humoralpathologie

In dem Bestreben, der medizinischen Diagnose und Therapie eine schematisch geordnete, erlernbare Grundlage zu geben, entwickelte Galenos von Pergamon (Galen, 2. Jh. n. Chr.) in bewusstem Rückgriff auf die hippokratische Säfte- und Qualitätenlehre eine streng systematisierte Krankheitslehre. Sein Entwurf der Humoralpathologie galt bis ins 19. Jahrhundert hinein als wichtigstes Konzept der europäischen Medizingeschichte.

Nach der ursprünglichen Lehre ist ein Ungleichgewicht der Körpersäfte (Dyskrasie) für alle Krankheitszustände verantwortlich. Unterschieden werden vier Kardinalsäfte: Blut (Ursprung im Herzen), gelbe Galle (Ursprung in der Leber), schwarze Galle (Ursprung in der Milz) und Schleim (Ursprung im Gehirn). Diesen Säften sind die Primärqualitäten Hitze, Feuchtigkeit, Trockenheit und Kälte paarweise zugeordnet. Blut ist demnach feucht und warm, gelbe Galle warm und trocken, schwarze Galle trocken und kalt, Schleim kalt und feucht.

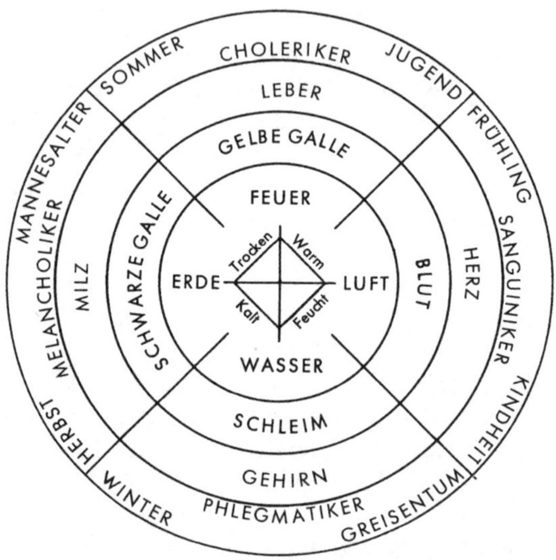

Abb. 7: Schema der griechischen Elementen- und Säftelehre.

Dieser Vorstellung entsprechend erklärte Galen z. B. die Gelbfärbung der Haut bei Gelbsucht als Folge des Überfließens der gelben Galle. Bei Katarrhen (von griech. *kata* = herab und *rheîn* = fließen) laufe überflüssiger Schleim z. B. in Form von Schnupfen aus dem Gehirn über die Nase ab. Zur Diagnose einer schlechten Säftemischung im menschlichen Körper bevorzugte Galen die Begutachtung des Pulses und des Urins. Die Pulsdiagnostik und Harnschau (Uroskopie) waren bis weit in die Neuzeit hinein wichtige diagnostische Methoden der akademischen Medizin.

Die Humoralpathologie bot dem Arzt drei verschiedene Ansatzpunkte der Therapie bzw. Prophylaxe: Die Regelung der Lebensweise (Diätetik), die medikamentöse Behandlung und die Ableitung schädlicher Säfte. Da Galen falsche Ernährung und Lebensweise als wichtige Krankheitsursachen ansah, vertraute er besonders auf die heilende bzw. prophylaktische Wirkung der Diätetik (s. u.). Grundsätzlich galt das therapeutische Prinzip *contraria contrariis* (Gegensätzliches ist mit Gegensätzlichem zu behandeln). Was zuviel war, sollte reduziert werden, was zu wenig war, angereichert, ein Fieber war zu kühlen, eine Unterkühlung zu erwärmen etc. Dieses Prinzip war insbesondere auch für die Diätvorschriften maßgeblich. Dementsprechend riet Galen, der gemäß seinem Ideal der Mathematisierung der Medizin sowohl die Säftestörung als auch die Wirksamkeit von Medikamenten fiktiv in Grade einteilte, zum Beispiel: „Wenn der Körper zehn Nummern wärmer als das Mittelmaß ist und sieben Nummern trockener, dann muss das heilende Mittel um zehn Nummern kälter und sieben Nummern feuchter sein." Opium sollte beispielsweise im vierten Grad kalt und Pfeffer im zweiten Grad heiß sein. Durch eine Kombination verschiedener Drogen, deren Qualitäten sich gegenseitig verstärken bzw. abmildern, ließ sich zumindest theoretisch die Rezeptur detailliert auf die Bedürfnisse des Patienten abstimmen.

Humoralpathologie

Erstmals tauchte die antike Humoralpathologie mit den vier Kardinalsäften (Blut, Schleim, gelbe und schwarze Galle) in der hippokratischen Schrift „Die Natur des Menschen" (4. Jh. v. Chr.) auf. Der Text wird Polybos, dem Schwiegersohn des Hippokrates von Kos, zugeschrieben. Im Folgenden wird das betreffende Schlüsselzitat wiedergegeben.

„Der Körper des Menschen hat in sich Blut und Schleim und gelbe und schwarze Galle, und das ist die Natur seines Körpers, und dadurch hat er Schmerzen und ist gesund. Am gesundesten ist er, wenn diese Säfte im richtigen Verhältnis ihrer Kraft und ihrer Quantität zueinander stehen und am besten gemischt sind. Schmerzen hat er, wenn etwas von ihnen zu viel oder zu wenig vorhanden ist oder sich im Körper absondert und nicht mit dem Ganzen vermischt ist. Denn notwendig wird, wenn etwas von diesen Säften sich absondert und für sich bleibt, nicht nur der Körperteil, von dem es sich absondert, krank, sondern es macht auch die Stelle, wo es sich sammelt und wohin es sich ergießt, durch Überfüllung Schmerz und Beschwerden. Und auch wenn aus dem Körper von diesen Bestandteilen mehr herausfließt, als er im Übermaß hat, macht die Entleerung Schmerz. Wenn andererseits die Entleerung, die Ortsveränderung und die Abscheidung von den anderen Stoffen im Innern des Körpers stattfindet, so muss das nach dem Gesagten den Stellen doppelten Schmerz bereiten, von denen etwas sich absonderte und wohin es übermäßig floß."

Quelle: Hippokrates, Schriften. Die Anfänge der Abendländischen Medizin, übersetzt […] und […] hg. von Hans Diller, Hamburg 1962, S. 169.

Therapiemethoden der Ausleitung

Die Ausleitung bzw. Ableitung überflüssiger Körpersäfte bzw. der schädlichen Stoffe, die in diesen enthalten waren, erschien als eine logische Konsequenz der homoralpathologischen Theorie. Dabei war das Prinzip der Gegensatztherapie (*contraria contrariis*) zu befolgen. Es ist heute weithin vergessen, dass humoralpathologisches Denken noch um 1800 auch in der akademischen Medizin verwurzelt war, was beispielhaft an der Praxis der damaligen „Irrenheilkunde" studiert werden kann (vgl. Kap. 8). Erst mit dem Siegeszug der modernen naturwissenschaftlichen Medizin verschwand es aus dem Blickfeld – um im Bereich der Naturheilkunde bzw. Alternativmedizin bis heute weiterzuleben. Im Folgenden werden klassische Ausleitungsmethoden durch äußere und innere Mittel aufgeführt, die von der Antike bis in unsere Zeit Anwendung fanden und teilweise immer noch finden.

Tabelle 2: Therapiemethoden der Ausleitung

Ausleitung von außen (Herausziehen)	Ausleitung von innen (Eingeben)
– Aderlass (*venae sectio*) – Schröpfen – Blutegel – Haarseil („heilsames Eitern") – Fontanellen – Zugpflaster – „heilsame Schläge" – Baunscheidtismus – „Siegburger Siegel" (vgl. Kap. 8)	– Abführen („Purgieren") – Einlauf („Klistieren" mit Flüssigkeit) – Schwitzkur (u. a. durch Tee) – Erbrechen (durch Brechmittel) – Harntreibende Mittel (durch Heilkräuter) – „Blutreinigende" Arznei- und Nahrungsmittel in der Alternativmedizin

Kunst der gesunden Lebensführung

Die antike Diätetik ist eng mit der humoralpathologischen Tradition verknüpft. Sie umfasste weit mehr als nur die Ernährungslehre, nämlich die gesamte Lebensführung des Menschen. Ihr Prinzip ist die Ausgewogenheit, die Harmonie der menschlichen Tätigkeiten und Verhaltensweisen im Alltagsleben, die Balance der „nicht natürlichen Dinge" (lat. *res non naturales*). Ihr Hauptziel war die Verhütung von Krankheit und die Stärkung der Lebenskräfte. Die hippokratischen Schriften führten die Idee der Verhütung von Krankheiten durch eine gesunde Lebensführung als oberste Maxime ein. So empfahl Hippokrates das Maßhalten bei Essen, bei Schlaf und Beischlaf; er pries Bäder und Massagen. Ein solchermaßen geführtes Leben entsprach dem griechischen Ideal vom optimalen Leben eines gebildeten Menschen.

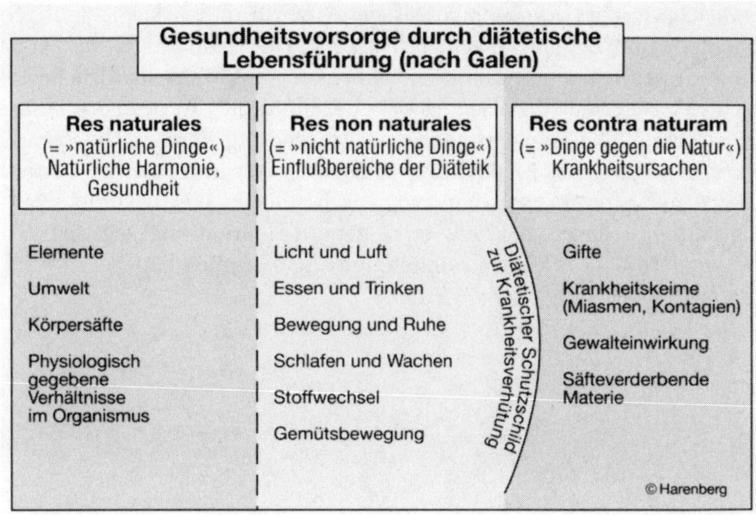

Abb. 8: Schema der antiken Diätetik.

Anknüpfend an Hippokrates entwarf Galen in seinem Buch „*De sanitate tuenda*" (Über den Gesundheitsschutz) die klassischen Regeln der Diätetik, die in unzähligen Abwandlungen als Gesundheitsregeln (*regimina sanitatis*) popularisiert wurden. Er ordnete sie systematisch zwischen dem Bereich des Gesunden (den „natürlichen Dingen" = *res naturales*) und dem des Krankmachenden (den „Dingen gegen die Natur" = *res contra naturam)* ein. Die „sechs nicht natürlichen Dinge" (Licht und Luft, Essen und Trinken, Bewegung und Ruhe, Schlafen und Wachen, Stoffwechsel und Gemütsbewegung) dienten der Gesundheitspflege und der Krankheitsverhütung.

Diese wichtige Lehre der griechischen Medizin wurde für die spätere arabischsprachigen Medizin ebenso bedeutend wie für die Klostermedizin und scholastische Medizin im mittelalterlichen Abendland. Beispiele hierfür bieten christliche Klosterregeln und das Lehrgedicht der Schule von Salerno (*Regimen Salernitanum*) aus dem 12. Jahrhundert (vgl. Kap. 4). Die Diätetik erlebte in der Medizin der Aufklärung (18. Jh.) und in der Naturheilbewegung (19. Jh.) eine erstaunliche Renaissance und ist auch für die Entwicklung der modernen Sozial- und Präventivmedizin von entscheidender Bedeutung gewesen.

Miteinander von Medizin und Religion

Wie bei den frühen Hochkulturen (Ägypten, Mesopotamien) auffällt, ist medizinisches Wissen und Handeln kaum von seinem jeweiligen religiösen Kontext abzulösen. Die Priesterärzte, die in Tempeln tätig waren, die medizinischen Rezepturen, wie sie in ägyptischen Papyri und in babylonischen Keilschriften festgehalten sind, schließlich die Gleichzeitigkeit von hippokratischer Medizin und Asklepioskult zeigen, wie eng Medizin und Religion beieinander lagen. Die Hippokratischen Ärzte verwahrten sich zwar gegen Zauberpraktiken, Dämonologie und übernatürliche Erklärungen, waren jedoch keineswegs Gegner des Asklepioskults, in dessen Rahmen durchaus auch rationale Therapiemethoden zur Anwendung kamen. Die scharfe Trennung zwischen Religion und Medizin wurde letztlich erst im Laufe der Neuzeit – im Gefolge der Aufklärung und des naturwissenschaftlichen Positivismus – vollzogen, wobei es dahingestellt sein soll, inwieweit gerade die moderne „(Natur)Wissenschaft“ selbst wiederum Züge einer Ersatzreligion angenommen hat.

H.S.

Kapitel 3
Ärztliches Ethos in Antike und frühem Mittelalter: Medizin zwischen Erwerb und Dienst

Solidarische Krankenfürsorge bildet einen Bestandteil aller menschlichen Gemeinschaften, ihr Umfang an berücksichtigten Personen und geleistetem Engagement kann allerdings jeweils sehr unterschiedlich sein.

Auf einem zwischen verschiedenen Arten von Heilungsexperten umkämpften Gesundheitsmarkt liegt ein hohes Standesethos auch im Eigeninteresse einer Berufsgruppe, was zur Bedeutung von Ethik und Etikette bei den hippokratischen Ärzten beitrug. Für die ausdrücklichen Tötungsverbote im sogenannten „hippokratischen Eid" (Verbot von Abtreibung, Tötung auf Verlangen und Beihilfe zum Suizid), die sich von der allgemeinen gesellschaftlichen Praxis absetzten, sind verschiedene Erklärungen möglich.

Die Natur (*physis*), die bei den Vorsokratikern und den Sophisten Gegenstand von Natur- und Gesellschaftsphilosophie war, stellte in ihren erkannten Gesetzmäßigkeiten sowohl die fachliche als auch die ethische Richtschnur der hippokratischen ärztlichen Kunst (*techné*) dar.

Die ärztliche Kunst kann, wie von Galen ausdrücklich beschrieben, aus unterschiedlichen Motiven entwickelt und betrieben werden: aus Ruhmsucht, Geldgier und Menschenliebe (Philanthropie).

Eine Krankenfürsorge aus Nächstenliebe wurde erst durch das Christentum allgemein gefordert und führte seit der Spätantike zu religiös motiviertem Engagement in Pflege und ärztlicher Tätigkeit.

Zwischen der Bedeutung ärztlicher Tätigkeit als Einkommensquelle und als Dienst am Menschen besteht ein bleibendes, letztlich unauflösbares Spannungsverhältnis, das es durch fachlich-moralisch internalisierte und juristisch sanktionierbare Pflichterfüllung in Grenzen zu halten gilt.

Sorge für Kranke als Teil des humanen Ethos

Was Menschen für Kranke tun, wird nicht nur von den medizinischen Möglichkeiten ihrer Zeit geprägt, sondern auch von ihrem Ethos. Ohne das Interesse am Wohlergehen eines anderen Menschen, aus welchen Gründen auch immer, käme es nicht zur Entwicklung von Medizin. Deshalb ist überall da, wo man sich um Kranke kümmert, und nicht nur bei spektakulären Entscheidungen, auch die Frage der Ethik im Spiel.

Dass man sich kranken oder verletzten Menschen, mit denen man sich verbunden fühlt, zu helfen versucht, darf keiner Menschengruppe abgesprochen werden. Auch Neandertaler haben komplizierte Frakturen offenbar viele Jahre überlebt, was nur durch die Solidarität ihrer Gruppe möglich erscheint. Doch das Ausmaß der Zuwendung und die Größe des Personenkreises, dem sie gilt, kann sich beträchtlich unterscheiden. Selbst die Tötung oder Aussetzung behinderter Neugeborener und hinfälliger Alter wurde in verschiedenen Gesellschaften praktiziert, wie ja mancherorts auch Menschenhandel, Rechtlosigkeit der Frau oder Menschenopfer als für uns unannehmbare Einrichtungen gängige Praxis waren und sind.

Medizin mit ihren Zielen und Regeln ist auf dem Hintergrund solcher gesellschaftlichen Realitäten zu sehen, und es besteht für sie immer die Frage, inwieweit sie sich den gegebenen Zuständen anpasst oder aber aus den Erfahrungen ihres Tätigkeitsbereichs heraus andere Schwerpunkte zu setzen versucht. Wenn man sich mit den Zeiträumen beschäftigt, in denen vor allem der Mittelmeerraum die Entwicklungsgeschichte europäischer Medizin bestimmte, also Antike und beginnendes Mittelalter, so können wir zwei medizinethische Modelle ausmachen, die bis heute ärztliches Engagement in jeweils unterschiedlichem Maße prägen: Standesethik und Nächstenliebe.

Regeln für den Arztberuf in der griechisch-römischen Antike

Im antiken griechischen Stadtstaat, der Polis, galt weitgehend das glückliche Leben (*eudaimonia*), zu dem die gesellschaftliche Achtung und auch der Nachruhm unabdingbar gehörten, als höchstes Lebensziel. In diesem sozialen Rahmen, der nicht zuletzt die Sklavenhaltung umfasste, musste auch medizinische Tätigkeit auf Ansehen und angemessenes Einkommen bedacht sein. Da es keine obrigkeitliche Regelung für Aufnahme und Ausübung heilkundlicher Tätigkeit wie etwa die heutige Approbation gab, wurde die Qualifikation nicht von einer Verwaltung formal festgestellt, sondern hatte sich in den Augen von Patienten und ihren Ratgebern zu erweisen, also auch in der öffentlichen Meinung. Das verlangte, dass die Ärztegruppe selbst angemessenes ärztliches Verhalten kontrollierte. Die berufsinterne Bestimmung von Standards wurde aber ebenso durch die Situation der Wanderärzte nötig: Wer von Stadtstaat zu Stadtstaat zieht, kann sich nicht in umfassender Weise stets neu der jeweiligen Ordnung einer bestimmten Stadt unterwerfen, sondern benötigt neue, allgemeinere Orientierungspunkte. Die schriftkundigen Ärzte der verschiedenen Schulen, die wir als Vorfahren heutiger Mediziner zu sehen pflegen, mussten sich auf einem Markt von Medizinangeboten verschiedenster Art und in unterschiedlichen Rechtsordnungen zu behaupten versuchen. Neben der Wirksamkeit der Behandlung, also der fachlich-technischen Qualifikation, ist dabei auch die moralische Qualität der Behandelnden ein Wettbewerbsfaktor, denn Patienten möchten möglichst sicher sein, dass ihnen Heilungsexperten nicht aus Geldgier oder Fahrlässigkeit unwirksame, unnötige oder gar schädliche Therapien verkaufen. Dieses Bemühen, die moralische Integrität des Arztes gegenüber möglichen Versuchungen und Verdächtigungen zu stärken, dürfte auch hinter der bis heute beachteten Selbstverpflichtung stehen, die unter den Bezeichnungen „hippokratischer Eid“ oder – wegen der ungeklärten Autorschaft eher problematisch – „Eid des Hippokrates“ bekannt ist.

Der „hippokratische Eid“ als Dokument eines frühen Berufsethos

Dieser Schwur stellt wohl das Dokument medizinischer Ethik dar, das bei Ärzten wie Laien am bekanntesten ist und am meisten angeführt wird. Seine Bewertung in der heutigen Zeit könnte kaum gegensätzlicher sein. Sie reicht von der militanten Ablehnung als dem Zeugnis einer sektiererischen ärztlichen Sondermoral über die Gleichgültigkeit gegenüber diesem Relikt aus längst vergangenen Zeiten und fremder Tradition und über die Anerkennung, dass hier grundlegende Implikationen des Umgangs mit Patient und Natur formuliert wurden, bis hin zum unkritischen Nachsprechen als Gelöbnis bei akademischen Abschlussfeiern. Diese unterschiedliche Bewertung des „Hippokratischen“ Eides hat ihre Ursache nicht zuletzt in ebenso gegensätzlichen Verwendungen. Berufung auf diesen Eid finden wir zur Rechtfertigung sowohl von Bevormundung als auch von einfühlsamem Verstehen der Patienten, zur Begründung bestimmter Eingriffe wie zu ihrer Ablehnung. Kritiker und Kritikerinnen nennen ihn daher oft eine Leerformel. Weniger abwertend sollte man besser von Interpretationsbedürftigkeit sprechen, denn wenn man diesen Eid als normativ anerkennt, ist er wie jede Maxime und Handlungsregel, jede Norm und jedes allgemeine Gesetz in mehr oder minder großem Maße für die konkrete Situation auslegungsbedürftig.

Der Eid wurde vermutlich erst spät dem *Corpus Hippocraticum* vorangestellt. Bei allen Debatten um seine Echtheit und Datierung wurde nicht endgültig widerlegt, dass er zu Lebzeiten des Hippokrates, etwa zwischen 420 und 400 v.Chr., entstanden sein könnte. Dafür, dass seine Form von einem einzelnen Verfasser stammt und nicht eine zufällige, fortschreitende Sammlung von unzusammenhängenden Einzelvorschriften darstellt, spricht die sorgfältige Komposition. In einer symmetrischen Anordnung um den zentralen fünften Punkt, die Verpflichtung zu Lauterkeit und Reinheit, werden spiegelbildlich korrespondierende Themen angesprochen.

So sind in den Formulierungen an Anfang und Ende, 1 und 9 (s. Tabelle 3), die beiden Personengruppen angesprochen, die das Einhalten der Verpflichtungen sanktionieren sollen: die Götter, insbesondere die Heilgötter Apollon und Asklepios mit dessen für Gesundheit und (All-)Heilmittel zuständigen Töchtern, und die Menschen. Die jeweils nächststehenden Bestimmungen, 2 und 8, betreffen das Erlangen von Informationen (über Heilkunst bzw. Patienten) und deren Verschweigen gegenüber Unberechtigten. Die Punkte 3 und 7 betonen die Ausrichtung auf den Nutzen des Patienten und das Verbot von eigener Ausnutzung der ärztlichen Position. Schließlich geht es bei den Bestimmungen 4 und 6, die unmittelbar an die Mitte angrenzen, um Leben und Tod, nämlich um die gewöhnlich so interpretierten Verbote

Tabelle 3: „Hippokratischer Eid": Übersetzung, moderne Numerierung

1	Ich gelobe, unter Anrufung von Apollon dem Arzt, Asklepios, Hygieia und Panakeia sowie allen Göttern und allen Göttinnen als Zeugen, dass ich diesen Eid und Vertrag nach meinem Können und Wissen erfüllen werde:
2	den, der mich diese Kunst gelehrt haben wird, gleich meinen Eltern zu achten, mit ihm meinen Lebensunterhalt zu teilen, ihm im Notfall abzugeben, seine Nachkommen wie meine Brüdern zu behandeln und in dieser Kunst zu unterrichten, wenn sie sie zu lernen begehren, ohne Lohn und Vertrag; Anweisungen, Vorlesungen und alle übrige Unterweisung meinen Söhnen und denen meines Lehrers und den Schülern, die auf die ärztliche Sitte vertraglich verpflichtet und eingeschworen sind, zukommen zu lassen, sonst aber niemandem.
3	Ärztliche Verordnungen werde ich treffen zum Nutzen der Kranken nach meiner Fähigkeit und meinem Urteil, hüten aber werde ich mich davor, sie zum Schaden und in unrechter Weise anzuwenden.
4	Ich werde niemandem, auch nicht auf eine Bitte hin, ein tödliches Mittel geben und keinen entsprechenden Rat geben; ebenso werde ich keiner Frau ein Abtreibungsmittel (fruchtabtreibendes Vaginalzäpfchen) geben.
5	Unbefleckt und gottgefällig werde ich mein Leben und meine Kunst bewahren.
6	Ich werde nicht schneiden, auch nicht Steinleidende, sondern dies den Männern überlassen, die diese Tätigkeit ausüben.
7	In alle Häuser, in die ich komme, werde ich zum Nutzen der Kranken hineingehen, frei von jedem bewussten Unrecht und jeder Übeltat, besonders von jedem geschlechtlichen Missbrauch an Frauen und Männern, Freien und Sklaven.
8	Was ich bei der Behandlung oder auch außerhalb der Behandlung bezüglich des Lebens der Menschen entweder sehe oder höre, werde ich, sofern man es nicht weitererzählen darf, verschweigen und als Geheimnis bewahren.
9	Wenn ich diesen Eid erfülle und nicht breche, möge ich in Leben und Kunst Erfolg haben, Ansehen bei allen Menschen bis in Ewigkeit erlangen; wenn ich aber eine Übertretung begehe und meineidig werde, möge mir das Gegenteil davon geschehen.

von aktiver Sterbehilfe, ärztlicher Beihilfe zu Giftmord oder Suizid, Abtreibung und des lebensgefährlichen Steinschnitts durch den hippokratischen Arzt.

Zu den Nachteilen dieser Anordnung gehört, dass so die hippokratische Reihenfolge der Therapien auseinandergerissen wird: erst Änderung der Lebens- und Ernährungsgewohnheiten (Diätetik, 3), dann wenn nötig medikamentöse Behandlung (Arzneien, 4), und erst, wenn diese auch nicht ausreicht, „das Messer" (Chirurgie, 6). Dies könnte allerdings doch auf einen erst späteren Einschub des nun zentralen fünften Punktes hinweisen.

Nimmt man weniger die symmetrische Komposition, sondern die Abfolge in den Blick, so ist auch die Reihenfolge der Instanzen, denen sich der hippokratische Arztlehrling verpflicht sieht, bemerkenswert: Zuerst den Göttern (1), dann der Berufsgruppe (2), dem Wohl des Patienten (3 mit), der ärztlichen Kunst (5) und erst zum Schluss dem gesellschaftlichen Ansehen (9).

Der Eid als Ausdruck eines neuen ärztlichen Selbstverständnisses

Nicht nur das Wandern von Polis zu Polis und der Wettbewerb von Heilberufen, sondern auch eine zunehmende Individualisierung und Pluralisierung der Lebensformen schon in der Antike machte neue, in gewisser Weise übergeordnete Bezugspunkte nötig. Hier ging die hippokratische Schule gerade nicht den Weg, statt der im jeweiligen Stadtstaat gültigen Werte nun einfach die Werte des jeweiligen Patienten zum Maßstab zu nehmen. Vielmehr wurde aus einem ärztlichen Verständnis von Natur und Krankheit ein eigener Wertekatalog entwickelt. Der Arzt ist „Diener der Heilkunst" (Epidemien I, 11), nicht des Patienten. Dies ist der Grund für den heute so oft geäußerten Vorwurf, das hippokratische Ethos sei bevormundend, paternalistisch. „Salus (und nicht voluntas!) aegroti suprema lex", „Das Wohl des Kranken (und nicht sein Wille) [sei] oberstes Gesetz", heißt dies in der lateinischen Version, „Doctor knows best" in der kürzeren und polemischen englischen. Allerdings bedeutet schon im *Corpus Hippocraticum* selbst die Forderung, dass der Arzt nicht Diener des Patienten, sondern der Kunst sei, keineswegs den Ausschluss eines partnerschaftlichen Verhältnisses. Ausdrücklich wird gesagt, dass Arzt und Patient Partner in der Bekämpfung der Krankheit sind, denn zur Medizin „gehören drei: Krankheit, Kranker und Arzt" (Epidemien I, 11; sogenannte „hippokratische Trias").

Die Alternative zu einer eigenen ärztlichen Moral, nämlich eine völlige Unterwerfung unter die Patientenwünsche, bringt wiederum eigene Probleme mit sich, würde sie doch etwa in der heutigen Zeit als „wunscherfüllende Medizin" auch extreme Wünsche wie die Verschreibung des Potenzmittels Viagra® für kardial hochgefährdete Patienten oder die sogenannte „Beschneidung der Frau", von ihren Gegnern als *female genital mutilation* bezeichnet, bei mündigen Menschen nicht ausschließen können. Das hippokratische Ärzteethos geht schon zur Zeit seiner Entstehung einen dritten Weg zwischen der Anpassung an eine bestimmte Gesellschaftsordnung, die nicht nur damals eine Beherrschung des Individuums beinhaltete, und einer bloßen Erfüllung von Patientenwünschen. Statt dessen versucht es, eine ausgewogene und auf Universalität ausgerichtete Antwort auf die fortschreitende Individualisierung zu geben.

Die Tötungsverbote im „hippokratischen Eid"

Besonders deutlich wird der Gegensatz von gesellschaftlicher Praxis oder möglichem Laien-Wunsch einerseits und Experten-Pflicht andererseits im Hinblick auf die Tötungsverbote, nämlich die zumeist als Absage an Abtreibung und Euthanasie verstandenen Verbote, „fruchtabtreibende Vaginalzäpfchen" und „tödliches Mittel" („Gift") zu verabreichen. Im Kult des Jugendlichen, Schönen, Starken, Gesunden und Erfolgreichen, der die klassische griechische Antike in Vielem prägte, genossen die Alten, Kranken, Behinderten und Verlierer weder besondere Achtung noch Schutz: Kindesaussetzung, Suizid und Tötung auf Verlangen gehörten zur alltäglichen Moral, waren staatlicherseits nicht verboten und gelegentlich sogar, wie in Sparta, geboten. In Aristoteles' „Politik" und Platons „Staat" gehörte Abtreibung zur Bevölkerungskontrolle. Dagegen verpflichtete sich der hippokratische Arzt, Abtreibung, Krankentötung und Beihilfe zur Selbsttötung abzulehnen. Die Herkunft dieser Tötungsverbote ist umstritten und wohl auch nicht einlinig, so dass mehrere mögliche Gründe diskutiert wurden. Im Gefolge der Abtreibungs- und Freitoddebatte der 1920er und 1930er Jahre, die Ausdruck einer Ablehnung bisheriger Moral war, wurde hier von Ludwig Edelstein ein Erbe des 450 v. Chr. aufgelösten Pythagoräer-Bundes postuliert, dessen Reinheitsvorstellungen Lebensbeendigung untersagten. Karl Deichgräber hingegen verwies auf überkommene patriarchalisch-genealogische Überzeugungen, nach denen nicht akzeptiert wurde, dass die Generationenkette durch Abtreibung oder Schande abgebrochen oder die Familie durch eine Selbsttötung belastet wurde. Diesen beiden Deutungen ist gemeinsam, dass nicht das Individuum, dessen Tötung in Frage steht, sondern das Leben allgemein oder die Familie als potentiell Geschädigte firmieren und dass nicht ein allgemeines rationales Argument, sondern eine esoterische bzw. aristokratisch-antiquierte Vorstellung Grund für die Verbote wäre. Ein weiterer Grund, der sich nun nicht bloß auf traditionelle Autorität bezieht, könnte sein, dass im neu gewonnenen Naturbegriff der hippokratischen Ärzte „Natur" (*phýsis*) als die Norm erscheint, die es zu respektieren und eventuell wiederherzustellen gilt. Einen – im Gegensatz zur Krankheit – normalen, natürlichen Lebensvorgang wie Schwangerschaft oder Sterben künstlich abzuschneiden, erscheint damit als unzulässig. Auch das zentrale „Nicht-Schadens-Prinzip" der Hippokratiker dürfte eine Rolle spielen. Abtreibung und Euthanasie lassen sich nicht zweifelsfrei als Nicht-Schaden klassifizieren, und im Zweifel gilt das

Gebot des Verzichts auf die möglicherweise schädliche Handlung. Wenn nach verbreiteter Auffassung das „Nicht-Schadens-Prinzip“ wesentlich eine berufspolitische Absicherung gegen existenzbedrohende Vorwürfe darstellt, dann ist insbesondere das Fernhalten von Tötungshandlungen und Gift ein wichtiger Selbstschutz des Arztes angesichts seiner stets gefährdeten gesellschaftlichen Stellung.

Welche Gedanken auch immer den Verboten zugrunde liegen: in jedem Fall stellte sich hier eine Ärztegruppe mit einer strikteren Haltung gegen die laxere allgemeine Moral. Diese mögliche Distanz zur gesellschaftlich-staatlichen Ordnung konnte in anderen Zeiten wichtige Konsequenzen haben. So schrieb der Medizinhistoriker Charles Lichtenthaeler: „Versagt das öffentliche Gewissen, so bleibt dem Arzt sein eigenes Gewissen, seine eigene innere Stimme erhalten und findet im Hippokratischen Eid eine überzeitliche Norm. Er weiß dann zumindest, wie er sich ‚lauter und redlich‘ verhalten müßte“.

Anfänge der Rezeptionsgeschichte des „hippokratischen Eides"

Es ist unstrittig, dass der „hippokratische Eid“ in der Antike nie eine Selbstverpflichtung aller oder auch nur der meisten Ärzte gewesen ist. Er dürfte der Mehrheit aufgrund seiner sehr seltenen Erwähnung bei antiken Autoren nicht einmal bekannt gewesen sein. Erst durch die zunehmende Bedeutung des Christentums in der spätantiken Welt und im anschließenden Mittelalter erfuhr dieser Text, wie übrigens auch im Islam, weitere Beachtung. Ob dies geschah, um ein wichtiges „heidnisches“ Dokument christlich zu vereinnahmen (und so auch zu verändern), oder umgekehrt, um aufgrund zentraler Übereinstimmungen mit der christlichen Moral die christliche Lehre bestätigen zu lassen, ist umstritten. Für beide Sichtweisen gibt es Hinweise, so die Erwähnung von Hippokrates in einer Reihe mit christlichen Heiligen oder vereindeutigende Ergänzungen wie „Abortivtrank“ beim verbotenen Abtreibungsmittel, die keinen Zweifel an der Grundsätzlichkeit des Abtreibungsverbotes lassen sollten.

Auch wenn der hippokratische Eid noch keine „medizinische Ethik“ im Sinne einer philosophischen Reflexion darstellt, ist er doch mehr als bloß die schriftliche Fassung eines ärztlichen Ethos oder einer ärztlichen Moral. Denn er listet nicht einfach Gebote und Verbote auf, sondern benennt Gründe dafür: die Integrität der ärztlichen Kunst, den Nutzen des Patienten, die Vermeidung von Schaden, die Achtung und Unterstützung durch Kollegen und Gesellschaft. Damit formulierte er Gesichtspunkte, die auch in aktuellen medizinethischen Debatten zu berücksichtigen sind. Als berufsethisches und -rechtliches Dokument dient heute jedoch nicht der antike Text, sondern das immer wieder, zuletzt 2006 revidierte Genfer Gelöbnis des Weltärztebundes von 1948 mit seinen Adaptationen für die jeweiligen nationalen Berufsverbände. In Deutschland findet es über die Musterberufsordnung der Bundesärztekammer Eingang in die rechtlich verbindlichen Berufsordnungen der einzelnen Landesärztekammern.

Genfer Gelöbnis von 1948

Declaration of Geneva, adopted by the General Assembly of World Medical Association at Geneva Switzerland, September 1948.

At the time of being admitted as a member of the medical profession:
I solemnly pledge myself to consecrate my life to the service of humanity;
I will give to my teachers the respect and gratitude which is their due;
I will practice my profession with conscience and dignity;
the health of my patient will be my first consideration;
I will maintain by all the means in my power, the honor and the noble traditions of the medical profession;
my colleagues will be my brothers;
I will not permit considerations of religion, nationality, race, party politics or social standing to intervene between my duty and my patient;
I will maintain the utmost respect for human life from the time of conception, even under threat, I will not use my medical knowledge contrary to the laws of humanity;
I make these promises solemnly, freely and upon my honor.

Kostenlose Behandlung für Bedürftige?

Die Frage, ob das medizinisch Mögliche denjenigen, denen es nützen würde, tatsächlich zugute kommt, hat jedoch nicht nur eine ethisch-rechtliche, sondern auch die wirtschaftliche Seite, ob und wie viele Individuen oder Gruppen für medizinische Versorgung zahlen müssen, können und wollen. Hier liegt nicht zuletzt die lange Tradition ärztlicher Verteidigung gegen den Vorwurf der gewissenlosen Beutelschneiderei begründet. Bezahlte medizinische Tätigkeit war immer von Verdacht und Vorwurf begleitet, auch Überflüssiges und Unnützes zu tun und sich auf Kosten der Kranken und neuerdings der Solidargemeinschaft zu bereichern.

Wie also hat sich die Medizin bzw. die Ärzteschaft der grundsätzlich unauflöslichen Bindung an das Wirtschaftliche ideologisch, aber auch praktisch zu entziehen versucht? Zumindest die Rhetorik, dass der Arzt seiner Kunst und dem Patienten, nicht aber dem Gewinn verpflichtet ist, wurde zu allen Zeiten gepflegt. Entgegen einer kaum auszurottenden Behauptung forderte aber nicht der hippokratische Eid, dafür aber eine andere Schrift aus dem *Corpus Hippocraticum*, die *praecepta* (Vorschriften), dass der Arzt seine Gebühren der Zahlungsfähigkeit anpassen und daher gegebenenfalls sogar unentgeltlich behandeln solle (*praecepta 6*). Als Grund wird neben der dankbaren Erinnerung als Lohn das Vermeiden von allzu viel „Menschenunfreundlichkeit" genannt. Ob der hippokratische Eid auch mit einer solchen Verpflichtung zur kostenlosen Behandlung seine Erfolgsgeschichte bis in die Gelöbnisfeiern heutiger nordamerikanischer Medizinfakultäten erfahren hätte, darf man bezweifeln.

Im *Corpus Hippocraticum* (*praecepta 7*) und später bei Galen ist die Liebe zum Menschen, die *philanthropía*, ebenso wie die Gier nach Geld oder nach Ruhm nur eine der möglichen Motivationen für ärztliche Tätigkeit, der eigentliche Grund sollte die Liebe zur Heilkunst, die *philotechné*, sein. Jenseits der hippokratisch-galenischen Ideale müssen wir aber nach Zeugnissen bei Platon und in Komödien davon ausgehen, dass in der antiken Sklavenhaltergesellschaft zwischen der medizinischen Versorgung für freie Bürger und der von Sklaven prinzipielle Unterschiede in Personal und Qualität bestanden, letzteren nur – mit den Worten des spanischen Medizinhistorikers Pedro Lain-Entralgo – eine Art „Tierheilkunde für Menschen" zuteil wurde.

Christentum und ärztliche Tätigkeit

Wie in anderen Fragen gab es im frühen Christentum auch für die Medizin eine zeitweise heftige Diskussion darüber, was man von der heidnischen Antike beibehalten könne. Gegen die gelegentlich vertretene Position, Christen sollten zugunsten von Gebet und Gottvertrauen auf die Mittel antiker Medizin verzichten, forderten prominente christliche Autoren, darunter der Vater des abendländischen Mönchtums Benedikt von Nursia (480–547), der Staatsmann und spätere Mönch Cassiodor (487–583) und der Bischof Isidor von Sevilla (560–636), das Gebot der Nächstenliebe auch in und mit der Medizin umzusetzen. Damit rückte auch die Frage der Bezahlung in neues Licht.

Das Brüderpaar Kosmas und Damian aus Kilikien (heute Türkei), das in den diokletianischen Christenverfolgungen um 300 v. Chr. den Märtyrertod erlitten haben soll und später zu Patronen der Ärzte und Apotheker erhoben wurde, erhielt den Beinamen „Anargyroi", die „Silberlosen", weil sie unentgeltlich behandelten. Medizinhistorisch sind sie auch deshalb interessant, weil sie in einem Heilungswunder das Bein eines Verstorbenen an die Stelle des gangränösen Beines eines Lebenden setzten und somit einen frühen Beleg für Vorstellungen von Heilung durch Transplantation bieten.

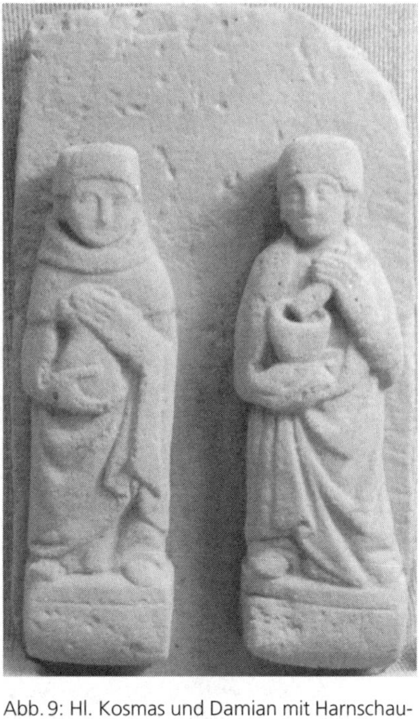

Abb. 9: Hl. Kosmas und Damian mit Harnschauglas und Mörser als Attribute von Arzt und Apotheker, kunsthandwerkliche Skulptur, angeblich von Ärztehaus in der Eifel, Alter unbekannt.

Nach der Spätantike waren verschiedene gesellschaftliche, sowohl sozio-ökonomische als auch sozio-kulturelle Umstände für die Möglichkeit unentgeltlicher Behandlung günstig. So hatten nach dem Ende der antiken Stadtkulturen zumindest viele akademische Ärzte für eine lange Zeit andere Existenzgrundlagen als die Erhebung von Behandlungshonoraren. Denn als sich nach dem Verfall der Großstädte des römischen Reiches die Reste des antiken Wissens auch in der Heilkunde in die neu entstehenden ländlichen Klöster und eher kleinstädtischen Kathedralschulen verlagerten, konnten die Träger dieses Wissens einerseits von der Klosterökonomie oder von ihren geistlichen Pfründen leben und andererseits auf eine versprochene himmlische Vergeltung unbezahlter Fürsorge hoffen.

In vielen Texten finden wir nun die zwei Motive nebeneinander, die antike Sicht des angemessenen Honorars und die neue Motivation durch das Christentum, so auch schon Ende des 8. Jahrhunderts in unseren nördlichen Breiten, im Lorscher Arzneibuch aus dem dortigen Benediktinerkloster. Die Empfehlung, christliche Nächstenliebe auch durch ärztliches Tun zu pflegen, wird mit den entsprechenden neutestamentlichen Stellen belegt: „Ich war krank, und ihr habt mich besucht" und „indem ihr es einem von diesen getan habt, habt ihr es mir getan" [Matthäus 25, 36 bzw. 40]. Der Mitmensch war als Weg in den Himmel, als Begegnung mit Christus ärztlich zu behandeln.

Die etwas weltlichere Sicht der hippokratischen Tradition findet sich im Lorscher Arzneibuch ummittelbar anschließend, in Form eines bereits älteren Gedichts. Darin heißt es, zuerst mit einer Aufforderung an den Patienten, dann an den Arzt:

Sunt medico dona, quamdiu quisquis laborat, *Aeger iam surgit, nulla lagona venit*	Dem Arzt gebührt sein Lohn, solange jemand leidet; steht er erst auf, kommt kein Beutel mehr.
Quod debes medico, redde aeger, ne mala rursus *Occurant, currit denuo nemo tibi.*	Was du dem Arzt schuldest, gib es ihm, während du krank bist, damit nicht, wenn dir wieder ein Übel widerfährt, niemand mehr zu dir kommt.
Pauperis attende, medice, censum atque potentis, *Dispar conditio dispari habenda modo.*	Beachte, Arzt, das Vermögen des Armen und des Reichen, ungleiche Lage verlangt ungleiches Maß.
Si fuerit dives, sit iusta occasio lucris, *si pauper, merces sufficit una tibi.*	Wenn einer reich ist, sei dies rechte Chance zum Gewinn, wenn einer arm ist, sei dir wenig schon genug.

Nicht nur die ärztliche Konsultation, auch die Kosten der Behandlungsmittel müssen erschwinglich sein. Wie schon in der hippokratischen Schrift „Über die Diätetik" zwischen Mitteln für gewöhnliche Menschen und für die Privilegierten, deren Sorge für ihre Gesundheit keine zeitliche und finanzielle Beschränkung beinhaltete, unterschieden wurde (*De dieta* III, 3), behandelt das Gedicht im Weiteren die Unterscheidung von Heilpflanzen für Arme und Reiche. Die mittelalterlichen Klostergärten boten nun allgemein zugängliche Medikamente, weil die teuren ausländischen

Heilmittel antiker Rezepte so durch einheimische oder zumindest auch nördlich der Alpen wachsende Heilpflanzen ersetzt wurden.

Ethik und Ökonomie in der Medizin in der ärztlichen Tätigkeit

Diese weitgehende Importsubstitution endete ebenso wie die Enthebung der akademischen Heilkundigen von wirtschaftlichen Existenzsorgen spätestens im Hochmittelalter mit dem Aufblühen der Städte und neuem Fernhandel, der wieder fremde Heilmittel, später auch aus Übersee, mit sich brachte. Wenn nun die studierten Heilkundigen nicht mehr als Geistliche automatisch versorgt waren, mussten sie sich wieder auf dem freien Gesundheitsmarkt der Städte in Konkurrenz mit Barbieren, Handwerkschirurgen, Apothekern und anderen Arten von Heilkundigen ihre Patienten als Einkommensquellen sichern. Nun wurde es wichtig, als Absolvent einer universitären Fakultät zu betonen, dass man nicht wie die Gewerbe der Zünfte primär das eigene Einkommen im Blick hat, sondern einer nobleren Sache dient. Das Konzept der *true professions* Geistliche, Rechtsgelehrte und Ärzte ist etwa im Englischen noch bis heute stärker im Bewusstsein als bei den deutschen freien Berufen. Es gab die Ansicht, dass hohe Bezahlung die Autorität des Arztes und die Beziehung zum Patienten festige, was dem Heilungserfolg zuträglich sei – und durchaus heutigen Erkenntnissen aus der Placebo-Forschung entspricht. Die Praxis, Arme unentgeltlich zu behandeln, blieb verbreitet, weil sie weiterhin Lohn im Himmel versprach, wie etwa der berühmte Henri de Mondeville (1260–1320), Leibarzt des französischen Königs, nochmals eigens ausführte. Viele Ärzte waren auch aufgrund ihrer Anstellung als Stadtärzte ohnehin verpflichtet, die Stadtarmen, vor allem im städtischen Spital, ohne Honorar zu behandeln.

Diese Zweiteilung in honorarpflichtige Medizin für die Zahlungsfähigen und kostenlose Behandlung der Armen blieb auch in der Moderne erhalten. Dabei entstanden angesichts der zunehmenden Verarmung in den Städten, durch die Industrialisierung und in den Kolonialgebieten auch neuartige christlich motivierte Armenapotheken mit freiwilligen Ärzten. Um 1900 führte das zunehmende staatliche und privat-karitative Engagement für nicht zahlungsfähige Kranke sogar zu massiven Protesten in der Ärzteschaft. In Deutschland und Großbritannien beklagten Ärzte, dass die niedrigen Behandlungssätze der Krankenkassen kein ausreichendes Einkommen gewährleisten, sprachen von einem ärztlichen Proletariat und boykottierten kassenärztliche Kollegen. In den USA wurde dagegen protestiert, dass die zahlreichen Institutionen mit kostenloser Behandlung den Ärzten ihre eigentlich zahlungsfähigen Patienten entzögen. Der wirtschaftliche Aufschwung im 20. Jahrhundert insgesamt löste zwischenzeitlich beide Probleme. Denn die deutschen Krankenkassensätze ermöglichten den Kassenärzten in den 1970er und 1980 Jahren Einkommen, über die sie sich nicht mehr laut beschwerten. Die amerikanischen Ärzte fanden genügend gut zahlende oder gut versicherte Patienten. Doch wie wir aus der heutigen Serie von Gesundheitsreformen und der neuen Angst vor Ärztemangel zur Genüge wissen, kehrten die gesundheitsökonomischen Probleme zurück. Nicht nur in Entwicklungsländern, sondern auch in unseren westlichen Industrienationen wird das Thema „Medizin und Armut“ wieder verhandelt. Bei zunehmenden Zahlen von illegalen Migranten, Obdachlosen und Arbeitslosen ohne Krankenversicherung gewinnt selbst die Frage kostenloser ärztlicher Behandlung neue Bedeutung (vgl. Kap. 13).

W. B.

Kapitel 4
Medizin im Mittelalter: Klosterheilkunde, Universitätsmedizin, Seuchen

Die Klöster des Abendlands bewahrten nach dem Zusammenbruch des weströmischen Reichs viele Schriften der Antike. Zudem gelangte im Mittelalter antikes Wissen aus dem islamischen Herrschaftsraum (zurück) nach Europa, wo es erweitert und systematisiert wurde.

Prägend blieb die Humoralpathologie. Wie im Orient entstanden auch im Okzident neue Schriften, oft von kompilatorischem Charakter. Heilkundliche Interessen der Klostermedizin führten zur Erweiterung der antiken Diätetik. Dabei vermengten sich antik-heidnische und christliche Anschauungen.

Seit dem 12. Jahrhundert etablierte sich die Medizin an hohen Schulen und Universitäten als theoretisch-systematisch orientierte Wissenschaft mit scholastischer Methode.

Kranke wurden in der Regel im Kreise der Familie oder anderen sozialen Gemeinschaften (Kloster, Dorf, Adelshof) versorgt.

Hospitäler zur Versorgung von Pilgern, Armen und Kranken der unteren sozialen Schichten wurden zunächst vorwiegend in kirchlicher Trägerschaft, seit den Kreuzzügen zunehmend von Bruderschaften, auch nach Stiftungen von Bürgern und Adligen, betrieben. Mit der Wende zur Neuzeit wurden immer mehr Hospitäler städtischer Verwaltung unterstellt.

Krankheit wurde oft in einem religiösen Sinnzusammenhang gesehen, als Gottesprüfung oder Gottesstrafe. Besonders galt dies für Aussatz (Lepra) und Schwarzer Tod (Pest). Zur Unterbringung dieser Kranken wurden neuartige Einrichtungen wie Leprosorien und Pesthäuser geschaffen.

Mitte des 14. Jahrhunderts erlag etwa ein Drittel der europäischen Bevölkerung der Pest.

Klostermedizin im Frühen Mittelalter

Mit dem Zusammenbruch des Imperium Romanum drohten die kulturellen und medizinischen Traditionen im lateinischen Westen – anders als im griechischsprachigen Osten (Byzanz) – verloren zu gehen. Es waren die Klöster, die zumindest fragmentarisch das antike Wissen bewahrten. Dabei spielten nicht nur theologische und philologische, sondern auch konkrete heilkundliche Interessen eine Rolle. Non-

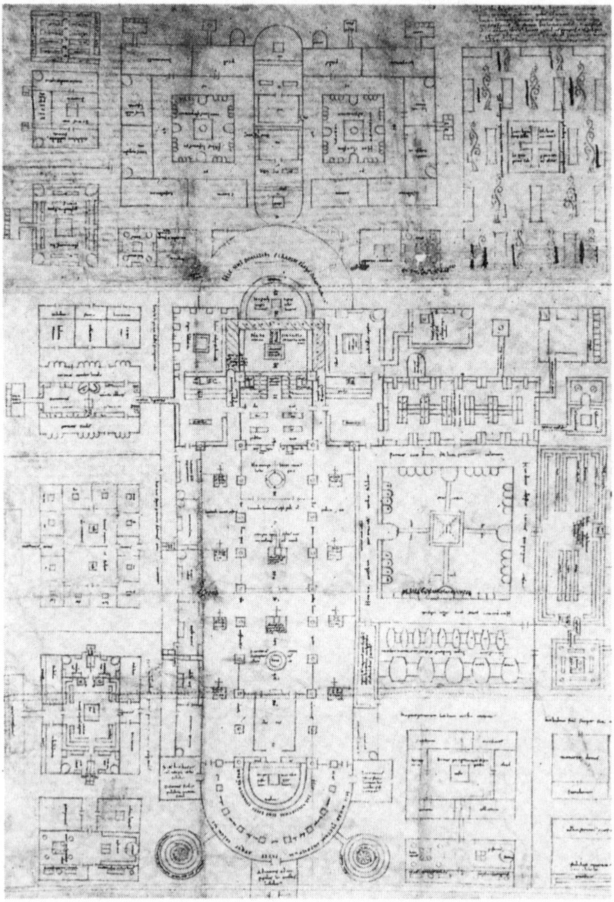

Abb. 10: Plan des Klosters Sankt Gallen (Heilkräutergarten links oben), um 820.

nen und Mönche sahen sich in besonderer Weise der christlichen Nächstenliebe und damit auch der Krankenpflege verpflichtet (vgl. Kap. 3). Über allem stand nach der Lehre des Kirchenvaters Augustinus (354–430) die Vorstellung vom Christus medicus, nach der letztlich nur Gott zu heilen versteht. Ausdrücklich heißt es in der Regel des Ordensgründers Benedikt von Nursia (ca. 480–547), die Sorge um den kranken Mitbruder müsse „vor und über allem stehen" (s. Textkasten). Jedes Kloster sollte über einen Krankenpflegeraum verfügen. Der als idealtypisch angesehene Plan des Klosters Sankt Gallen aus dem 9. Jahrhundert (s. Abb.) sah darüber hinaus eine separate Küche und ein separates Bad für Kranke, Räumlichkeiten für Ärzte und Patientenbehandlung (Aderlass) sowie einen Heilkräutergarten vor.

Regula Sancti Benedicti

Benedikt von Nursia formuliert im Kapitel 36 seiner Ordensregel („Die kranken Brüder"): „Die Sorge für die Kranken muss vor und über allem stehen: man soll ihnen so dienen, als wären sie wirklich Christus; hat er doch gesagt: ‚Ich war krank, und ihr habt mich besucht', und: ‚Was ihr einem dieser Geringsten getan habt, das habt ihr mir getan.' Aber auch die Kranken mögen bedenken, dass man ihnen dient, um Gott zu ehren; sie sollen ihre Brüder, die ihnen dienen, nicht durch übertriebene Ansprüche traurig machen. Doch auch solche Kranke müssen in Geduld ertragen werden; denn durch sie erlangt man größeren Lohn. Daher sei es eine Hauptsorge des Abtes, dass sie unter keiner Vernachlässigung zu leiden haben. Die kranken Brüder sollen einen eigenen Raum haben und einen eigenen Pfleger, der Gott fürchtet und ihnen sorgfältig und eifrig dient. Man biete den Kranken, sooft es ihnen guttut, ein Bad an; den Gesunden jedoch und vor allem den Jüngeren erlaube man es nicht so schnell. Die ganz schwachen Kranken dürfen außerdem zur Wiederherstellung ihrer Gesundheit Fleisch essen. Doch sobald es ihnen besser geht, sollen sie alle nach allgemeinem Brauch auf Fleisch verzichten. Der Abt sehe es als eine Hauptsorge an, dass die Kranken weder vom Cellerar noch von den Pflegern vernachlässigt werden. Auf ihn fällt zurück, was immer die Jünger verschulden."

(Übersetzung der Regula Benedicti-Kommission der Salzburger Äbtekonferenz).

Die literarischen Grundlagen für die medizinische Behandlung bildeten zunächst die überlieferten antiken Schriften. Eine Keimzelle war die Bibliothek von Cassiodor (vor 490–583), dem Theologen, Historiker, Berater von Ostgotenkönig Theoderich und Begründer des kalabrischen Klosters Vivarium. Sie gelangte nach Cassiodors Tod in das von Benedikt 529 gegründete Kloster Monte Cassino. Hier wurden nun einige Schriften von Hippokrates und Galen, das Kräuterbuch des Dioskurides aus dem ersten Jahrhundert und das Krankheitsbuch des Caelius Aurelianus (um 400) ins Lateinische übersetzt und kopiert. In vielen anderen Klöstern ging man ähnlich vor. Berühmt wurden neben anderen Bischof Isidor (560–636) in Sevilla, Beda Venerabilis (672/73–735) im englischen Wearmouth, Abt Hrabanus Maurus (780–856) in Fulda und Abt Walahfrid Strabo (808–849) auf der Reichenau.

Entsprechend eng war die Medizin während des gesamten Mittelalters an den antiken Überlieferungen angelehnt. Therapie und Diagnostik orientierten sich an der Humoralpathologie Galens und der tradierten Diätetik, der Kunst der gesunden Lebensführung. Sie war leicht mit den Regularien des Klosterlebens in Einklang zu bringen und reizte die gelehrten Mönche immer wieder zu Korrekturen. Daneben standen die Signaturenlehre, welche vom Äußeren der Dinge auf deren verborgene Heilkräfte schloss, sowie religiöse und astrologische Krankheitskonzepte (vgl. Schaubild, S. 53).

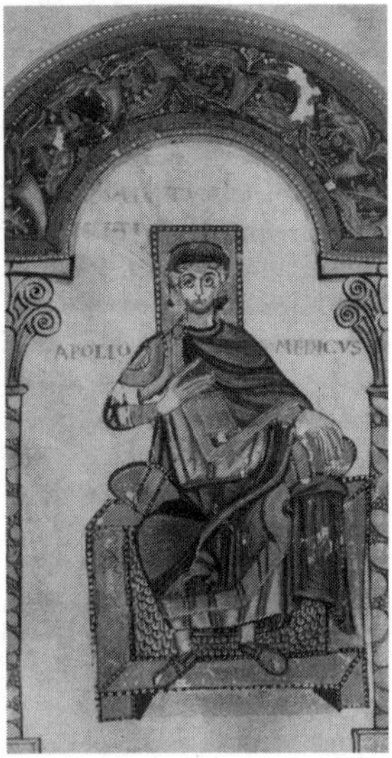

Abb. 11: Buchmalerei des 9. Jahrhunderts.

Isidor von Sevilla (ca. 560–636)

Bischof Isidor von Sevilla, sammelte und ordnete das Wissen der Spätantike. Das spanische Westgotenreich war zu seiner Zeit ein Beispiel für die Vermischung römischer, byzantinischer und germanischer Elemente. Sein bedeutendstes Werk sind die Etymologiarum sive originum libri XX, deren viertes Buch die Medizin behandelt. Isidor bekräftigte die klassische Trias der Heilmaßnahmen nach Hippokrates, nämlich 1. die Diaeta, die gesunde Lebensführung, 2. die Pharmacia, die Lehre von den Arzneimitteln und 3. die Chirurgia, der operative Eingriff mit Instrumenten. Isidor betonte die Bedeutung von Prophylaxe und Therapie. Letztere unterteilte er in Innere Medizin und Chirurgie. Der Arzt hatte nach Isidor drei Aufgaben: 1. Anamnestik (Erkennen der Vergangenheit), 2. Diagnostik (Wissen der Gegenwart) und 3. Prognostik (Vorhersage der Zukunft).

Walahfrid Strabo von der Reichenau: Liber de Cultura Hortorum

(Auszüge aus einer Übersetzung aus dem Lateinischen)

Dich Liebstöckel, kräftiges Kraut, unter den duftenden Büschen zu nennen,
rät mir die alles umfassende Liebe zum kleinen Garten.
Diese Pflanze soll zwar durch Saft und Geruch
dem Zwillingspaar der Augen schaden und Blindheit bewirken,
doch mischt man ihre kleinen Samenkörner oft anderen gesammelten Heilkräutern bei,
so dass sie Ruhm durch fremdes Verdienst gewinnen. [...]

Auch darf mir nie ein Vorrat an gewöhnlicher Minze fehlen,
die viele verschiedene Arten und Sorten und Farben und Kräfte aufweist.
Eine nützliche Art dieser Minze vermag, wie man meint,
der rauen Stimme wieder klaren Ton zurückzugeben,
wenn einer, den häufige Heiserkeit quält und belästigt,
auf nüchternen Magen ihren Saft trinkt.
Auch gibt es eine andere, sehr mastige Art dieser Pflanze,
die nicht mehr wie ein kleines Gewächs nur geringen Schatten verbreitet,
sondern nach Art des Attichs mit kräftigem Stängel nach oben strebt
und die mächtigen Schwingen der Blätter nach allen Seiten ausbreitet;
diese duften aber anders, und der Aufguss schmeckt ein wenig herber.
Wer aber Kräfte, Arten und Namen der Minze vollständige aufzählen kann,
weiß auch bestimmt, wie viel Fische im Roten Meere sich tummeln

oder wie viele Funken der Lemnische Schmiedegott
aus den riesigen Essen des Aetna in die Luft wirbeln sieht.

Quelle: Walahfrid Strabo (vgl. Literatur).

In die Lehre von der Heilkraft der Pflanzen ging ein reicher Schatz an Erfahrungen ein. Walahfrid Strabo (809–849), an seinem Lebensende Abt des Benediktinerklosters Reichenau, verfasste in Hexametern eine Gartenkunde. In 23 Versen geht er auf die Funktionen und Wirkungen von 24 Pflanzen ein, beispielsweise auf den Husten heilenden Rettich, die den Darm kühlende Melone und den Blasenschmerz lindernden Sellerie.

Die Rezeption der antiken Medizin außerhalb des christlichen Europa

Für die Bewahrung des antiken Wissens war dessen Rezeption durch die persisch-arabisch-islamische Welt von großer Bedeutung. Manche Schriften wurden hier übersetzt und gelangten mit der Entfaltung der okzidentalen Übersetzungszentren in das christliche Europa. Von epochaler Bedeutung ist in diesem Zusammenhang die Vertreibung der Anhänger des nach dem Konzil von Ephesus (431) verbannten Bischofs von Konstantinopel, Nestorius. Nestorianische Gelehrte wanderten nach Osten und brachten die griechische Heilkunde bis nach Indien und China. Sie übersetzten unter anderem hippokratische Schriften und Galen ins Syrische, Persische und Arabische und gründeten Medizinschulen nach byzantinischem Muster (Gondishapur, Nisibis). Die antiken Schriften regten noch Jahrhunderte später zu weiteren Übersetzungen, Neuinterpretationen und weiterführenden Forschungen an. Zum bedeutendsten arabischen Übersetzungszentrum wurde Bagdad, wo der christliche Arzt Hunain ibn Ishâq (Johannitius, 809–873) 129 Galensche Schriften ins Arabische übersetzte. Die Galensche Viersäftelehre wurde – außerhalb der islamischen Theologie – zu einer wesentlichen Grundlage der arabischen Medizin. Der persische Arztphilosoph Rhazes (865–925) unterzog sie dennoch einer wissenschaftlichen Kritik und wurde als Leiter des Krankenhauses in Bagdad zum Vorkämpfer einer undogmatischen Medizin. Mehr als hundert Jahre später entwarf der persische Leibarzt des Kalifen von Bagdad, Avicenna (980–1037), einen „Kanon der Medizin“, mit dem er den Anspruch erhob, das heilkundliche Wissen der alten Welt abschließend zusammengefasst zu haben. Über die Übersetzung Avicennas durch den in Toledo wirkenden Arzt Gerhard von Cremona (1135–1187) haben die Schriften des lebenslustigen Gelehrten bis ins 18. Jahrhundert großen Einfluss im christlichen Europa gewonnen, beispielsweise auf Thomas von Aquin, der Avicennas Seelenlehre rezipierte. Gerhard von Cremona war es auch, der das unter dem Namen „Tesrif“ bekannt gewordene chirurgische Grundlagenwerk des in Cordoba als Leibarzt der Kalifen wirkenden Arabers Abulcasis (936–1013) übersetzte.

Kloster- und Volksmedizin lassen sich nicht immer klar auseinanderhalten. Besonders deutlich wird dies im Fall der Äbtissin Hildegard von Bingen (1098–1179). Ihre Werke sind zwar eindeutig der monastischen Medizin zuzurechnen, beruhen aber nicht nur auf antiker Überlieferung und benediktinischer Tradition, sondern auch auf Beobachtung und Erfahrungen der Volksmedizin.

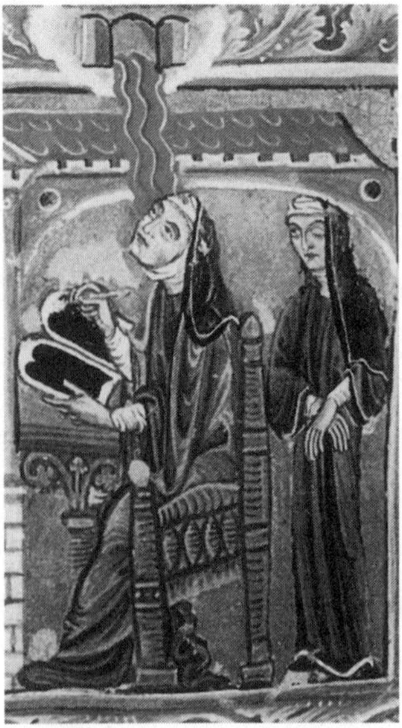

Abb. 12: Hildegard während einer Vision.

In „Causae et curae“ entwickelt Hildegard eine humoralpathologisch beeinflusste Physiologie und Pathologie des Menschen. Hildegard sah Krankheit durchaus als Folge individueller Sünde, aber auch als Folge des Miteinanders von Leib und Seele. Typisch ist das folgende Zitat: „Auch verfällt der Mensch oftmals durch den Zorn in schwere Krankheiten, weil, wenn die einander entgegengesetzt wirkenden Säfte der Galle und der Schwarzgalle wiederholt im Menschen in Aufruhr geraten, sie bisweilen krank machen.“ In „Physica“ wendet sich Hildegard Heilmitteln aus Mineralien, Tieren und Pflanzen zu. Gottesfurcht, Diätetik und Signaturenlehre fließen hier zusammen: Wenn der Mensch zum Maßhalten bereit ist und es Gott gefällt, entfaltet nach Hildegard beispielsweise der Diamant Wirkung „gegen Spinnweben und Schlangengift, gegen Fallsucht und Mondsüchtigkeit, bewahrt das Haus vor Dieben und schenkt seinem Träger Tüchtigkeit, Verstand und Weisheit in der Rede“. Hildegards Lehre beruhte nach ihrer Auskunft teilweise auf Visionen. Zahlreiche spätere Buchmalereien illustrieren diese Vorstellung. Durch die Berufung auf das Wirken des Heiligen Geistes konnte sich Hildegard gegen Anfeindungen absichern.

Die Medizin als universitäre Wissenschaft in Hoch- und Spätmittelalter

Im Zuge der seit dem 12. Jahrhundert zu beobachtenden epochalen Tendenz zur Verwissenschaftlichung, das heißt zur rationalen Durchdringung und Systematisierung, entwickelte sich auch die Medizin zu einer theoretisch orientierten Disziplin. Wie in anderen Wissenschaften wurde die Basis dafür in den gelehrten Schulen des südlichen Europas gelegt. Hier wurden vor allem antike und arabische Wissensbestände übersetzt und in ein Gesamtsystem aristotelisch geprägter Naturphilosophie eingebaut.

Astrologische Erweiterungen der Humoralpathologie

Die Galensche Humoralpathologie (vgl. Kap. 2) wurde im Mittelalter durch astrologische Spekulationen erweitert. Folgende Zuordnungen wurden entwickelt:

Saft (Qualität)	Herkunft des Saftes	Element	Gestirn	Sternbilder	Weitere Zuordnungen	Charakter
Blut (nass-heiß)	Herz	Luft	Jupiter	Zwilling Stier Widder	Morgen Frühling Kindheit	Sanguiniker
Gelbe Galle (trocken-heiß)	Leber	Feuer	Mars	Jungfrau Löwe Krebs	Mittag Sommer Jugend	Choleriker
Schwarze Galle (trocken-kalt)	Milz, Hoden	Erde	Saturn	Waage Skorpion Schütze	Nachmittag Herbst Erwachsenenalter	Melancholiker
Schleim (nass-kalt)	Gehirn	Wasser	Mond	Fische Wassermann Steinbock	Abend Winter Greisenalter	Phlegmatiker

Die astrologisch erweiterte Humoralpathologie des Mittelalters sollte dem Arzt Hinweise auf Krankheitsursachen, Heilungsaussichten und Behandlungsmöglichkeiten geben. Beim Aderlass war beispielsweise die Organkorrespondenz der Tierkreiszeichen von Bedeutung. Bei einem Leberleiden war die Stellung des Mars zu beachten. Grundsätzlich wurde zum Aderlass die Zeit des abnehmenden Mondes bevorzugt.

Wohl schon vor 900 hatte sich in Salerno eine auf Medizin spezialisierte Schule etabliert. Ähnlich wie Isidors Sevilla lag auch Salerno im Grenzbereich okzidentaler und orientalischer Kultureinflüsse. Wahrscheinlich war es eine an der hippokratischen Überlieferung geschulte Medizinergruppe, die als Keimzelle für diese Stätte des Transfers orientalischen Wissens gelten kann. Die *Civitas Hippocratica* von Salerno erlebte in der zweiten Hälfte des 12. Jahrhunderts ihre Blütezeit. Hier wurden arabische Medizintexte, in aller Regel ihrerseits Übersetzungen antiker Autoren, ins Lateinische übersetzt, vor allem von dem auch in Monte Cassino arbeitenden Constantinus Africanus (1018–1087). Um 1200 entstand in Salerno das *Antidotarium Nicolai*, das sich mit seinen 142 Rezeptvorschriften zu einem über Jahrhunderte benutzten Apothekerhandbuch entwickelte. Berühmt wurde zudem das diätetische, durchaus humorvolle Lehrgedicht *Regimen Salernitanum*, dessen Spuren noch in heutigen Sprichwörtern zu finden sind („Nach dem Essen sollst Du ruhn [...]“).

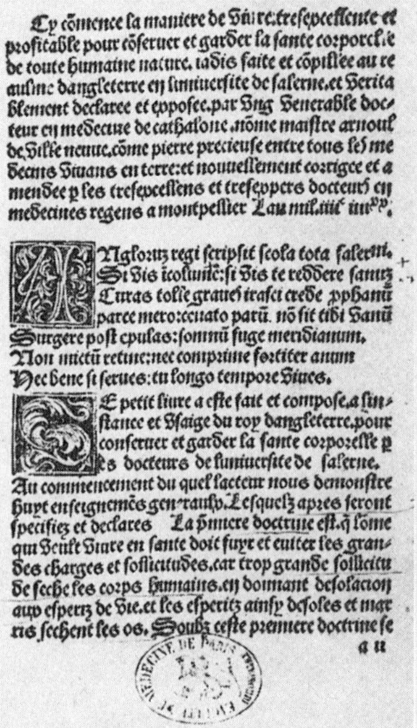
Cy commence la maniere de vivre tresexcellente et profitable pour conserver et garder la sante corporelle de toute humaine nature. iadis faite et compillee au roy- aulme dangleterre en luniversite de salerne. et verita- blement declaree et exposee. par ung venerable doc- teur en medecine de cathalonne. nomme maistre arnoul de ville neuve. comme pierre precieuse entre tous les me- decins vivans en terre: et nouvellement corrigee et a- mendee par les tresexcellens et tresexpers docteurs en medecines regens a montpellier Lan mil.iiii^c iiii^xx.

Anglorum regi scripsit scola tota salerni.
Si vis incolumem: si vis te reddere sanum.
Curas tolle graves irasci crede prophanum
parce mero: cenato parum. non sit tibi vanum
Surgere post epulas: somnum fuge meridianum.
Non mictum retine: nec comprime fortiter anum
Hec bene si serves: tu longo tempore vives.

Ce petit livre a este fait et compose. a lin- stance et usaige du roy dangleterre. pour conserver et garder la sante corporelle par les docteurs de luniversite de salerne. Au commencement du quel lacteur nous demonstre huyt enseignemens generaulx. Lesquelz apres seront specifiez et declares La premiere doctrine est. que lomme qui veult vivre en sante doit fuyr et eviter les gran- des charges et sollicitudes. car trop grande sollicitu- de seche les corps humains. en donnant desolacion aux esperitz de vie. et les esperitz ainsy desoles et mar- ris sechent les os. Soubz ceste premiere doctrine se

a ii

Abb. 13: Früher Druck des *Regimen Salernitanum* aus dem 12. Jahrhundert, 1491 in Lyon entstanden. 1474 erschien die erste deutsche Übersetzung.

Regimen Salernitanum

Aus der Einleitung: „Wenn du wohlbehalten und gesund dich willst bewahren, meide lastende Sorgen, halte den Zorn für unwürdig; sparsam beim unverdünnten Wein, mäßig im Essen, sei es dir nicht unwichtig, dich nach dem Mahle zu erheben; meide den Mittagsschlaf, halte nicht den Harn zurück, noch drücke deine Hinterbacken fest zusammen. Wenn du dies wohl beachtest, wirst du lange Zeit leben."

Aus Kapitel 93 „Von des Aderlasses Hindernissen": „Kalte Naturen, das Kind wie den Greis, bei rasendem Schmerz, bei Klima wie Eis, Jene so unlängst im Bade geschwitzet, oder bei Liebeswonnen erhitzet. Jene, so liegen schon länger krank, oder so voll sind von Speise und Trank. Wann zu empfindlich ihr Magen, und schwächlich und nichts kann vertragen, Wann es sie grauet und ekelt bass, Solche verschone vom Aderlass."

(Übersetzung nach Paul Tesdorpf/Therese Tesdorpf-Sickenberger, Stuttgart/Leipzig 1915.)

Möglicherweise hatte die seit 1021 zum normannischen Herrschaftsbereich gehörende Medizinschule von Salerno Einfluss auf die erste ärztliche Approbationsordnung, die der Normanne Roger II. (1095–1154), König von Sizilien, 1140 erließ. Sie sah vor, dass sich „jeder, der von nun an die Heilkunst ausüben will", einer königlichen Prüfungskommission zu unterwerfen hatte, damit „die Untertanen" nicht „durch die Unerfahrenheit der Ärzte gefährdet" wurden. Friedrich II. (1194–1250) konkretisierte 1231 in den Konstitutionen von Melfi diese Vorschrift und verlangte, dass jeder Arzt „in Salerno im öffentlichen Disput der Professoren" geprüft werden müsse. Friedrich erwartete eine breite Allgemeinbildung. Dem fünfjährigen Medizinstudium sollte ein dreijähriges Logikstudium vorangehen. Anschließend hatte der junge Arzt ein Jahr lang einem erfahrenen Kollegen zur Hand zu gehen. In dem Reglement wurde die überwiegend als blutiges Handwerk betrachtete Chirurgie ausdrücklich als „Teil der Medizin" betrachtet.

Neben die Medizinschule von Salerno traten im 12. Jahrhundert die Schulen von Montpellier und Toledo. Letztere erlangte vor allem durch die Übersetzungen des Arztes Gerhard von Cremona (1135–1187) Weltruhm.

In den Jahrzehnten vor und nach 1200 bildeten sich durch Zusammenschlüsse von Magistern wie Studenten in Frankreich und Italien die ersten Universitäten. Für die 1220er Jahre sind an diesen *universitates magistrorum et scholarium* auch organisierte medizinische Studien belegt. Die ältesten Zeugnisse für medizinische Fakultäten und Studienstatuten stammen, so etwa in Bologna und Paris, aus den 1260er und 1270er Jahren. Die beiden „Uruniversitäten" Bologna und Paris waren während des hohen Mittelalters zusammen mit Montpellier die für die Medizin wichtigsten Studienorte. Später erreichte eine ähnliche Stellung Padua, das im 15. Jahrhundert die größte medizinische Fakultät Europas besaß.

Dass die Medizin an den Schulen des 12. Jahrhunderts so prominent vertreten war und bereits in der Gründungsphase der Universitäten – wenn auch nicht an allen – zum Kanon der unterrichteten Fächer zählte, ist um so bemerkenswerter, als die Medizin im traditionellen System der Wissensdisziplinen keine hervorgehobene Rolle gespielt hatte. Sie gehörte nicht zu den sieben freien Künsten des Triviums (Grammatik, Rhetorik, Dialektik) und des Quadriviums (Arithmetik, Geometrie, Astronomie, Musik). Sie galt als „mechanisch", also der Praxis, nicht der (theoretischen) Forschung zugewandt. Ein Beispiel für diese klassische Einordnung liefert der Theologe Hugo von Sankt Viktor in seiner Wissenssystematik (*Didascalicon*) aus den zwanziger Jahren des 12. Jahrhunderts, in der er die Medizin zu den *artes mechanicae* rechnet, deren Gegenstand nicht die Werke der Natur, sondern die Hervorbringungen des Menschen seien.

Mit der Etablierung als Universitätsfach definierte sich die Medizin hingegen dezidiert als ein System naturwissenschaftlicher Erkenntnisse, deren Basis das Studium und die Erklärung autoritativer Texte bildeten. Dabei kam naturphilosophischen Themen eine besondere Bedeutung zu, wie überhaupt, dem Geist der Zeit entsprechend, Status und Prestige einer wissenschaftlichen Disziplin um so höher waren, je stärker sie sich theoretischen und logischen Fragen zuwandte. Die scholastische Methode, die an den Universitäten generell dominierte, prägte auch die Medizin. Das große, zukunftsweisende Verdienst dieser Methode bestand in der Etablierung einer konsequent rationalen Zugangsweise, in der systematischen Durchdringung und Ordnung des Wissensstoffs sowie in der intensiven, auch kritischen Auseinandersetzung mit den Autoritäten. Dagegen spielten empirische Untersuchungen und eigenständig Neuland erschließende Forschungsarbeiten im modernen Sinne kaum eine Rolle. In der universitären Praxis erläuterte und kommentierte der Professor vom Katheder die kanonischen Schriften. Die Studenten rezipierten das präsentierte Wissen und „diskutierten" die Inhalte nach einem strengen, schulmäßigen Schema. Die wissenschaftliche Weiterentwicklung der Medizin blieb angesichts der starken Orientierung an den Autoritäten und der mit der Zeit zunehmend schematischer werdenden Scholastik in engen Grenzen. Galenismus und Humoralpathologie waren als wissenschaftliche Paradigmen de facto unangreifbar. Auch Leichensektionen, die von den Zeitgenossen vielfach als anstößig empfunden, vor allem an südeuropäischen Universitäten nach 1300 jedoch durchgeführt wurden, dienten weniger der Wissensfindung als vielmehr der Bestätigung des Bekannten. Sektionen aus gerichtlichen

(Giftmorde) und seuchenhygienischen (Pestverdacht) Gründen blieben die Ausnahme.

So theoretisch die medizinische Wissenschaft sich inhaltlich auch darstellte, das Medizinstudium blieb doch gleichzeitig auf die Ausbildung von Praktikern ausgerichtet. Die eigene Praxis war die wichtigste Einkommensquelle der Medizinprofessoren; Praktika und Assistenturen waren für die Studenten vielerorts obligatorisch. Schon aufgrund der geringen Zahl derjenigen, die sich das teure und lange Studium leisten konnten, hatte die universitäre Medizin für die Krankenversorgung der breiten Schichten jedoch eine geringere Bedeutung als die Klosterheilkunde. In einer Sonderstellung befand sich die Chirurgie, die wegen ihres manuell-praktischen Charakters an vielen Universitäten nicht zur wissenschaftlichen Medizin gezählt wurde. Die Chirurgen wurden in der Regel als Handwerker angesehen – eng verwandt mit Badern, Bruch- und Steinschneidern sowie Starstechern. Andererseits „distanzierten sich die Chirurgen ihrerseits gerne von Quacksalbern und anderen Laienheilern und bevorzugten, wie die richtigen ‚physici', betuchte und berühmte Patienten" (Klaus Bergdolt; vgl. Kap. 3, Literatur); gerade die führenden praktizierenden Chirurgen hatten in der Regel auch ein medizinisches Universitätsstudium absolviert.

Klerikern war die chirurgische Tätigkeit seit dem Vierten Laterankonzil 1215 untersagt. Die Gründe dafür lagen zum einen in dem kirchenrechtlichen Grundsatz des „Ecclesia abhorret a sanguine", demzufolge sich die Kirche vom Blut fernzuhalten habe, mehr noch aber wohl in der Befürchtung vor einem Autoritätsverlust der Geistlichkeit, die sich auf ihre ureigenen seelsorgerischen Aufgaben konzentrieren sollte. Überhaupt ging die Etablierung der Medizin als universitärer Wissenschaft einher mit einem Rückgang des klösterlich-kirchlichen Engagements in Medizin und Krankenversorgung. Im Zuge der Kirchenreform, die seit dem 11. Jahrhundert die Kleriker stärker in die geistliche Pflicht nahm, war etwa Mönchen und Kanonikern verboten worden, ihre Gemeinschaft wegen eines Medizinstudiums an einer weltlichen Medizinschule zu verlassen. Dennoch waren Studium und Ausübung der Medizin für Kleriker nie untersagt, und während des ganzen Mittelalters bestand die akademisch gebildete Ärzteschaft, zumal im Europa nördlich der Alpen, zu einem erheblichen Teil aus Weltgeistlichen.

Im Mönchtum hatte die strengere Regelauslegung der cluniazensischen Reform dazu geführt, die Pflege fremder Kranker als Störung des Klosterfriedens aufzufassen. In der Folge übernahmen nichtklösterliche Orden diesen Aufgabenbereich, beispielsweise die ausgangs des 11. Jahrhunderts gegründete Laienbruderschaft der Antoniter. Diese widmeten sich vornehmlich den Opfern des so genannten Antoniusfeuers, einer damals epidemieartig auftretenden Erkrankung, die heute auf verunreinigten Roggen zurückgeführt wird (Mutterkornvergiftung, Ergotismus). In diese Reihe zählen auch der Johanniterorden, der zur Versorgung der Pilger im Heiligen Land begründet wurde, die Terziaren als Angehörige des dritten von Franz von Assisi begründeten Ordens und auch die Deutschordensritter.

Aussatz und Pest

Der Aussatz – dieser Begriff schließt aus heutiger Perspektive neben der Lepra andere Krankheiten mit Hautveränderungen ein – war im Mittelalter bis ins 14. Jahrhundert verbreitet. Schon im vierten Jahrhundert wurden im Mittelmeerraum erste Spezialanstalten für die „Aussätzigen" gegründet. Diese „Leprosorien" fanden sich zweihundert Jahre später bereits in ganz Europa. Bis zur großen Pest weitete sich der Aussatz aus, bevor er danach aus Europa weitgehend verschwand. Die Lepra, wie sie im 19. Jahrhundert durch die Bakteriologie definiert wurde (vgl. Kap. 7), stellt auch heute noch in vielen außereuropäischen Regionen ein medizinisches und soziales Problem dar.

Wer an Aussatz litt, musste sich im frühen Mittelalter mit Signalhörnern, später vorwiegend mit Schellen und Klappern bemerkbar machen, damit ihm Gesunde aus dem Weg gehen konnten. Zunächst galt der Aussätzige als von Gott für seine Sünden Bestrafter. Er hatte seine Familie zu verlassen und ein Lepra-Haus, auch Leprosorium oder Siechenhaus genannt, aufzusuchen. (Ein solches ist als Lepra-Museum heute in Münster-Kinderhaus zu besichtigen). Diese außerhalb der Stadtmauern gelegenen Unterkünfte bestanden ursprünglich aus um eine Kapelle verstreut liegenden Holzhütten. Die Kirche nahm sich der Aussätzigen an. Das Konzil von Orléans beschloss 549, dass für die Kranken Nahrung und Kleider bereitgestellt werden mussten. Im hohen Mittelalter verfestigten sich die Strukturen. Die Kranken bildeten oft eine Bruderschaft, deren Mitglieder Gütergemeinschaft gelobten und aus ihren Reihen einen Leprosenmeister wählten. Die Erfahrung, dass auch Kreuzfahrer an Lepra erkrankten, verbesserte die Stellung der Aussätzigen weiter. Die „Gottesstrafe" wurde zur „heiligen Krankheit". Die zuvor praktizierte Sitte, für die Ausgestoßenen eine Totenmesse zu lesen, wurde abgeschafft; Ehen mit Leprösen konnten, so beschloss es das Dritte Laterankonzil 1179, anders als früher nicht mehr für ungültig erklärt werden. In besonderer Weise widmete sich der um 1120 in Jerusalem gegründete Lazarus-Orden den Aussätzigen.

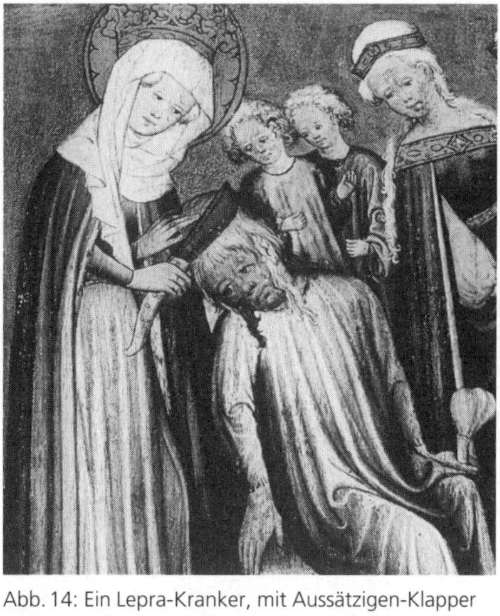

Abb. 14: Ein Lepra-Kranker, mit Aussätzigen-Klapper und besonderer vorgeschriebener Kleidung, wird von Elisabeth von Thüringen (1207–1231) gekämmt. Tafel des Elisabethzyklus, um 1420.

Trotzdem war die Ansteckung auch im 13. Jahrhundert noch eine Gefahr. Die Unterbringung der Kranken in den Leprosorien blieb Pflicht, musste allerdings klarer geregelt werden, da die relativ gute Versorgung in den Siechenhäusern immer öfter nicht an Lepra erkrankte Arme anlockte. Es entstand das Instrument der Lepraschau: Ärzte und Chirurgen begutachteten der Lepra Verdächtige. Wurden sie für krank befunden, erhielten sie einen beurkundeten Schaubrief, den sie beim Eintritt in ein Leprosenhaus vorlegen mussten.

Der hygienische Standard war im Mittelalter keineswegs nur mangelhaft. Überliefert sind zahlreiche städtische Verordnungen, die sich der Sauberkeit der Straßen und dem Umgang mit Nahrungsmitteln widmen. Es gab eine ausgeprägte Badekultur, die jedoch durch den Seuchenzug der Pest beendet wurde.

Die frühmittelalterliche Pestwelle (Justinianische Pest), die Mitteleuropa 545/546 getroffen hatte, war weitgehend vergessen, als von 1347 bis 1352 mehr als 25 Millionen Europäer an der Seuche starben; diese Zahl entsprach etwa einem Drittel der Bevölkerung. Der Schwarze Tod traf auf eine Kultur, die an Dynamik und Prosperität verloren hatte. Im Vergleich zum 12. Jahrhundert waren die Agrarerträge zurückgegangen und hatte die Zahl anderer Infektionskrankheiten (Lepra, Ruhr, Malaria, wohl auch Tuberkulose) zugenommen. Die Lebenserwartung war bei hoher Kindersterblichkeit gesunken. Ein Zehnjähriger konnte erwarten, vierzig bis fünfzig Jahre alt zu werden.

Die Pest erreichte 1347 wahrscheinlich mit Schiffsratten Messina. Vierzehn Jahre zuvor hatte die Pandemie wohl in China während einer Hungersnot begonnen. Die Ärzte konnten den Pestkranken kaum helfen. In Montpellier starben die meisten Ärzte selbst an der Seuche. Die Galensche Theorie, nach der faulige Stoffe (Mias-

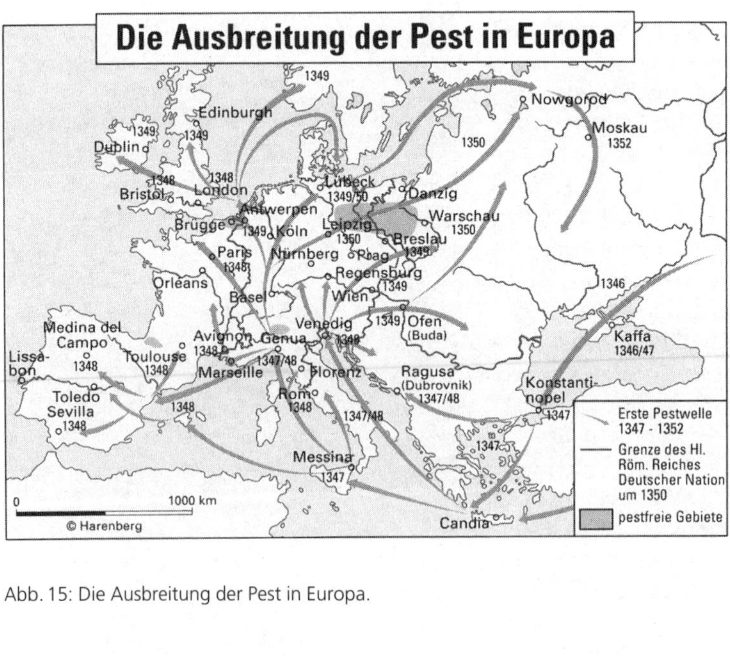

Abb. 15: Die Ausbreitung der Pest in Europa.

men) die Krankheit in Luft und Materie verbreiteten, verlor an Erklärungskraft. Immer häufiger war nun von spezifischen Krankheitserregern (Kontagien) die Rede. Diese Auffassung wurde durch Erfahrungen gestärkt: Während sich verschärfte stadthygienische Maßnahmen, Feuer, Räucherung und individuelle therapeutische Maßnahmen wie Aderlasse und Diäten als unwirksam erwiesen haben dürften, schien die völlige Isolierung fernab der Städte, wie sie einigen wohlhabenden Adligen und Bürgern möglich war, hilfreich zu sein. Angesichts der apokalyptischen Zustände war zugleich von einer Gottesstrafe die Rede und wurde die Notwendigkeit zu Umkehr und Buße betont. Damit rückte der Arzt als Helfer in der mittelalterlichen Vorstellungswelt zumindest theoretisch in den Hintergrund. Er hatte bei besonderer Leidensanfälligkeit, etwa infolge von Fehlmischungen der Körpersäfte zu helfen, nicht bei Gottesstrafen oder göttlichen Bewährungsproben.

Vielerorts brach mit der öffentlichen Ordnung auch die öffentliche Moral zusammen. Randgruppen konnten sich vor Exzessen nicht sicher sein. Juden wurden als „Brunnenvergifter“ verfolgt und zu Zehntausenden ermordet. Selbstgeißelungen fanden ebenso eine weitere Verbreitung wie die Tanzwut, die in Pestzeiten als psychische Reaktion auf den Schwarzen Tod gedeutet werden kann. Pesthäuser, die zum Teil aus der Umwandlung von Leprosorien entstanden, spielten als Sonderform des Hospitals bei der Seuchenbekämpfung und der Isolierung von Kranken eine große Rolle.

Das christliche Spitalwesen

Im Mittelalter war die Versorgung der Kranken im Kreis der Familie oder im Kloster die Regel. Wo dies nicht möglich war, stellte das Spital oder Hospital als Hilfseinrichtung für Bedürftige aller Art die einzige Alternative dar. Das Hospital war ursprünglich Schutzraum für „hospites“ (Lateinisch für Gäste, aber auch Fremdlinge). Entsprechende Häuser entstanden vom 4. Jahrhundert an entlang der Handelswege und Pilgerstraßen, zunächst im Oströmischen Reich unter bischöflicher Verantwortung. Im Westen wurden unter der Herrschaft der Merowinger (481–751) zahlreiche Hospitäler von Geistlichen und Adligen gegründet, etwa in Arles von Bischof Caesarius (um 500) und in Poitiers von Radegunde (525–587), der zeitweiligen Ehefrau des Merowingerkönigs Chlothar I. In solchen Hospitälern konnten die Kranken im Allgemeinen vom Bett aus den Gottesdiensten folgen.

Die klösterlichen Hospitäler – nach der Benediktinerregel war das Kloster für alle Kranken in seinem unmittelbaren Einflussbereich zuständig – erfuhren 816/817 vom Zweiten Aachener Konzil Bestätigung. Jedes Kloster und jedes Stift sollte nun über ein Hospital verfügen. Diese Regelung hatte bis 1312 Bestand, als Papst Clemens V. dekretierte, dass Hospitäler nicht mehr zwingend Kirchengut im engeren Sinn von Besitztum und Verfügungsgewalt sein müssten. Als karitative Einrichtungen besaßen sie aber weiterhin christlichen Charakter. Grundsätzlich konnte nun jeder Gläubige zum Heil seiner Seele ein Hospital gründen und betreiben – freilich mit Erlaubnis des Bischofs, zumindest wenn er eine Kapelle errichten, einen Friedhof eingliedern oder einen Hospitalgeistlichen einstellen wollte.

Die Aufgaben lagen vorrangig in der Armenfürsorge als Werk der Barmherzigkeit: Speisung, Bekleidung, Beherbergung von Fremden, Pflege von Alten und Kranken sowie Bestattung der Toten.

Neben diese klösterlichen und stiftischen Hospitäler traten seit dem 12. Jahrhundert kirchlich-bruderschaftliche Hospitalbildungen. Laienbrüder widmeten sich in weitgehender Analogie zum klösterlichen Leben und in karitativer Absicht der Führung von Hospitälern. Bisweilen gab es derartige „Spitalverbrüderungen“ auch in spezialisierter Form für Lepröse außerhalb der Stadtmauern. Krankenpflegegenossenschaften sind beispielsweise nachweisbar für Halberstadt (vor 1206), Frankfurt am Main (vor 1283), Speyer (vor 1239) und Erfurt (vor 1247).

Ebenfalls im 12. Jahrhundert entstanden die Hospitäler der Spitalorden, die sich gemeinhin noch strenger am Tagesablauf in den Klöstern orientierten. Johanniterorden (1113), Deutschorden (1191) und Lazariterorden (um 1150) bildeten sich als Ritterorden in engem Zusammenhang mit den Kreuzzügen, widmeten sich bald jedoch auch der Caritas in Europa. Die Deutschordensritter griffen sogar nach Osten aus und errichteten mit dem Heiliggeistspital im westpreußischen Elbing (1242) ein musterhaftes Haus.

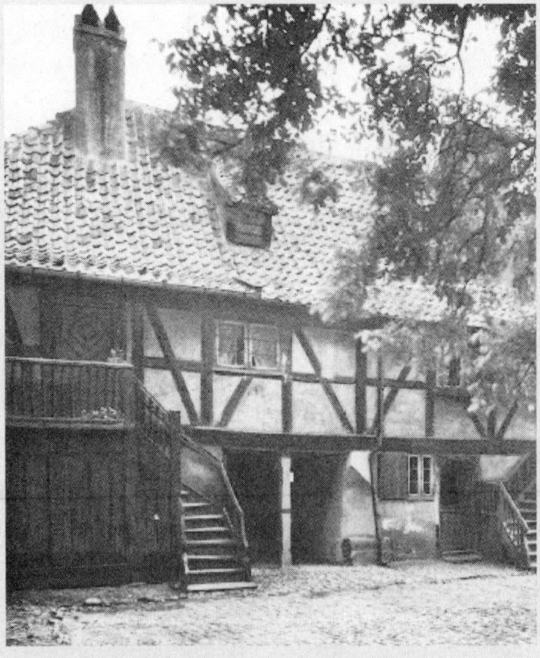

Abb. 16: Das Heiliggeistspital im frühen 20. Jahrhundert.

Das Heiliggeistspital in Elbing

1242 stiftete der päpstliche Legat Wilhelm von Modena mit dem Deutschen Orden und der Stadt das Spital, das vom Orden reich ausgestattet wurde, unter anderem mit Landbesitz. Es war von 1291 bis 1454 Hauptspital des Deutschen Ordens und wurde anschließend von der Stadt weitergeführt. Baulich wurde es immer wieder verändert (hier ein Photo aus dem frühen 20. Jahrhundert). Die Wohnungen der einzelnen Hospitalinsassen hatten über hölzerne Treppen in den Innenhöfen ihren eigenen Zugang.

Gegen Ende des Mittelalters nahmen immer mehr Städte Hospitäler, vor allem die zuvor laikal-brüderschaftlich organisierten, in ihre Obhut und machten sie zum Bestandteil der kommunalen Verwaltungsorganisation. Es kam in diesem Rahmen auch zu Neustiftungen durch Bürgertum und Adel. Die Kommunalisierung folgte einer schon zuvor einsetzenden schleichenden Aufgabenverlagerung der Hospitäler. Neben die Armen- und Krankenversorgung traten Funktionen als Waisenhaus und Entbindungsanstalt. Immer mehr Bürger sicherten sich durch Geldzahlungen eine spätere Versorgung (Verpfründung). Ökonomische Gesichtspunkte gewannen an Bedeutung, ohne dass der karitative Charakter gänzlich verloren ging. Die Einführung des Grundsatzes der Entgeltlichkeit, die Entwicklung zu profitablen kommunalen Hospitälern, in denen bald auch Ärzte angestellt wurden, kennzeichnet das Hospitalwesen an der Wende zur Neuzeit.

R. F.

Kapitel 5
Medizin in Renaissance und Früher Neuzeit: Anatomie, Physiologie und (al)chemische Medizin

Die von Italien ausgehende Renaissance führte in Verbindung mit umwälzenden Entdeckungen und Erfindungen auch zu einem Umbruch in Medizin und Naturforschung. Diese lösten sich nach und nach von den traditionellen Autoritäten und wandten sich der eigenständigen Naturbeobachtung zu.

Die Anatomie mit systematischen Sektionen wurde zur neuen Leitwissenschaft der Medizin. Der seinerzeit in Padua wirkende Andreas Vesal begründete mit seinem Atlas „De humani corporis fabrica" (1543) die neuzeitliche Anatomie.

Die sich rasch entfaltende Anatomie öffnete den Weg für die physiologische Forschung. So entdeckte der englische Arzt William Harvey experimentell und durch entsprechende Berechnungen den großen Blutkreislauf und veröffentlichte 1628 seine Ergebnisse. Der menschliche Organismus erschien in der Perspektive der „Iatrophysik" im 17. Jahrhundert weitgehend als Maschine, was insbesondere Descartes mit seinem Reflexmodell demonstrierte.

Eine andere Perspektive hatte die „chemische Medizin". Sie basierte auf naturphilosophischen Anschauungen der Alchemie, Magie und Astrologie. Vor allem Paracelsus kritisierte die humoralpathologische Lehre vehement. Er vertrat einen „ontologischen" Krankheitsbegriff und wollte insbesondere die Arzneimittelherstellung auf der Grundlage der Alchemie betreiben.

Das Werk des Paracelsus beeinflusste die Entfaltung der „chemischen Medizin" („Iatrochemie") im 17. Jahrhundert nachhaltig, wobei hier vor allem der in seinem Laboratorium forschende flämische Arzt Johann Baptist van Helmont zu nennen wäre. So genannte magnetisch-sympathetische Kuren waren sowohl in der akademischen als auch in der Volksmedizin populär. Die unauflösbare Verknüpfung von wissenschaftlichen, naturphilosophsichen und religiösen Motiven war typisch für jene Epoche.

Zeit des kulturellen und wissenschaftlichen Umbruchs

Der Ausbruch der verheerenden Pest im Jahr 1347 in Europa (später als „Schwarzer Tod" bezeichnet) erschütterte zutiefst weite Bereiche in Wissenschaft, Kultur und Alltagsleben (vgl. Kap. 4). Damit war das Ende des Mittelalters eingeläutet, die Renaissance bahnte sich – zuerst in Italien (vor allem Florenz) – an, und es kam zu einer neuen Sicht auf die Welt im allgemeinen und den Menschen im besonderen.

Die Autorität der Kirche verlor an Verbindlichkeit, aber auch die wissenschaftlichen Autoritäten wurden in Frage gestellt. Dies bedeutete jedoch keineswegs eine Abkehr vom religiösen Denken oder der wissenschaftlichen Tradition, im Gegenteil: Die Ärzte und Naturforscher wollten nun direkt in der „Bibel der Natur" lesen und durch wissenschaftliches Studium die Geheimnisse der verborgenen göttlichen Natur erschließen. Zugleich sollten die Quellen der antiken Autoren im Geiste des Humanismus von Verunreinigungen befreit und in ihrer ursprünglichen Fassung wieder hergestellt werden. Der in der Mitte des 15. Jahrhunderts von Johannes Gutenberg in Mainz erfundene Buchdruck förderte den Umbruch auch in der Medizin. So wurden um 1500 zahlreiche Aderlasskalender, medizinische Lehrbücher, ärztliche Volksbücher, naturkundliche Bücher, diätetische und Badeschriften, Syphilis- und Pestschriften gedruckt, neben der erstmaligen Drucklegung der klassischen Werke von Aristoteles (erstmals 1472), Galen (1473), Hippokrates (1475), Dioskurides (1478) und anderen. Die Schriften Galens erlebten z. B. bis 1600 rund 700 Auflagen.

Weitere revolutionäre Einsichten und Ereignisse, die Wissenschaft und Medizin beeinflussten, sind hier zu erwähnen: Die Ankunft des Kolumbus (1492) in Amerika, die kopernikanische Wende (1543 erschien Hauptwerk von Kopernikus) und Martin Luthers Anstoß zur Reformation (1517). Für die Medizin war die neue Sicht auf den menschlichen Körper von entscheidender Bedeutung. Die nun intensiver betriebene anatomische Sektion ermöglichte neue Einsichten in den Organismus, so dass die Anatomie innerhalb kurzer Zeit zur medizinischen Leitwissenschaft avancierte.

Anatomie als Leitwissenschaft

Im frühen 16. Jahrhundert löste sich die Anatomie von den Traditionen. Giacomo Berengario da Carpi (um 1470–1550), Professor der Chirurgie in Bologna, war vor allem als Anatom einflussreich und rühmte sich als Erster, dass er sich auf die Beobachtungen von Hunderten eigener Sektionen stützen könne. Er zeigte sich kritisch gegenüber der Tradition und brach vereinzelt sogar mit der Lehre Galens. Er lieferte Erstbeschreibungen verschiedener Hirnstrukturen und beschrieb u. a. die Mündung des Gallengangs in den Zwölffingerdarm korrekt. Wegweisend für die Anatomie wurde Berengarios Erkenntnis von der Bedeutung präziser Abbildungen. So stattete er einen Kommentar zu der Anatomie des Mondino dei Liucci mit verhältnismäßig naturgetreuen Holzschnitten aus, die nicht mehr nur rein dekorativen Zwecken dienten. Diese Publikation wurde zum ersten illustrierten Textbuch der Anatomie.

Der wichtigste Durchbruch der Anatomie als Leitwissenschaft der Medizin ist mit dem in Padua lehrenden Anatomen Andreas Vesal (1514/15–1564) verbunden. 1543 erschien in Basel sein grundlegendes anatomisches Werk „*De humani corporis fabrica*", das eine Fülle von hervorragenden Abbildungen und sehr ausführliche und anschauliche Beschreibungen des menschlichen Körpers enthält. Im Einklang mit der fortschrittlichen Geisteshaltung seiner Zeit rückte Vesal den Menschen in den

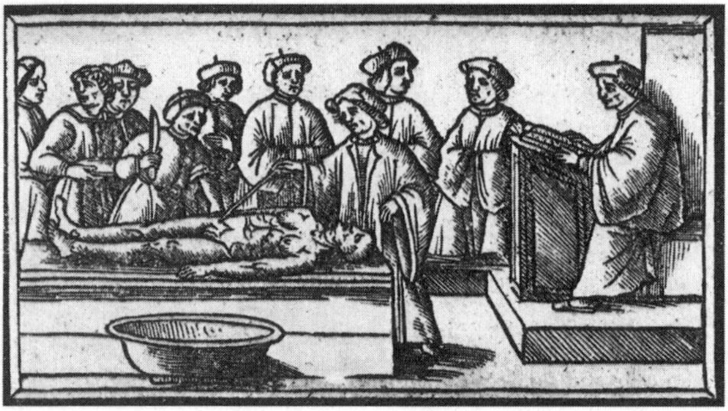

Abb. 17: Anatomievorlesung des Berengario da Carpi, 1535.

Mittelpunkt seines Interesses und plädierte für eine naturgetreue Darstellung des Wahrnehmbaren. Indem er seine Sektionstechnik detailliert schilderte, machte Vesal seine Beobachtungen in einem bis dahin nicht gekannten Ausmaß für jeden nachprüfbar. Mit scharfen Worten deckte der flämische Anatom (und Chirurg) mehr als 200 Fehler der alten Anatomie auf. So bestritt er zum Beispiel, dass der Gallengang im Magen ende, dass sich die Gelenkhöcker des Hinterhauptbeines bei seitlichen Kopfbewegungen aus den Pfannen des ersten Halswirbels entfernten, dass es beim Menschen ein *rete mirabile*, ein Wundernetz von kleinen Arterien an der Basis des Gehirns gäbe, dass die Leber fünflappig und der Uterus gehörnt sei und sieben Kammern aufweise.

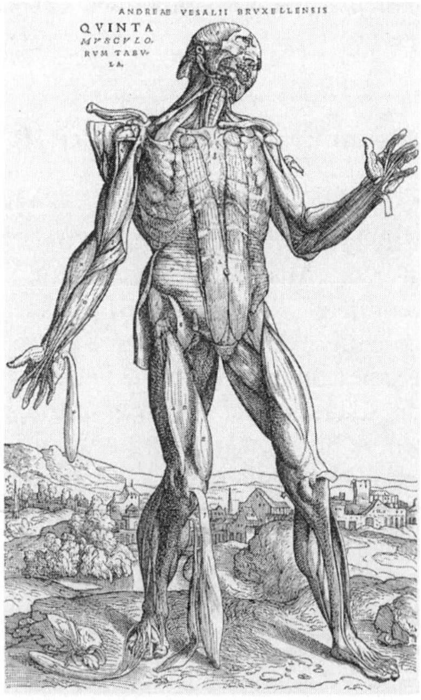

Abb. 18: „Muskelmann" aus Vesals „Fabrica" (1543), fünfte Muskeltafel.

Trotzdem folgte Vesal weitgehend den Vorgaben Galens. Er stellte ihn niemals grundsätzlich in Frage, sondern beabsichtigte lediglich Korrekturen und Ergänzungen. So waren seine Beobachtungen weitgehend von jenen Erwartungen bestimmt, welche die galenische Physiologie weckte. Er konnte zum Beispiel nicht die durchgängigen Poren zwischen den Herzkammern finden, von deren Existenz Galen überzeugt war, trotzdem blieb er bei der Vorstellung, dass das Blut durch die Herzscheidewand direkt von der rechten in die linke Kammer hindurch schwitze. Oder er stellte Behauptungen über den Faserverlauf in den Gefäßen auf, die einzig und allein den überkommenen theoretischen Vorstellungen entsprangen. Spektakuläre Entdeckungen enthielt das monumentale Werk Vesals nicht. Allerdings waren die Zeichnungen, die der Tizianschüler Jan Stephen von Kalkar anfertigte, so beeindruckend, dass sie zahlreiche Nachahmer fanden.

Die Entdeckungen der Anatomen der Renaissance haben zum Teil bis heute ihre Gültigkeit behalten. In ihrer Arbeit spiegelte sich das Interesse der zeitgenössischen Ärzte und Naturforscher am menschlichen Körper eindrücklich wieder. Besonders enge Beziehungen bestanden zwischen der Anatomie und der Chirurgie. Dies lässt sich auch an dem berühmten Gemälde von Rembrandt van Rijn ablesen, das 1632 vollendete wurde und die Anatomievorlesung des Dr. Tulp mit sieben Mitgliedern der Amsterdamer Chirurgengilde darstellt.

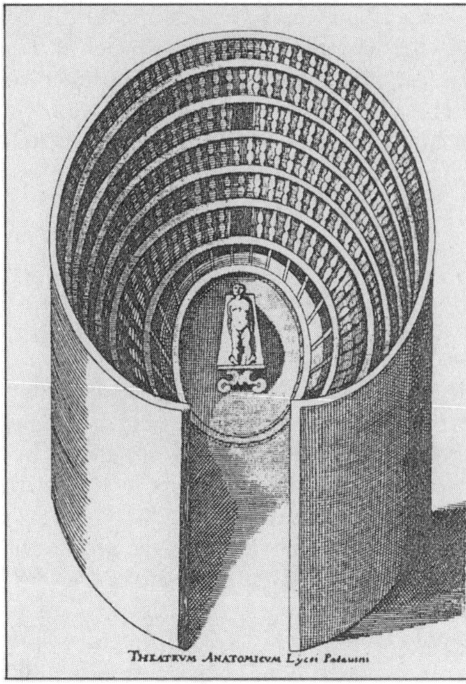

Abb. 19: Das Anatomische Theater von Padua, 1594 gegründet.

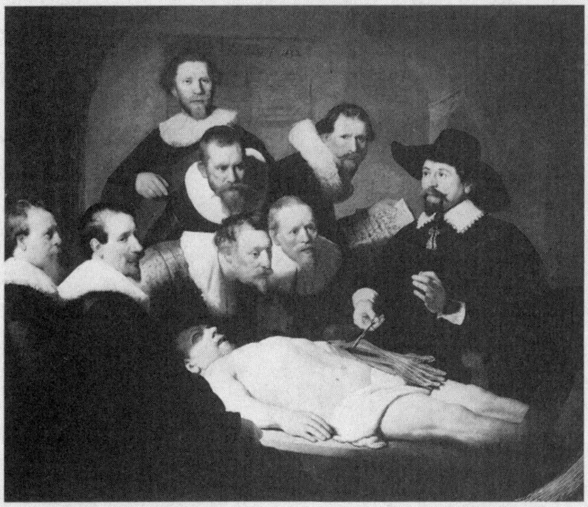

Abb. 20: Die Anatomie-Vorlesung des Dr. Tulp.

Der niederländische Arzt Nicolaas Tulp (1593–1674) wurde 1628 zum „Praelector anatomiae" bei der Amsterdamer Chirurgengilde ernannt. Er war Ratsherr, Schöffe und späterer Bürgermeister der Stadt Amsterdam. Tulp fand 1639 als erster die Lymphgefäße (*vasa lactea*, d. h. „Milchgefäße") beim Menschen, die der italienische Chirurg und Anatom Gaspare Aselli zuvor (1622) beim Hund entdeckt hatte. Er führte zahlreiche pathologisch-anatomische Sektionen durch, auf deren Grundlage er etwa zweihundert Krankheiten beschrieb.

Im 16. Jahrhundert wurde die Leichensektion mit der Einrichtung von „Anatomischen Theatern" zum Massenspektakel. Solche Theater wurden nach dem Vorbild von Amphitheatern errichtet: Tief unten stand in der Mitte ein drehbarer Sektionstisch, erhellt von Kerzen und Fackeln. Kreisförmig waren nach hinten ansteigend mehrere Reihen von Sitzbänken und Stehplätzen angeordnet. In Padua zum Beispiel fanden zwei- bis dreihundert Zuschauer Platz.

Zunächst dienten diese Theater als Unterrichtsraum für angehende Mediziner. Zuvor wurden die in vielen Universitäten seit der Renaissance vorgeschriebenen Lehrsektionen zumeist im Winter unter freiem Himmel vorgenommen, damit die Leiche möglichst lang erhalten blieb. Manchmal richtete man sich vorübergehend in leerstehenden Kapellen oder in gemieteten größeren Zimmern ein, in welchen man Bänke im Kreis um den Sektionstisch herum aufstellte. An manchen Orten wurden eigens ein provisorischer Holzbau errichtet, ein zirkusähnliches „Theater", das nach Gebrauch wieder abgerissen werden konnte.

Zunehmend aber wurde die öffentliche Sektion zum gesellschaftlichen Ereignis ersten Ranges. Nicht mehr der Streit um die Richtigkeit der alten Texte bzw. die der eigenen Beobachtungen stand dabei im Vordergrund, sondern der Unterhaltungswert für das Publikum. Alle, die gesellschaftlich etwas auf sich hielten, drängten zu diesem Ereignis. Die untere Reihe war der Prominenz vorbehalten, Medizinprofessoren und herausragenden Personen des öffentlichen Lebens, die zweite Reihe war für die Kandidaten der Medizin reserviert, die übrigen Plätze standen den Chirurgen (Barbieren) und dem sonstigen Publikum gegen entsprechendes Eintrittsgeld zur Verfügung. Die wissenschaftliche Bedeutung solcher Schausektionen schwand.

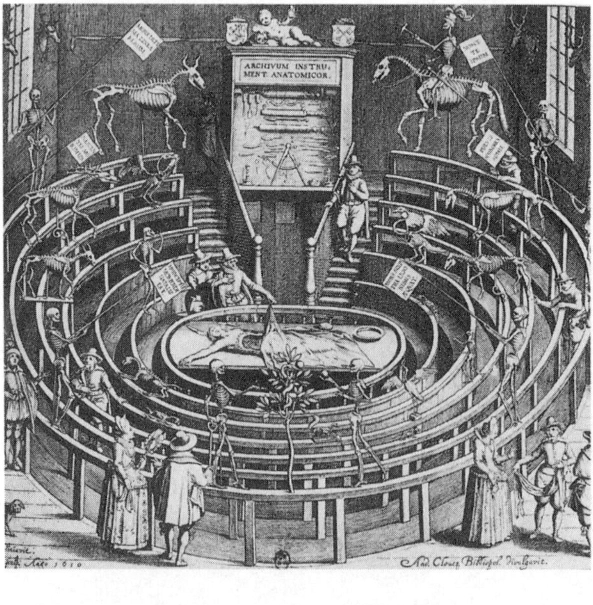

Abb. 21: Das Anatomische Theater von Leiden; Kupferstich 1610.

Immer mehr entwickelten sie sich in der Karnevalszeit zu einem Volksfest, das eine neue Form von Nervenkitzel bot. Zur zusätzlichen Unterhaltung wurde Flötenspiel geboten, Bälle veranstaltet. Das Spektakel dauerte insgesamt zumeist mehrere Tage und endete mit Festbanketten. Auch im Sommer besaß das Anatomische Theater eine große Anziehungskraft für das Laienpublikum: Skelette von Menschen und Tieren wurden als Schaustücke in den Sitzreihen aufgestellt, um Zuschauer in diese ersten naturhistorischen Museen zu locken.

Physiologische Experimente

Verbunden mit der Anatomie war die experimentelle physiologische Forschung, in erster Linie am Tier. Mit Instrumenten wurden nun Körpervorgänge physiologisch erfasst. Hier ist vor allem der italienische Arzt und Physiologe Santorio Santorio (1561–1636), ein Schüler von Galileo Galilei, zu nennen. Er ging von der traditionellen Auffassung aus, wonach Gesundheit durch die Harmonie der Körpersäfte gewährleistet sei und Nahrungsaufnahme und Ausscheidung sich im Gleichgewicht befänden. Durch systematisches Messen gelang ihm der Nachweis einer unsichtbaren Ausscheidung, deren Größe er in Abhängigkeit von verschiedenen Faktoren sah, wie etwa dem Zustand der Atmosphäre, den Nahrungsmitteln, Schlaf, Leibesübungen, Geschlechtsverkehr und Alter. Er erfand ein Luftthermometer, um die Temperatur in der Mundhöhle zu messen und erkannte: je höher die Körpertemperatur, umso stärker die „unsichtbare Ausdünstung" (*perspiratio insensibilis*). Er erfand eine Reihe von physiologischen Messinstrumenten, darunter ein Pulszählgerät (*pulsilogium*), das aus einem Pendel mit einer Bleikugel bestand. Die veränderbare Länge des Pendels wurde auf die Pulsfrequenz abgestimmt, die Skala gab dann die Pulszahl an. Mit einer Spezialwaage konnte er die Gewichtsdifferenz zwischen Nahrungsaufnahme und Ausscheidungen feststellen und damit die „unsichtbare Ausdünstung" im Jahr 1614 nachweisen. Diese Entdeckung wurde durch jahrelange Selbstexperimente möglich. Santorio gilt als Wegbereiter der Iatrophysik, der bereits vor dem Franzosen René Descartes (s. u.) den Organismus mit einem Uhrwerk verglich, dessen Bewegung ebenfalls von der Anzahl, der Form und der Anordnung der einzelnen Teile abhänge.

Einen bedeutenden Meilenstein der Medizingeschichte stellt der Nachweis des großen Blutkreislaufes durch den englischen Arzt und Physiologen William Harvey (1578–1657) dar. 1628 veröffentlichte er die Ergebnisse seiner Untersuchungen zur Theorie der Blutbewegung, die er bereits etwa zehn Jahre zuvor in seinen Vorlesungen mitgeteilt hatte: „*Exercitatio anatomica de motu cordis et sanguinis in animalibus*" (Eine anatomische Studie über die Bewegung des Herzens und des Blutes bei den Lebewesen). Harvey konnte bei seinen Entdeckungen auf grundlegende Erkenntnisse aufbauen, wie zum Beispiel die Beschreibung der Venen- und Herzklappen und die Erklärung des „kleinen Blutkreislaufes" durch die Lungen.

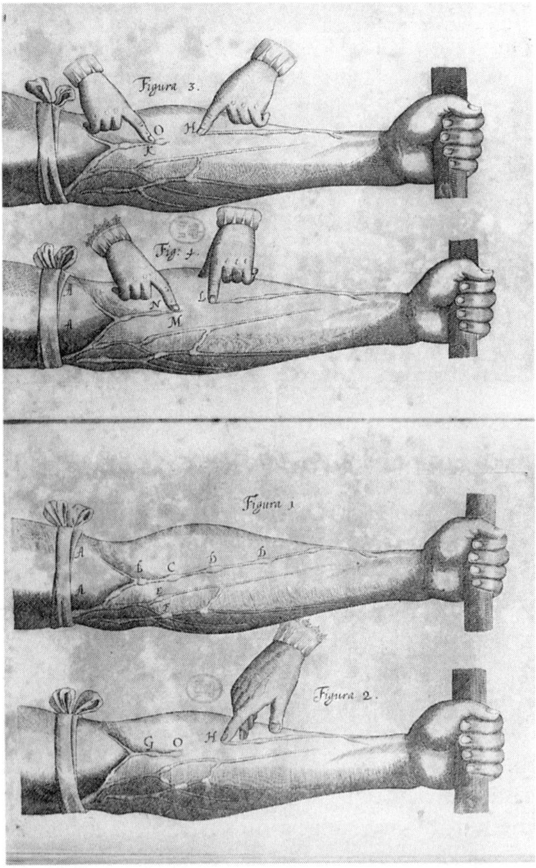

Abb. 22: Demonstration des venösen Rückflusses des Blutes als Funktion der Venenklappen zur Begründung der Kreislauftheorie (Harvey 1628).

Anatomisch-physiologische Beobachtungen, mathematische Berechnungen der Körperblutmenge, unblutige Untersuchungen am Menschen und blutige Tierexperimente führten Harvey zu seiner neuen Lehre vom großen Blutkreislauf. Im Besonderen die Venenunterbindungsversuche am Menschen (mäßiges Abbinden des Armes wie beim Aderlass) zeigten, dass es einen Übergang des Blutes von den Arterien in die Venen gibt, und dass das venöse Blut zum Herzen zurückfließt. Harvey korrigierte die überlieferten Irrtümer: Durch eine einfache Rechnung (geschätztes Volumen der linken Herzkammer mal Anzahl der Herzschläge pro Tag) wies er nach, dass die Menge des fließenden Blutes unmöglich – wie von Galen behauptet – aus der Leber nachgeliefert werden könne. Bei der Herzkontraktion (*systolé*) werde das Blut nicht wie von einer Saugglocke angesogen, so die Annahme Andreas Vesals, sondern vielmehr durch die Arterien in die Peripherie ausgeworfen. Der Puls entstehe durch diese Herzaktion. Die linke Herzkammer drücke das Blut in die Körperschlagader, die rechte in die Lunge. Das Blut fließe aus der rechten Kammer über die Lunge in die linke (kleiner Blutkreislauf). Die Herzscheidewand besitze keine „Poren", durch welche Blut bzw. „Pneuma" übertreten könnte. Vielmehr ströme das Blut von der Lunge kommend aus der linken Kammer über die Aorta in die Arterien der Körperorgane und kehre schließlich über die Venen in die rechte Kammer zurück.

Die kopernikanische Wende mit ihrem Modell eines Zentralkörpers (Sonne) und den auf Kreisbahnen umlaufenden Planeten schlug sich auch in der Metaphorik Harveys nieder. So widmete er seine Abhandlung von 1628 dem englischen König Karl I. mit den Worten: „Allergnädigster König! Das Herz der Lebewesen ist der

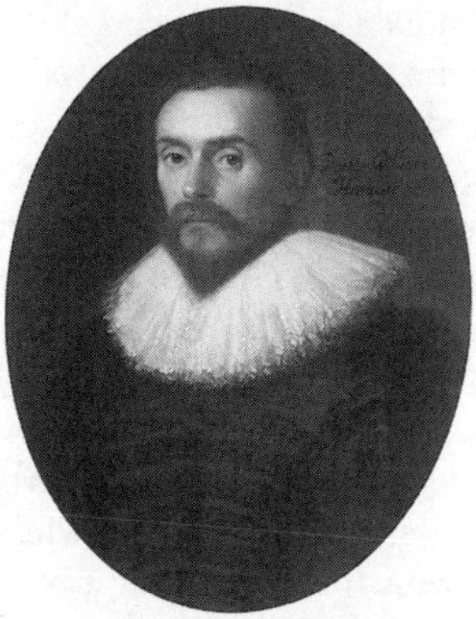

Abb. 23: William Harvey, Porträt von Rolls Park, 1627.

William Harvey (1578–1657)

Harvey wurde am 1. April 1578 in Folkestone (England) als Sohn eines Kaufmanns geboren. Er begann sein Medizinstudium in Cambridge und setzte es 1599 in Padua fort, wo er sich von Hieronymus Fabricius ab Aquapendente ausbilden ließ, den er zeitlebens verehrte. Nach seiner Promotion in Padua (1602) eröffnete er in London 1604 eine ärztliche Praxis und heiratete Elizabeth Browne, die Tochter des Leibarztes der Königin. 1607 wurde er Fellow des *Royal College of Physicians*, von 1609 bis 1643 war er am *St. Bartholomew's* Krankenhaus tätig. Seit 1605 hielt er am *Royal College of Physicians* Vorlesungen ab, führte Sektionen und anatomische Demonstrationen durch. 1627 wurde Harvey zu einem der Vorsitzenden des College, war dann Leibarzt der englischen Könige, zwischenzeitlich auch Rektor am *Merton College* in Oxford, das er nach Besetzung Oxfords durch Parlamentstruppen wieder verlassen musste. 1654 wurde Harvey zum Präsidenten des *Royal College of Physicians* gewählt. Er starb am 3. Juni 1657 in Hampstead (= Camden) an den Folgen eines Schlaganfalls.

Grundstock ihres Lebens, der Fürst ihrer aller, der kleinen Welt Sonne, von der alles Leben abhängt, alle Frische und Kraft ausstrahlt. Gleicherweise ist ein König der Grundstock seiner Reiche und die Sonne seiner kleinen Welt, des Staates Herz, von dem alle Macht ausstrahlt, alle Gnade ausgeht.“ Fast ein Jahrhundert lang wurde Harveys Konzept des Blutkreislaufes kontrovers diskutiert. Sie erschütterte die theoretischen (galenischen) Grundfesten der Medizin. Es gab namhafte Kritiker und namhafte Anhänger der Harvey'schen Lehre. Vor allem der Niederländer Jan de Wale belegte durch Experimente eindrucksvoll den Blutkreislauf. Mit dem mikroskopischen Nachweis der Lungenkapillaren durch Marcello Malpighi (1661) setzte sich Harveys revolutionäre Lehre gegen Ende des 17. Jahrhunderts endgültig durch.

Maschinemodel der Iatrophysik

Der aus Frankreich stammende Philosoph und Naturforscher René Descartes (1596–1650) entwarf in der posthum erschienen Schrift „*De homine*“ (Über den Menschen; 1662) das Modell des Menschen als Maschine, die aus einem physikalischen Körper (*res extensa*) und einer rationalen und unsterblichen Seele (*res cogitans*) bestehe. Dieser Apparat sei ursprünglich von Gott geschaffen worden, arbeite seither jedoch selbständig gemäß seiner Mechanik. Die verschiedenen physiologi-

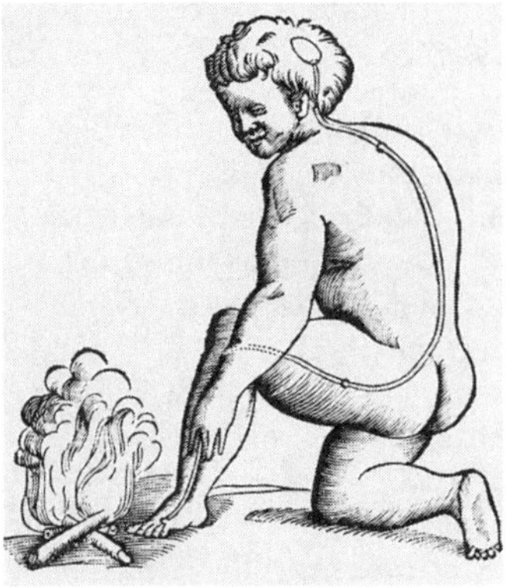

Abb. 24: Reflexvorgang nach Descartes, aus „De homine", Ausgabe 1677.

schen Vorgänge wurden mit diesem Modell auf automatische Bewegungen der Teilchen oder chemische Umsetzungen zurückgeführt. So würden bei der Verdauung die Nahrungspartikel durch den Magensaft getrennt und in Tätigkeit versetzt. Der „Chylus" (Darmlymphe) sowie Ausscheidungsstoffe entstünden durch Filtration, welche die siebartigen Öffnungen der Poren und Gefäße des Darms ermögliche.

Descartes verglich das Nervensystem mit einem hydraulischen System von wassergefüllten verbundenen Röhren. Der „Nervenspiritus" (*spiritus nervosas*), der vom Herzen durch die Blutgefäße ins Gehirn fließe, befähige dieses, die Eindrücke äußerer Objekte und auch der Seele aufzunehmen, die er in der Zirbeldrüse lokalisierte. Somit werde es Organ oder Sitz der allgemeinen Sinneswahrnehmung, der Vorstellung und der Erinnerung. Ferner flössen diese Luftteilchen (*spiritus*) aus dem Gehirn über die Nerven an alle Muskeln ab, würden diese dann ausweiten und so alle Glieder in Bewegung versetzen. Damit entwarf Descartes ein stringentes Reflexmodell.

Die Ursprünge der Iatrophysik gehen auf die antike „Solidarpathologie" zurück, wonach Krankheiten aus den physikalischen bzw. mechanischen Eigenschaften der Körperteile zu erklären seien. Dem entsprach die Lehre der „Atomistik", die insbesondere von der Ärzteschule in Rom (in der Zeit um Christi Geburt) vertreten wurde, wonach sich die Atome zu festen Geweben zusammenschließen, welche durch Porengänge voneinander getrennt sind. In diesen bewegen sich andere Atome. Krankheit wird durch eine Veränderung der Porengänge hervorgerufen. Sind die Poren zu eng gestellt (*status strictus*), so kommt es zu einer Abschnürung der Säfte. Blässe, Festigkeit, Kühle, Verstopfung und insbesondere akute Krankheiten seien die Folge. Sind die Poren zu weit gestellt (*status laxus*), so gelange zuviel Flüssigkeit ins Gewebe und erzeuge Schweiß, Durchfälle, schwachen Puls und chronische Krankheiten. Gegenüber der galenischen Humoralpathologie blieb diese Lehre bis in die frühe Neuzeit hinein im Hintergrund. In Italien kam es jedoch um 1700 im Zusammenhang mit der experimentellen Physiologie (s. o.) zu einer Neubelebung des solidarpathologischen Denkens. Die Iatrophysik war – neben der Iatrochemie (siehe unten) – im 17. und 18. Jahrhundert das vorherrschende Konzept in der medizinischen Naturforschung, das von namhaften Ärzten vielfach – auch in Kombination mit der Iatrochemie – modifiziert wurde.

Paracelsus und die chemische Medizin

Die Iatrochemie (von griech. *iatros* = Arzt) ging von der Idee des Stoffwechsels im menschlichen Organismus aus. Ihre historischen Wurzeln reichen in die Antike zurück (Metallurgie, Naturphilosophie, Alchemie). Doch erst Paracelsus begründete das Konzept im Kontext der Naturforschung im deutlichen Widerspruch zur Humoralpathologie.Theophrastus Bombast von Hohenheim, genannt Paracelsus (1493/94–1541), ist eine prägende Gestalt der Medizin- und Wissenschaftsgeschichte zwischen Mittelalter und Neuzeit. In der Umbruchzeit der Renaissance widmete sich die Medizin verstärkt astrologischen Spekulationen, magischen Heilpraktiken und alchemistischen Arzneimittelzubereitungen sowie der empirischen Naturforschung. Den Kern seiner Lehre fasste Paracelsus in seinem um 1529/30 entstandenen Werk „*Paragranum*" zusammen: „Vier Säulen" sollten seine neue Heilkunde stützen: Die „Philosophie" (Naturkunde), die „Astronomie" (Einfluss der Gestirne im menschlichen Leib, eigentlich Astrologie), die „Alchemie" (spezielle Zubereitung von Arzneien) und die „Tugend" (als heilende Kraft des Arztes). Das Weltbild des Paracelsus war durch den Neu-Platonismus seiner Zeit geprägt und der natürlichen Magie (*magia naturalis*) und dem Okkultismus verpflichtet. „Im Lichte der Natur" (Paracelsus) sollte aus den Gestalten der sichtbaren Welt auf die unsichtbaren, verborgenen Kräfte der Natur geschlossen werden. Paracelsus folgte der sogenannten Signaturenlehre, die zum Beispiel aus der Gestalt und Farbe eines Naturdings auf dessen geheime Wirkkraft schließen wollte (zum Beispiel sollten Rotkorallen vor bösen Einflüssen schützen). Wichtiges Anliegen des Paracelsus war es, Leib- und Wundarznei (innere Medizin und Chirurgie) miteinander zu verbinden. Indem jede Krankheit für ihn durch einen spezifischen „Krankheitssamen" verursacht wird, bekämpfte er entschieden die Gleichgewichtslehre der Humoralpathologie. Dieser „ontologische Krankheitsbegriff" des Paracelsus weist in die Neuzeit, da er mit Krankheitsursachen aus der Umwelt und lokalen anatomischen Veränderungen im Körper rechnete. Er antizipierte gewissermaßen die Bakteriologie des 19. und die Chemotherapie des 20. Jahrhunderts.

Bei Paracelsus spielte die Alchemie eine entscheidende Rolle. Wie die Alchemie die Naturprozesse nachahme und zur Vollendung bringe, was vor allem bei der Veredelung der Metalle bis hin zum Gold zum Ausdruck komme, so habe auch der Apotheker/Arzt die verborgenen Heilkräfte natürlicher Substanzen freizusetzen. Die alchemische Zubereitung eines Arzneimittels ziele auf die Befreiung von den Ballaststoffen ab. Es gehe darum, „die Schlacke von der Arznei zu tun", wie Paracelsus dies ausdrückte. Die Feinheit und Unsichtbarkeit der Heilkraft der Natur mache ihren „himmlischen" Charakter aus. Ziel der alchemischen Prozesse sei es, die *arcana*, die reinen („himmlischen") Wirkkräfte herzustellen.

Die Metapher vom „inneren" oder „inwendigen Arzt" war für Paracelsus wichtig. Er griff damit die alte Idee einer Heilkraft der Natur im Menschen auf. Auf diese habe der Arzt zu achten, mit ihr solle er ein Bündnis eingehen. Die Heilkraft der natürlichen Dinge wird bei Paracelsus auch „Tugend" (*virtus*) genannt. Für jede be-

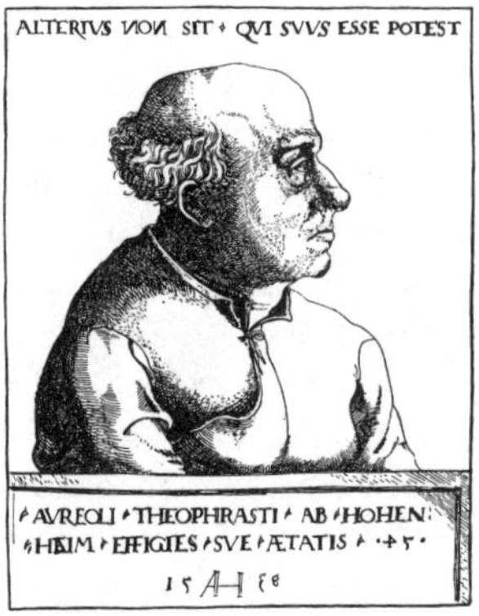

Abb. 25: Der 47jährige Paracelsus; Holzschnitt von Augustin Hirschvogel, 1538.

Paracelsus (1493/93–1541)

Theophrastus Bombast von Hohenheim, genannt Paracelsus, wurde 1493 oder 1494 in Einsiedeln (Schweiz) geboren. Sein Vater, der Arzt Wilhelm Bombast von Hohenheim, war ein unehelicher Spross eines schwäbischen Adelsgeschlechtes, seine Mutter vermutlich eine Angehörige des Klosters Einsiedeln, über die wenig bekannt ist. Sie starb, als Paracelsus noch ein Knabe war. Paracelsus studierte an mehreren Universitäten, unter anderem in Bologna und Ferrara, wo er um 1515 zum Doktor der Medizin promoviert wurde. In den darauffolgenden Jahren reiste er kreuz und quer durch das gesamte Europa und nahm als Feldchirurg an verschiedenen Feldzügen teil. 1524 versuchte er in Salzburg erstmals sesshaft zu werden. Nachdem er in Verdacht geriet, mit den Bauernunruhen in Verbindung zu stehen, verließ er die Stadt. Unter anderem auf Betreiben des Erasmus von Rotterdam wurde Paracelsus im Frühjahr 1527 nach Basel als Stadtarzt und zugleich als Professor an die Universität berufen. Die Medizinische Fakultät legte ihr Veto gegen den Ratsbeschluss ein und Ende Januar 1528 floh Paracelsus nach schweren Konflikten nach Colmar, durchstreifte dann Süddeutschland und die angrenzenden Länder im Osten. In den folgenden Jahren arbeitete er als Wanderarzt und Laienprediger. Am 24. September 1541 starb er in Salzburg, wo sich heute sein Grabmal befindet (St. Sebastianskirche).

sondere Krankheit gebe es nach dem „Willen Gottes“ auch ein besonderes Heilmittel. Es existierten so viele *arcana* wie Gebrechen. Sämtliche Körpervorgänge würden von einem Kraftzentrum, dem *archeus*, gesteuert, von dem alle Lebenskräfte ausgingen. Dieser sei ein geistiges Prinzip und übernehme als „innerer Alchemist“ die Aufgabe des „Schmiedes und Koches“, um die Nahrungsstoffe in Körpersubstanzen zu verwandeln.

Paracelsus gründete seine iatrochemische Lehre auf drei Prinzipien (*tria prima*), die in allen natürlichen Dingen, Pflanzen, Tieren, Mineralien, Metallen und auch im menschlichen Körper vorhanden seien. „*Sulphur*“ sei alles, was brennt und selbst brennbar ist. „*Sal*“ bedeute, das Feste, das Salz, was als Asche oder Bodensatz nach der Verbrennung oder Erhitzung im Destillierofen zurückbleibt. Was nicht brennt und nicht am Boden zurückbleibt, heiße „*Mercurius*“, das quecksilbrige Prinzip (nicht das Element Quecksilber!), das im Rauch aufsteigt und an kalten Wänden sublimiert. Diese Prinzipien sollten nicht mit den jeweiligen handgreiflichen Stoffen verwechselt werden, sie steckten auch in den Elementen selbst.

Nach Paracelsus führte die ungünstige Mischung der drei Prinzipien zur Krankheit. Dabei wurden – ähnlich wie bei der Humoralpathologie – Analogien angenommen. So sei der übermäßige Gehalt an *Sulphur* (Schwefel ist brennbar und gelb) Quelle von hitzigen Krankheiten wie Fieber und Pest, ebenso verursache er die Gelbsucht. Ein zu hoher Anteil des *Sal* (Salz zieht Wasser und verhindert die Fäulnis) sei ein Zeichen für Wassersucht und feuchte Rippenfellentzündung. Salz könne aber auch koagulieren und sich im Körper analog dem Weinstein als „*Tartarus*“ ablagern. So bildeten sich Nieren- und Blasensteine. *Sal* verursache innerlich Verstopfungen und Verhärtungen, äußerlich Hautgeschwüre, Lepra, Warzen. *Mercurius* sublimiere im Aufsteigen: insbesondere schlage es sich im Gehirn nieder und verursache Melancholie oder Manie, Phrenitis (Fieberdelirien) oder Schlaganfall. Als entscheidende Ursache erscheint der „Samen“, der eine spezifische Krankheit hervorbringt.

Chemische Präparate wurden seit der Antike in der Wundarznei äußerlich angewandt. Paracelsus verwandte als erster chemische Substanzen in großem Umfang zur inneren Behandlung, unter anderem neben Antimonchlorid, Kupfervitriol, Arsen- und Wismutverbindungen auch Goldchlorid und Bleipräparate. Die spezifisch wirksamen Arzneimittel wurden durch mehr oder weniger komplizierte chemiatrische Techniken hergestellt, welche die reinen *arcana*, die feinen (quasi geistigen) Kräfte freisetzen sollten – als wirksame Heilmittel gegen bestimmte Krankheitssamen. Dieses Prinzip der Wirksamkeitssteigerung durch Aufreinigung ist noch bei heutigen biochemischen Verfahren bestimmend.

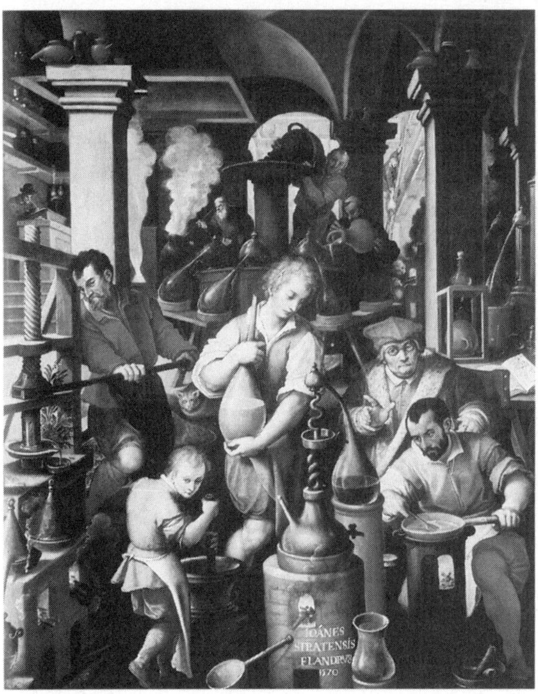

Abb. 26: Werkstatt eines Alchemisten, Gemälde von Stradanus, 1570.

Der Ansatz des Paracelsus hatte große Auswirkungen in der frühen Neuzeit. Unter den Paracelsisten fanden sich seriöse Ärzte wie Scharlatane. Einen spiritualistisch-religiösen Ansatz der Iatrochemie begründete der bedeutende flämische Arzt und Naturforscher Johann Baptist van Helmont (1579–1644). Er erblickte im „Lebensgeist“ (*archeus*) mit Sitz in Magen und Milz das Organisationszentrum des Leibes. Alle Krankheitsursachen hätten hier ihre Wurzel. Es handele sich um unsichtbare krankmachende Ursachen, die von einer krankmachenden Idee (*idea morbosa*) hervorgerufen würden, welche sich wie ein eigenständiger Samen im *archeus* festsetze und diesen verwirre. Erst mit den Fortschritten der Chemie gegen Ende des 18. Jahrhunderts (u. a. durch die Entdeckung des Sauerstoffs durch Lavoisier 1775) schien die Iatrochemie zunehmend überflüssig zu werden.

Mit dem Aufblühen der chemischen Medizin verbunden war die Entwicklung der Pharmazie. Apotheken erhielten im Laufe des 17. Jahrhunderts chemische Laboratorien, Vorformen der pharmazeutischen Industrie. Die „chemische Medizin" versuchte, durch geeignete Instrumente und Apparate wirksame (reine) Stoffe aus unwirksamen Verbindungen zu isolieren. Eine besondere Rolle spielten hierbei die Öfen, von denen es zahlreiche Modelle gab. Typische Geräte in den chemischen Laboratorien des 17. Jahrhunderts waren Kolben, Phiolen, Retorten, Scheideglas, Mörser mit Stößel, Schmelztiegel usw. Erwähnenswert ist das 1641 in Ulm erschienene Apothekerbuch des Stadtphysikus von Frankfurt am Main, Johann Schröder (1600–1664), in der ersten Auflage in lateinischer Sprache verfasst: *„Pharmacopoeia medicum-chymica sive thesaurus pharmacologicus"*. Dieses Lehrbuch war etwa 100 Jahre lang eines der meist benutzten Apothekerbücher. In deutscher Übersetzung erschien es 1685 unter dem Titel „Chymische Aptheke oder: Höchstkostbare Artzneyschatz". Schröder vertrat, wie andere Pharmazeuten seiner Zeit, eine astrologisch geprägte Arzneimittelkunst. So betonte er die Bedeutung des richtigen Zeitpunkts für das Einsammeln der Heilkräuter.

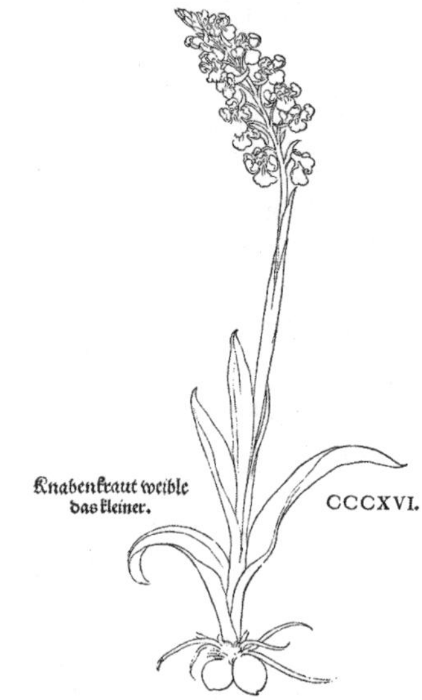

Abb. 27: Knabenkraut (Orchis) mit hodenförmiger Wurzel; aus „New Kreüterbuch" von Leonhart Fuchs, 1543.

Die so genannte Signaturenlehre, die Ähnlichkeit der Form von Pflanzenteilen mit derjenigen von Körperorganen, war auch für Schröder gültig. Sein Buch enthält eine Fülle von Rezepten zur alchemischen Zubereitung von Pflanzen aller Art. Sein Arzneimittelschatz umfasst alle drei Naturreiche: die Steine, Pflanzen und Tiere („Mineralien oder Bergsäffte, Pflantzen und Kräuter, auch unterschiedliche Theile der Thiere"). Als Beispiel für die Bedeutung der Signaturenlehre in der traditionellen Phytotherapie

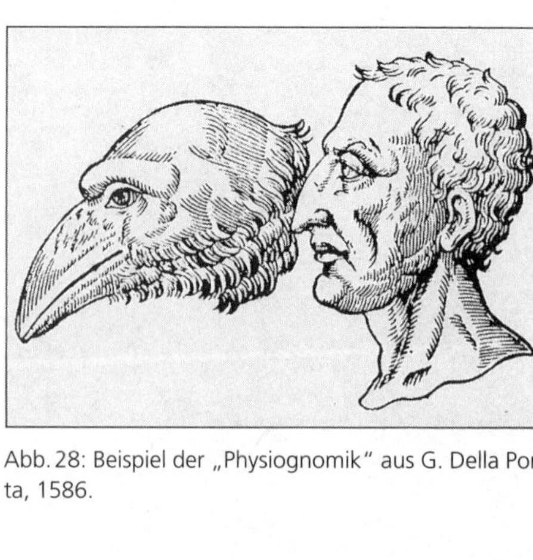

Abb. 28: Beispiel der „Physiognomik" aus G. Della Porta, 1586.

kann das Knabenkraut angeführt werden, dessen hodenförmigen Wurzelknollen auf seine Wirkung als Potenz- und Fruchtbarkeitsmittel verweisen sollen.

Ein Spezialgebiet der Signaturenlehre stellte die „Physiognomik“ dar. Große Popularität erlangte die 1586 erschienene Schrift „*De humana physiognomonia*“ des neapolitanischen Naturforschers Giambattista Della Porta (1535–1615), der aus den körperlichen Merkmalen des Menschen auf dessen inneren Werte und Kräfte schließen wollte. So sei z. B. jemand, der wie ein Rabe aussehe, unverschämt wie dieser.

Magnetisch-sympathetische Kuren

Eng verbunden mit dem Aufblühen der chemischen Medizin und ihren magischen bzw. naturphilosophischen Implikationen waren entsprechende Heilpraktiken, die sogenannten magisch-magnetischen Kuren, welche in der Gelehrtenmedizin, zumindest im Bereich der von Paracelsus beeinflussten Iatrochemie, ebenso angewandt wurden wie in der Volksmedizin. Die herkömmlichen Heilpraktiken, die vor allem auf der Humoralpathologie aufbauten, wie z. B. Aderlass- oder Diätvorschriften, veränderten in Renaissance und früher Neuzeit ihre traditionelle Bedeutung als mehr oder weniger direkt gegenläufige Manipulationen am menschlichen Körper. Sie wurden nun mit dem Aufleben astrologischer und magischer Vorstellungen wesentlich verändert. Es ging nun nicht mehr nur um gegensteuernde Qualitäten, um die Gegensatztherapie, sondern um die gleichsinnigen Wechselwirkungen zwischen Heilmittel und erkrankter Körperstelle, wie sie in der traditionellen Volksmedizin zum Beispiel bei der Krankheitsüberpflanzung (*transplantatio morborum*) schon immer eine Rolle gespielt haben („Sympathiezauber“). Die geistigen Potenzen der stofflichen Naturdinge wurden nun mit stärkstem Ehrgeiz erforscht, so etwa die Korrespondenzen zwischen Heilmitteln und erkrankten Organen: geheime „Sympathien“, die sich jedoch nur dem Adepten, dem eingeweihten Wissenschaftler, dem „Philosophen“ (wie Paracelsus den Arzt bezeichnet) erschließen würden.

Die „Waffensalbe“

Die magische Übertragung wurde wohl am sinnfälligsten durch Wundärzte des 16. Jahrhunderts in Szene gesetzt, die mit der „Waffensalbe“ Stich- und Schnittwunden heilen wollten. So wurde die „Sympathetische Salbe“ des Agricola (*unguentum sympatethicum Agricolae*) bei Verletzungen durch Messer und Degen empfohlen:

„Sie besteht aus ½ Pfd. Bärenfett vom Männchen, 1 ½ Unzen Regenwürmern, Moos vom Schädel eines Verurtheilten 2 Unzen, Blutstein 3 Unzen, roth Sandelholz, Schwarzwurz, pulverisirt, von jedem drei Quentchen und etwas Wein.“ Allerdings wurde damit nicht die Wunde, sondern die Waffe behandelt: „Hat man die Waffe geschmiert und verbunden, so soll man sie an einen reinen, weder zu kalten, noch zu warmen Ort legen; auch darf kein Wind oder Staub daran kommen, sonst fühlt's der Kranke gleich in der Wunde. Die Waffe muß anfangs alle Tage, später als 2 bis 3 Tage verbunden werden, als wäre es der Kranke selbst [...] so heilt die Wunde ohne Geschwulst und Schmerzen, wenn auch der Verwundete auch 40 Meilen von dem der die Waffe verbindet, wäre". (Zitiert nach Georg Friedrich Most, Die sympathischen Heilmittel und Curmethoden, Rostock 1842, S. 110).

Zur Erklärung der Fernwirkung solcher Waffensalben wurde unter anderem die Metapher einer Luftbrücke, nämlich der Übertragung von „*effluvia*" oder kleinen Teilchen durch die Luft, herangezogen: Die Salbe an der Waffe heile das daran klebende Blut, das nun rückwirkend die Wunde selbst zu heilen vermag; denn die sympathetischen Kuren können „nicht anders geschehen, als es müssen die *effluvia* des Blutes an dem [sic] verwundenden Instrument durch die Luft so lange fort geführet werden, biß sie zu denjenigen [sic] Cörper wieder kommen, welcher verwundet worden, daselbsten, weil sie sonst nirgend eindringen können, sich niederlassen und zu der Heilung verhelffen [...]" (Heinrich Zedler, Universal-Lexicon, Bd. 41, Leipzig 1744, Sp. 748.)

Der Wirkungsmechanismus magischer Heilpraktiken bestand grundsätzlich aus drei Elementen: einer Quelle, die eine substanziell gedachte Heilkraft abstrahlt, einem Körper oder einem Organ, das diese ausgesandte Kraft aufnimmt, und einem Medium, das zwischen Sender und Empfänger zu durchlaufen ist. Die ärztliche Kunst bestand in einer naturgemäßen Abstimmung dieser drei Elemente aufeinander, so dass sie in eine optimale Wechselwirkung treten konnten. Paracelsus rückte den Magneten in das Blickfeld der Medizin: Zum einen als direktes Heilinstrument, um „verrückte" Organe wieder zurechtzurücken, zum anderen – was bedeutsamer ist – als Symbol für die verborgenen Kräfte der Natur. Der Magnetismus wurde zu einer wichtigen Idee der Heilkunde der Neuzeit, von Paracelsus bis hin zu Franz Anton Mesmer, der Ende des 18. Jahrhunderts den „tierischen" oder „animalischen Magnetismus" (Lebensmagnetismus) als Heilkonzept begründete (vgl. Kap. 6).

Religiöse Motive medizinischer Naturforschung

In Renaissance und früher Neuzeit wurden die Weichen für die Entwicklung der modernen Naturwissenschaften gestellt. Die Medizin löste sich von den scholastischen Vorgaben des Mittelalters und ging vor allem durch die anatomische und physiologische Forschung eigene Wege, die zu neuen Entdeckungen und Einsichten führten. Durch die (al)chemische Medizin kam es zu einem neuen Krankheits- und Therapieverständnis. Die antike Humoralpathologie wurde, wenn auch nicht abgelöst, so doch stark relativiert. Vor allem durch den Paracelsismus wurde die spätere Biochemie und chemische Arzneimittelherstellung (Pharmazie) gefördert. Allerdings ist die verbreitete Auffassung falsch, wonach sich in jener Zeit die Wissenschaft von der Religion schlechthin emanzipiert habe und insofern rational geworden sei. Tatsächlich waren die Ärzte und Naturforscher der frühen Neuzeit zumeist zutiefst religiös und verstanden ihre Forschungen als eine Art Gottesdienst. Gerade die Arbeit im alchemistischen Labor war verquickt mit spirituellen bzw. religiösen Ritualen und natur-

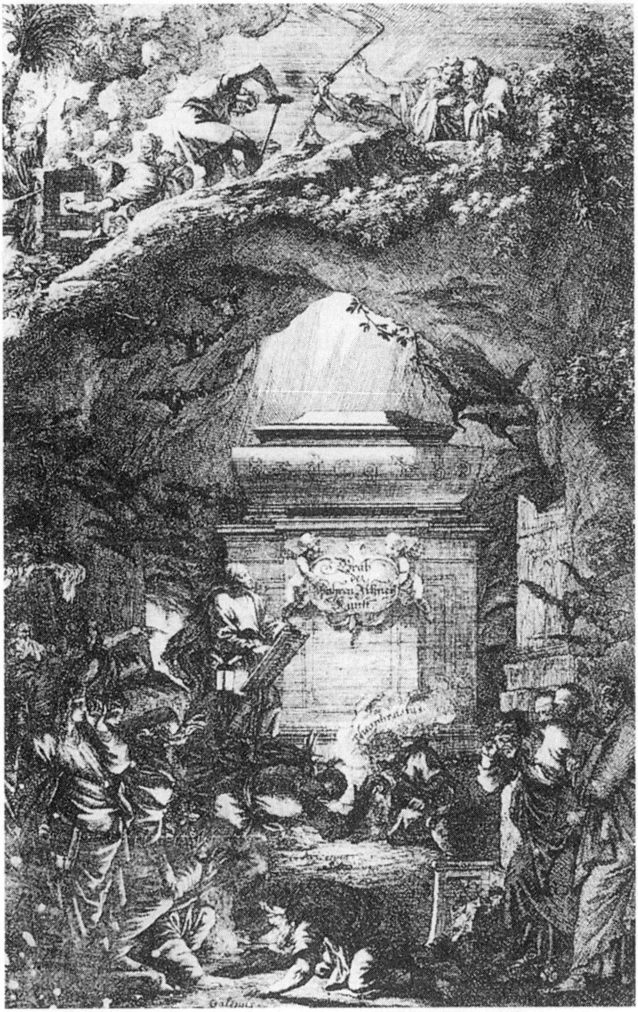

Abb. 29: J. B. van Helmont, Traumvision vom „Grab der Wahrheit", in: Aufgang der Artzney-Kunst, 1684.

philosophischen Imaginationen, welche die Aufklärung verborgener Naturschätze und Offenbarung göttlicher Weisheit zum Ziel hatten.

So sehr sich viele Forscher, wie zum Beispiel der Paracelsist Johann Baptist van Helmont (s. o.) in der ersten Hälfte des 17. Jahrhunderts, gegen kirchliche Verfolgungen zur Wehr zu setzen hatten, so wenig rückten sie von ihrer religiösen Grundeinstellung als Forscher ab. So ist es sehr bemerkenswert, dass in den Anfängen der modernen Naturwissenschaften naturphilosophische Spekulationen und religiöse Einstellungen prägend waren.

H. S.

Kapitel 6
Medizin zwischen Aufklärung und Romantik: Neue Konzepte

Die Medizin im Zeitalter der Aufklärung fühlte sich der Pädagogik verpflichtet. Dies zeigte insbesondere der in der ersten Hälfte des 18. Jahrhundert geprägte Begriff der „Orthopädie".

Die Herstellung von künstlicher Elektrizität wurde zum Jahrhundertereignis. Ab der Mitte des 18. Jahrhunderts wurde sie zu therapeutischen Zwecken und zur gesellschaftlichen Belustigung eingesetzt und regte zu zahlreichen Forschungsexperimenten an. Sowohl die Begründung des „animalischen Magnetismus" durch Franz Anton Mesmer in den 1770er Jahren als auch die Entdeckung der „tierischen Elektrizität" durch Luigi Galvani in den 1780er Jahren („zuckende Froschschenkel") wurden durch die künstliche Elektrizität angeregt.

Die Medizin im ausgehenden 18. und frühen 19. Jahrhunderts war von den Ideen der Aufklärung und der romantischen Naturphilosophie geprägt. In dieser Umbruchzeit um 1800, die in besonderer Weise von der Französischen Revolution geprägt war, konkurrierten heterogene Heilkonzepte der Medizin miteinander: Neben dem Mesmerismus wären vor allem der Brownianismus und die Homöopathie zu nennen. Franz Josef Galls spekulative Schädellehre wies der Hirnforschung neue Wege, und Edward Jenners Einführung der Pockenschutzimpfung (Vakzination) antizipierte die moderne Impfprophylaxe.

Auffallend waren das Nebeneinander unterschiedlicher Modellvorstellungen von Gesundheit und Krankheit und die Pluralität der praktizierten Heilkonzepte. Diese Situation sollte sich etwa in der Mitte des 19. Jahrhunderts grundsätzlich wandeln: der Siegeszug der naturwissenschaftlichen Medizin verdrängte die früheren Konzepte aus dem Diskurs der akademischen Medizin.

„Orthopädie": Korrektur der Abweichungen

Im Zeitalter der Aufklärung rückte mit der ideologischen Ausrichtung auf das Vernunftprinzip die Erziehung des unmündigen, unentwickelten, kranken Menschen – etwa des Kindes, des „Wilden", des „Irren" – allgemein in den Mittelpunkt pädagogischer bzw. sozial- und gesundheitspolitischer Maßnahmen. In der Heilkunde wurde dabei die Idee der Korrektur im moralischen (psychologischen) wie im physischen (medizinischen) Sinne vorherrschend. Es ging um das (Wieder)Herstellen ei-

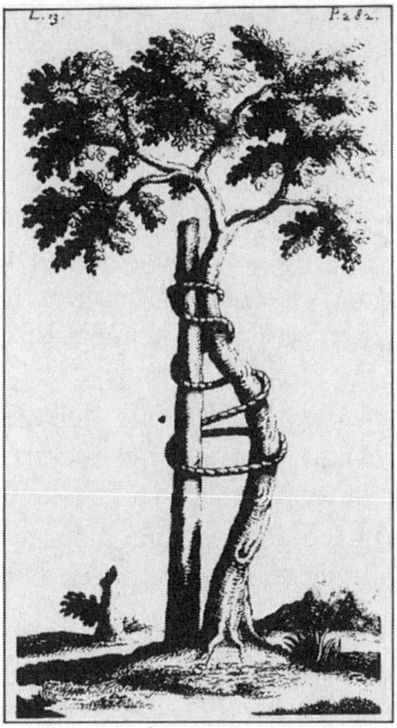

Abb. 30: Begradigung eines jungen Baumes, Symbol der „Orthopädie" (Andry 1741).

ner gesunden und vernünftigen Norm. 1741 veröffentliche der französische Arzt Nicolas Andry (1658–1742) sein klassisches Werk über die „Orthopädie". Er führte diesen Begriff in die Medizin ein. Wie der ausführliche Buchtitel besagt, handelte es sich hierbei um einen Ratgeber für Mütter, körperliche Missbildungen der Kinder zu verhüten oder zu korrigieren (franz. *corriger*). Vor allem ging es darum, die Kinder vernünftig und gesund zu erziehen und ihre Haltungsfehler zu korrigieren. Als Symbol hierfür fügte Andry in seinem Buch die Abbildung eines jungen krumm gewachsenen Baumes ein, der an einen Pflock gestützt und angebunden werden muss, um gerade zu wachsen

Diese Idee der mechanischen Korrektur von Körperschäden ist zwar uralt, wurde aber erst in der Aufklärung in Form der „Orthopädie" allgemein verbindlich für Medizin und Gesundheitspolitik. Eine solche von der Korrektur bestimmte pädagogische Absicht zeigte sich insbesondere auch in der „Irrenheilkunde" (s. u.).

Elektrizität: Funken der Aufklärung

Die Elektrizität sollte in Medizin und Naturforschung zum Symbol der Aufklärung werden. Schon in der Antike wurden elektrische und magnetische Phänomene eng aufeinander bezogen und z. T. miteinander identifiziert. So schien die anziehende Kraft des geriebenen Bernsteins (griech. *elektron*) der des Magneteisensteins (griech. *magnétes líthos*) zu entsprechen. Mit der Konstruktion zweier Apparate gelang schließlich in der ersten Hälfte des 18. Jahrhunderts die Herstellung „künstlicher Elektrizität": Ab ca. 1730 konnte mit einer Elektrisiermaschine, die aus einem rotierenden Glaszylinder bestand und mit einem Schwungrad angetrieben wurde, relativ einfach Reibungselektrizität mit einem Lederkissen erzeugt werden; die „Leidener Flasche" diente im Verbund mit der Elektrisiermaschine als Kondensator und Verstärker bei der elektrischen Behandlung. „Blitz", „Funken", „Erleuchtung", „Strahl" oder „Erschütterung" beschrieben nicht nur die sinnliche Wahrnehmung der künstlich erzeugten Elektrizität, sie dienten zugleich als Metaphern für die „Aufklärung" schlechthin, die bezeichnenderweise im Englischen „*Enlightenment*", im Französischen „*Lumières*" und im Italienischen „*Illuminismo*" heißt. Für manche Naturforscher, insbesondere aus dem Umfeld des Pietismus, bedeutete Elektrizität eine Art religiöse Erleuchtung, da es dem Menschen zum ersten Mal gelungen war, der verborgenen („okkulten") Natur magische, ja, göttliche Kräfte zu entlocken und gleichsam himmlische Geistesblitze – analog dem von Benjamin Franklin erfundenen Blitzableiter – einzufangen und abzuleiten („Physikotheologie").

Elektrische Kuren

Der Regensburger Arzt Johann Gottlieb Schäffer fasste in seinem Lehrbuch „Die Electrische Medicin" (1752, 2. Aufl. 1766) den theoretischen und praktischen Stand der zeitgenössischen Elektrotherapie zusammen.

Er hielt die „Kongestionen" des Blutes durch die elektrische Kur für heilbar. Hauptindikation seien jedoch die „gelähmten Glieder". Angriffspunkte des Elektrisierens seien Muskeln und Nerven, welche alle Körperbewegungen verursachten. Dabei verhalte sich, so Schäffer, der Muskel zum Nerven wie das Rad einer Maschine zur Antriebskraft, welche dem „Nervensaft" oder „Nervengeist" entspreche. Die

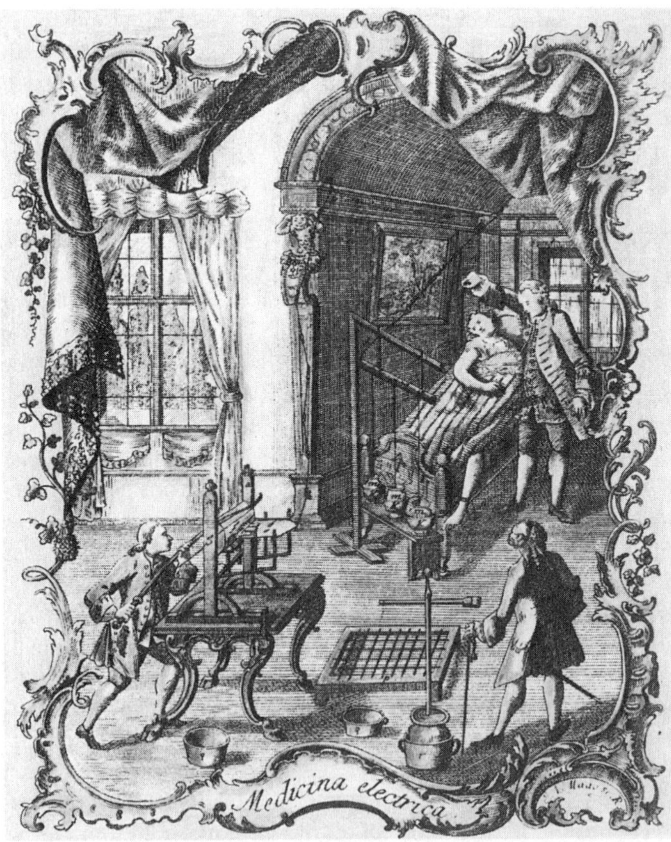

Abb. 31: Elektrotherapie im 18. Jahrhundert; Kupfertitel zu J. G. Schäffer (1766).

Elektrotherapie wurde somit neurophysiologisch begründet: „Was der Nervensaft natürlicherweise durch seinen Einfluß in die Muskeln thut; das verrichtet die Electricität auf eine künstliche Art, und dieses alles um so mehr, weil die electrische Materie in vielen Stücken mit dem Nervensaft viele Aehnlichkeit und fast einerlei Eigenschaft zu besitzen scheint."

Schäffers Vorschlag ist bemerkenswert, elektrisierte Substanzen als „electrische Arzney"- wie in einer Trinkkur – zu verabreichen: Wasser, Wein und Tee könnten leicht elektrisiert und dem Patienten dargereicht werden. Analoge Praktiken finden wir im Mesmerismus und Galvanismus wieder, wo z. B. „magnetisiertes" oder „galvanisiertes" Wasser als Lebenselixier angepriesen wurde. In Analogie zur äußeren Anwendung des Wassers erfand man das (metaphorisch gemeinte) „elektrische Bad" und die „galvano-elektrischen" Wasserdusche. Elektrische Experimente, die nicht zu therapeutischen Zwecken dienten, umfassten Tierversuche, Selbstversuche, und Versuche mit einzelnen oder mehreren Menschen. Die elektrischen Schläge konnten sehr heftig ausfallen, so dass manche Naturforscher Versuchsserien an Tieren unternahmen, um die tödliche Dosis zu ermitteln. Als besonders faszinierendes Gruppenerlebnis wurde die elektrisierte Menschenkette erlebt, die zur gesellschaftlichen Belustigung inszeniert wurden. Solche Spektakel der Überrumpelung und teilweise auch des Betrugs, wie sie auch Friedrich Schiller in seinem unvollendeten Roman „Der Geisterseher" (1787/88) schilderte, waren offenbar weit verbreitet.

Mesmerismus: Impulse für die Tiefenpsychologie und Psychotherapie

In der Zeit zwischen Aufklärung und Romantik spielt vor allem der so genannte tierische oder animalische Magnetismus (ab 1814 auch Mesmerismus genannt) eine eminente Rolle. Der Wiener Arzt Franz Anton Mesmer (1734–1815) begründete sein Heilkonzept in Anlehnung an die zeitgenössische Elektro- und Magnettherapie. Mesmer ging von einer naturphilosophischen Spekulation aus: Er nahm eine kosmische Kraft an, die er als „Allflut" oder auch „Fluidum" bezeichnete, welche auch den menschlichen Organismus belebe und vor allem über das Nervensystem (Nervenfluidum) wirke. Krankheit bedeutete in dieser Theorie eine Stockung oder Stauung im Organismus, die durch die Übertragung des Fluidums, nämlich durch das Magnetisieren, aufgelöst

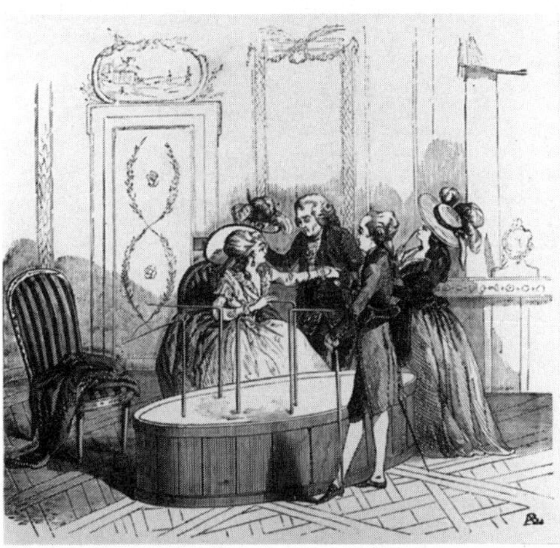

Abb. 32: Magnetische Kur mit Hilfe eines „magnetischen Kübels" (*baquet*); Kupferstich 1780er Jahre.

werden könne. Bei der magnetischen Gruppentherapie um den „magnetischen Kübel" (franz. *baquet*) sollte diese „magnetische Flut" besonders wirkungsvoll zirkulieren.

Die magnetische Methode Mesmers, der im Geiste der Aufklärung argumentierte, basierte auf einem naturphilosophischen Ansatz. Er wollte mit seiner Therapie nur die Natur (Ebbe und Flut) nachahmen, um die gesunde Harmonie im Organismus wieder herzustellen. Der klassische Mesmerismus beanspruchte nicht nur die Anerkennung als Wissenschaft, sondern implizierte auch sozialutopische Vorstellungen im Sinne der Aufklärung und der Französischen Revolution, bei der namhafte Mesmeristen eine Rolle spielten. Mesmer selbst begründete in der vorrevolutionären Zeit in Paris eine „harmonische Gesellschaft".

Bei der Entfaltung des Mesmerismus kam es zu einer folgenschweren Wende. Der klassische Mesmerismus, der im Geiste der Aufklärung und der Französischen Revolution wirken wollte und letztlich physikalisch dachte, wandelte sich zu einer tiefenpsychologischen Seelenforschung im Sinne der romantischen Naturphilosophie. Die Ärzte und Naturforscher der Romantik modifizierten den Mesmerismus entscheidend. Die okkulten Erlebnisse der „Somnambulen" und „Seherinnen" rückte nun im frühen 19. Jahrhundert ins Zentrum des Interesses. Den Anstoß für diese Entwicklung gab u. a. der Mesmer-Anhänger A. M. J. de Chastenet Marquis de Pységur (1751–1825) mit seiner Gründung der „harmonischen Gesellschaft" 1784 in Straßburg. Die „Eröffnungen" und Visionen der Patienten und insbesondere Patientinnen wurden zum Gegenstand mehr oder weniger systematischer Beobachtungen und Experimente. Das berühmteste Werk in diesem Zusammenhang ist sicherlich „Die Seherin von Prevorst" des Weinsberger Amtsarztes und Dichters Justinus Kerner (1786–1862), das 1829 in zwei Bänden erschien und die literarisch aufgearbeitete Krankengeschichte einer schwerkranken Patientin darstellt.

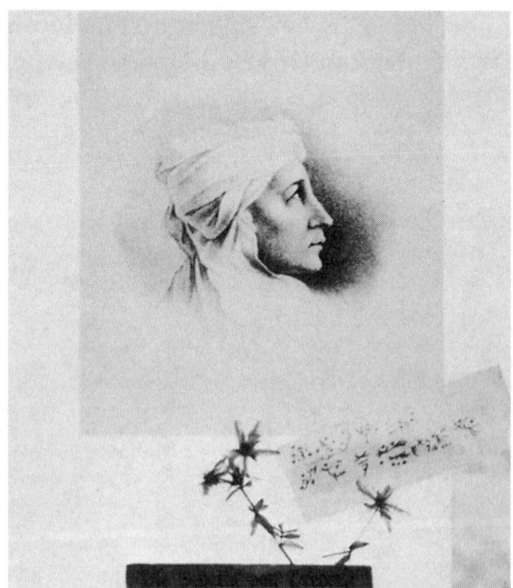

Abb. 33: Friederike Hauffe (1801–1829), die „Seherin von Prevorst", Patientin Justinus Kerners.

Das „magnetische Leben" der Somnambulen wurde nun zu einem zentralen Begriff: Leib und Seele, innen und außen, Traum- und Wachleben, ich und der andere, diesseits und jenseits schienen spürbar in diesem Zustand auseinander zu treten, um sich zugleich innerlich miteinander zu verschränken. Hierbei kamen sowohl sinnesphysiologische und spirituelle Anlagen, vom Metallfühlen bis zum Hellsehen und Geistersehen, als auch organ- und psychopathologische Zustände von somnambulen Konvulsionen bis zu dämo-

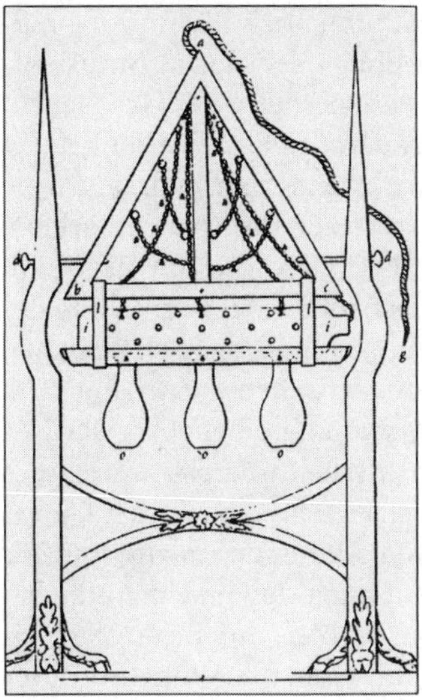

Abb. 34: Konstruktionszeichnung des „Nervenstimmers"; nach Angaben der „Seherin" gebauter Heilapparat, dem mesmerischen *baquet* nachempfunden; Original im Kernerhaus der Stadt Weinsberg (Museum).

nischen Ausbrüchen zum Ausdruck. Damit erwachte das psychologische Interesse an dem Erleben der Somnambulen: ihren Erinnerungen, Wahrnehmungen, Visionen, wunderbaren Fähigkeiten. Um 1820 wurden dann eine Reihe von Somnambulen – in der Regel junge Frauen – bekannt, welche quasi als Medien ihren Ärzten zugleich als Hilfsinstrumente dienten: Sie diagnostizierten beispielsweise in ihrem „magnetischen Leben" Krankheiten und machten Behandlungsvorschläge.

1808 veröffentlichte der Arzt und Naturphilosoph Gotthilf Heinrich Schubert (1780–1860) seine Vorlesungen „Ansichten von der Nachtseite der Naturwissenschaften". In diesem Schlüsselwerk der romantischen Naturphilosophie beschäftigte er sich mit dem gesamten Spektrum der zeitgenössischen naturkundlichen Forschungen, denen er die Aufgabe zuwies, die dunklen Wesenszüge und verschlüsselten Botschaften der verborgenen Natur, deren „Nachtseite", sichtbar und hörbar zu machen. Hierbei wird deutlich, dass die Medizin keineswegs nur unter dem philosophischen Einfluss des Naturphilosophen Friedrich W. J. Schelling stand, vielmehr schienen Gegenstände der Medizin und Naturforschung, insbesondere im Lichte des Mesmerismus, die Spekulationen der Mediziner zu beflügeln. Die Bedeutung des Mesmerismus für die Generation der romantischen Ärzte und Naturforscher ist kaum zu überschätzen. Gerade am Werk von Carl Gustav Carus (1789–1869), der ab 1815 eine Professur für Frauenheilkunde in Dresden innehatte, lässt sich dies ablesen. Seine Landschaftsmalerei – beeinflusst von seinem Freund und Lehrer C. D. Friedrich – ist besonders aufschlussreich, da hier die „Beseelung" der Natur und die Naturalisierung des Seelenlebens in einer gewissen magischen Perspektive die Einheit von drinnen und draußen, die geheimen Bande zwischen Natur und Organismus verdeutlichen. Carus führte 1846 in seinem Werk „Psyche" den Begriff des Unbewussten in die Medizin ein. Der Mesmerimus in seiner romantischen Ausprägung schuf die Voraussetzung für die Entwicklung der modernen Psychotherapie einschließlich der Psychoanalyse (vgl. Kap. 8).

Galvanismus

Ab 1780 rückte der Bologneser Arzt und Naturforscher Luigi Galvani (1737–1798) die „tierische Elektrizität" in den Mittelpunkt des Interesses. Um 1800 schließlich konnte Alessandro Volta (1745–1827) mit Hilfe seiner elektrischen Säule eine genau dosierbare Stromquelle konstruieren. Für die Naturforschung um 1800 war – vor allem in ihrer Beziehung zur romantischen Naturphilosophie – der Galvanismus entscheidend. Galvanis „zuckende Froschschenkel" läuteten eine neue Ära der Neurophysiologie ein. Galvani hatte im Herbst 1786 entdeckt, daß der Froschschenkel unabhängig von äußeren Einflüssen immer dann zuckt, wenn man ihn auf eine Eisenplatte legt, die Nervenenden mit einem Draht (durch einen ins Rückenmark gehefteten Haken) verbindet und dieser die Platte berührt. Galvani kam nun zum Schluss, „daß dem Tier selbst Elektrizität innewohne". Es handelte sich um ein feines „Nervenfluidum", das vom Muskel zum Nerven fließe, „ähnlich dem elektrischen Strom in der Leidener Flasche". Mit diesem Nachweis der „tierischen Elektrizität", deren Charakter Galvani freilich nur teilweise erkannte, begann eine neue Ära der Naturforschung, die zahlreiche experimentelle und therapeutische Initiativen anregte.

Die Erfindung der Batterie durch Volta korrigierte fehlerhafte Annahmen Galvanis. Die Voltasche Säule war nun nicht nur für physiologische Experimente und für die Elektrotherapie von größter Bedeutung, sondern bot auch den ersten Anfängen der Elektrochemie neue Möglichkeiten. Insbesondere ist hier die Elektrolyse zu nennen, wie sie der romantisch spekulierende Physiker Johann Wilhelm Ritter (1776–1810) zur Zersetzung von leitenden Lösungen benutzte.

Neurophysiologie und Histologie: Neue Forschungsansätze

Der aus der Schweiz stammende und in Göttingen forschende Universalgelehrte, Arzt und Physiologe Albrecht von Haller (1798–1777) veröffentlichte 1753 die Ergebnisse seiner jahrelangen tierexperimentellen Studien („Über die empfindlichen und reizbaren Teile des menschlichen Körpers") und prägte die Begriffe „Irritabilität" für die reizbare Muskelfaser und „Sensibilität" für die empfindsame Nervenfaser. In der zweiten Hälfte des 18. Jahrhunderts rückten – beeinflusst von Hallers bahnbrechenden Erkenntnissen – zunehmend Gehirn- und Nervensystem in den Mittelpunkt der medizinischen Naturforschung. Der schottische Arzt William Cullen (1710–1790), der in Glasgow und Edinburgh lehrte, führte alle Krankheiten direkt oder indirekt auf eine Störung des Nervensystems zurück. Er gilt als Begründer der Neuropathologie und prägte als erster den Begriff der Neurose. Sein bekanntester Schüler war John Brown (s. u.).

Die Erforschung von Gehirn und Nervensystem nahm breiten Raum ein, wie die Beispiele von Samuel Thomas Soemmerring (1755–1830) und Charles Bell (1774–1842) zeigen. Soemmerring war ein herausragender Anatom, der sich besonders der Gehirnanatomie widmete. Er benannte als erster die Hirnanhangsdrüse als „Hypophyse" und entdeckte 1791 den gelben Fleck in der Netzhaut des Auges. Als er jedoch in seinem Buch „Über das Organ der Seele" (1796) den Sitz der Seele in die Flüssigkeit der Hirnkammern verlegte, entfachte er eine heftige Diskussion und stieß überwiegend auf Ablehnung. Die entscheidende Wende in der Hirnforschung wurde durch die Gall'sche Schädellehre (s. u.) eingeleitet: Erstmals rückten die Hirnwindungen ins Blickfeld der Forschung: Die Seele oder die geistigen Vermögen wurden nun nicht in einen zentralen Ort innerhalb des Gehirns lokalisiert, sondern auf die Hirnoberfläche.

Ein weiterer Meilenstein der Hirnforschung war das 1811 erschienene Buch über die Hirnanatomie von Charles Bell, in dem er zu neuen Erkenntnissen über die Funktion von Gehirn und Nervensystem gelangte. Der in London wirkende schottische Anatom wurde durch seine Entdeckung der unterschiedlichen Funktionen der Nervenwurzeln des Rückenmarks zum Wegbereiter der Neurologie. Er zeigte im Tierexperiment die unterschiedlichen Funktionen der beiden Nervenwurzeln am Rückenmark und bahnte der Erkenntnis den Weg, dass die vorderen Wurzeln motorische und die hinteren sensorische Reize leiten (Bell-Magendie-Gesetz). Bell arbeitete mit den neuen Methoden der funktionellen Anatomie und versuchte, aus den anatomischen Verhältnissen auf die Funktion der Nerven zu schließen. Systematisch untersuchte er Hirn- und Rückenmarksnerven, indem er Nervenstränge entweder durchtrennte oder stimulierte, um aus dem veränderten Verhalten der Versuchstiere auf die jeweilige Funktion zu schließen.

Von grundlegender Bedeutung war die allgemeine Gewebelehre, die vom französischen Arzt und Anatomen Xavier Bichat (1771–1802) um 1800 begründet und später „Histologie“ genannt wurde. Bichat hatte sich zum Ziel gesetzt, ein vollständiges System der Medizin zu entwickeln, das ausschließlich auf anatomischen und physiologischen Tatsachen basierte. Freilich glaubte er nicht, die Erscheinungen des Lebendigen mechanisch-chemisch erklären zu können. Die vitalen Eigenschaften gehörten seiner Auffassung nach nicht den Molekülen der belebten Materie an; sie seien vielmehr an gewisse Strukturen gebunden und durch die organische Anordnung der Materie bedingt. Somit rückte das Gewebe als wesentliches Element der Anatomie bzw. Physiologie in den Mittelpunkt des Interesses: Wie die zeitgenössische Chemie die Wissenschaft von Elementarkörpern sei, solle die allgemeine Anatomie die Wissenschaft von den elementaren Geweben sein, die sich durch die Zusammensetzung und Anordnung ihrer Fasern unterscheiden. Der Blick richtete sich auf die Elementargewebe, welche die einzelnen Körperteile bilden und Grundlage für die Krankheits- und Heilungsprozesse darstellen.

Brownianismus: sthenische und asthenische Krankheiten

Um 1780 begründete der schottische Arzt John Brown (1735–1788) ein Heilsystem, das rasch in Europa wie Amerika zahlreiche Anhänger fand und die romantische Naturphilosophie insbesondere in Deutschland stark beeinflusste. Das Brownsche Heilsystem war höchst einfach und einprägsam, da es weder auf anatomische noch auf physiologische oder biochemische Einzelheiten Rücksicht nehmen musste. Die dem menschlichen Organismus innewohnende spezifische Kraft, die mit den Begriffen „Lebenskraft“, „Irritabilität“ (Reizbarkeit) und „Sensibilität“ (auch „Sympathie“)

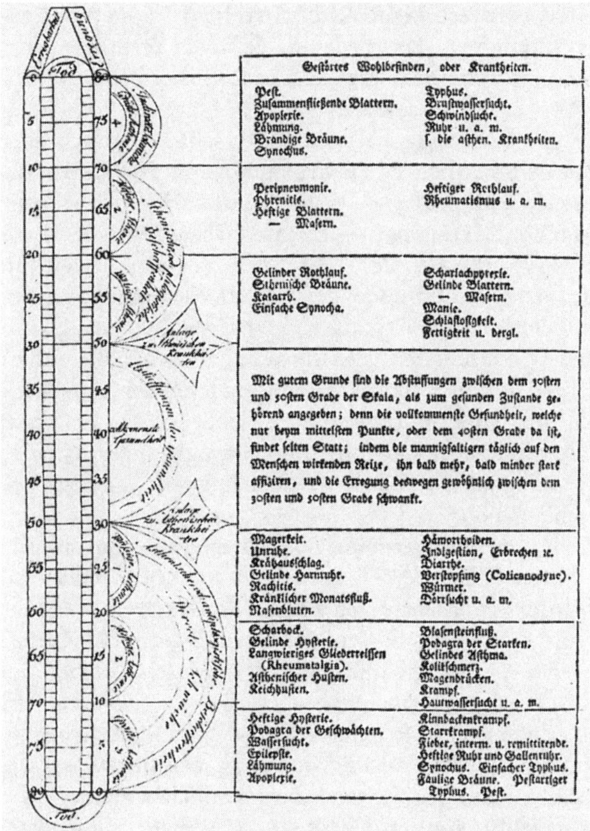

Abb. 35: John Browns „Skala der Erregbarkeit"; Abweichungen vom idealen Gesundheitszustand (40 Grad) rufen sthenische Krankheiten (über 50 Grad) bzw. asthenische Krankheiten (unter 30 Grad) hervor.

bezeichnet wurde und besondere Affinität zum Nervensystem habe, nannte Brown „Erregbarkeit". So leitete er alle Krankheiten konsequent aus dem Missverhältnis von Reizstärke und Erregbarkeit des Organismus ab und teilte sie in zwei Gruppen ein: die „sthenischen Krankheiten" durch zu starke Erregung, und die „asthenischen Krankheiten" durch zu schwache Erregung. Die Therapie richtete sich nach dem Modell des gegenläufigen Eingreifens (*contraria contrariis*), der biologischen Gegensteuerung und Korrektur: Reizentzug bei den Sthenikern, Reizzufuhr bei den Asthenikern.

Insbesondere in der „Irrenheilkunde" um 1800 (s. u.) war dieses Brown'sche Schema tonangebend. Bei Manie und Tobsucht („Sthenie") wurde der Kranke durch Reizentzug herabgestimmt (z. B. Aderlass, Fixierung im Zwangsstuhl), bei Hypochondrie und Melancholie („Asthenie") sollte er aufgeregt werden (z. B. durch körperliche Bewegung, Alkohol). Der Bamberger Arzt Andreas Roeschlaub (1768–1835) gehörte zu den wichtigsten Vertretern des Brownianismus in Deutschland.

„Fliegende Lazarette“: Militärmedizin auf dem Vormarsch

In der Zeit nach der Französischen Revolution rückte auch die Feldchirurgie und das Lazarettwesen neu in den Mittelpunkt des öffentlichen Interesses. So richtete der französische Militärchirurg Dominique Jean Larrey (1766–1842) erstmals 1792 „Fliegende Lazarette“ (*ambulances volantes*) für die französische Revolutionsarmee ein, die Krieg gegen Österreich und Preußen führte. Bisher wurden die Verwundeten in der Regel in offenen Wagen auf schlechten Straßen zu den weit entfernten Spitälern transportiert. Sie starben entweder in großer Zahl unterwegs oder in den nur provisorisch in Kirchen eingerichteten Feldlazaretten. Oft ließ man die Verletzten auch so lange auf dem Schlachtfeld liegen, bis das Gefecht beendet war. Larrey, der u. a. auch die Amputationstechnik verbesserte, schaffte nun mit seinen Rettungswagen erstmals Abhilfe. Er bildete Trupps von je drei berittenen Chirurgen und einem Krankenwärter. Diese führten Pferde mit sich, welche Verbandszeug und Körbe zur Aufnahme der Verwundeten trugen. So konnten die Verletzten schon auf dem Schlachtfeld versorgt werden. Auch die gegnerische preußische Armee führte rasch diese „Fliegenden Lazarette“ ein.

Weitere Reformen des Sanitätswesens betrafen die Einführung von Examina und medizinischen Kursen für die rekrutierten Ärzte und Chirurgen. Neu war der Gedanke – lange vor der Einrichtung des Roten Kreuzes 1864 – den verletzten Feinden ebenfalls Erste Hilfe zu gewähren. Gleichwohl hatten die Feldschlachten verheerende Folgen: So wurden etwa in der Völkerschlacht bei Leipzig vom 16. bis 19. Oktober 1813 insgesamt etwa 100.000 Soldaten getötet oder verwundet. Von den 34.000 Verwundeten in Leipzig starben allein 11.000. Von den sieben Fliegenden Feldlazaretten der preußischen Armee war nur eines bei der Völkerschlacht im Einsatz. So fehlte es an Transportmitteln für die Verwundeten. Wegen der katastrophalen hygienischen Zustände breiteten sich Seuchen aus, bei der Belagerung von Torgau 1813 starben etwa 20.000 Menschen an einer Typhusepidemie.

Situation im Lazarett

Der berühmte Arzt und Naturforscher Johann Christian Reil (1759–1813), der mit der Organisation der Lazarette beauftragt war und selbst Opfer einer Typhusepidemie im Gefolge der Völkerschlacht bei Leipzig wurde, schrieb am 26. Oktober 1813 an den Minister vom und zum Stein:

„In Leipzig fand ich ungefähr 20.000 Verwundete und kranke Krieger aller Nationen. Sie liegen [...] in dumpfen Spelunken, in welchen selbst das Amphibienleben nicht Sauerstoffgas genug finden würde [...]. Ihre Glieder sind [...] brandig und liegen in allen Richtungen neben den Stümpfen. Daher der Kinnbackenkrampf [Tetanus] [...], welcher um so mehr wuchert, als Hunger und Kälte seiner Hauptursache zur Hülfe kommen .[...] Verwundete [...] faulen in ihrem eigenen Unrathe an.“

Quelle: Zit. n. Heinz Schott, Die Chronik der Medizin, Dortmund 1993, S. 260.

Seuchenbekämpfung und Pockenschutzimpfung

Während die Pest im frühen 18. Jahrhundert aus Europa endgültig verschwand, traten andere Seuchen in den Vordergrund: etwa Gelbfieber und Pocken im 18. und die Cholera im 19. Jahrhundert. Vor allem die Gelbfieberepidemie in Philadelphia (USA) von 1793 erregte die internationale Aufmerksamkeit. Etwa ein Zehntel der Bevölkerung wurde damals hingerafft. Die wahre Ursache dieser akuten Infektionskrankheit, die von Schmerzen, Fieber, Hautblutungen und schwarzem Erbrechen begleitet ist und oft mit Malaria und anderen Fiebern verwechselt wurde, war damals noch unbekannt. Erst im 20. Jahrhundert wurde das Virus als Erreger nachgewiesen, das über eine Hausmücke (*Aedes ägypti*) übertragen wird. Die Epidemie von Philadelphia führte zu einem Streit zwischen den Kontagionisten, die an eine Ansteckung durch ein spezifisches Gift (*Kontagion*) von Mensch zu Mensch glaubten, und den Antikontagionisten unter Führung des bekannten US-amerikanischen Arztes Benjamin Rush (1745–1813), die als Ursache krankmachende Ausdünstungen (*Miasma*) durch den Schmutz in der Stadt und verdorbenes Gemüse annahmen, Isolierungsmaßnahmen deshalb für überflüssig erklärten und die Krankheit vor allem mit Aderlässen zu therapieren versuchten.

Die Einführung der Pockenschutzimpfung durch den britischen Arzt Edward Jenner 1796 stellte eine Wende in der Seuchenbekämpfung dar. Dieser führte erfolgreich die Vakzination (von lat. *vacca* = Kuh) mit Kuhpockenlymphe durch und löste damit die gefährlichere traditionelle Inokulation mit Menschenpocken (Variolation) ab.

Vakzination

Edward Jenner (1749–1823) beschreibt seine Epoche machende Beobachtung folgendermaßen:

„Um den Verlauf der Infektion noch genauer zu beobachten, impfte ich einem gesunden achtjährigen Knaben die Kuhpocken ein. Der Stoff stammte aus der Pustel des Armes einer Milchmagd, die sich bei den Kühen ihres Herren angesteckt hatte und wurde am 14. Mai 1796 mittels zweier seichter Hautschnitte, von denen jeder halb daumenbreit war, dem Arme des Knabens appliziert. Am 7. Tage klagte er über Schwere in der Achsel, am 9. Tage befiel ihn leichter Frost, er verlor den Appetit und hatte geringe Kopfschmerzen. [...] Die Erscheinung an den Einschnittstellen war in ihrem Fortschreiten bis zum Stadium der Eiterung ganz dieselbe, wie sie in ähnlicher Weise bei der Blatternmaterie zustande kommt".

Quelle: Zit. n. Heinz Schott, Die Chronik der Medizin, Dortmund 1993, S. 244.

Jenner machte sich damit die Beobachtung zunutze, dass der am Euter der Kuh bei den sog. Kuhpocken auftretende Ausschlag auch das Gesinde anstecken kann, welches die kranken Kühe melkt, und dass diese Menschen während einer späteren Pockenepidemie von der Seuche verschont bleiben oder nur geringfügig erkranken.

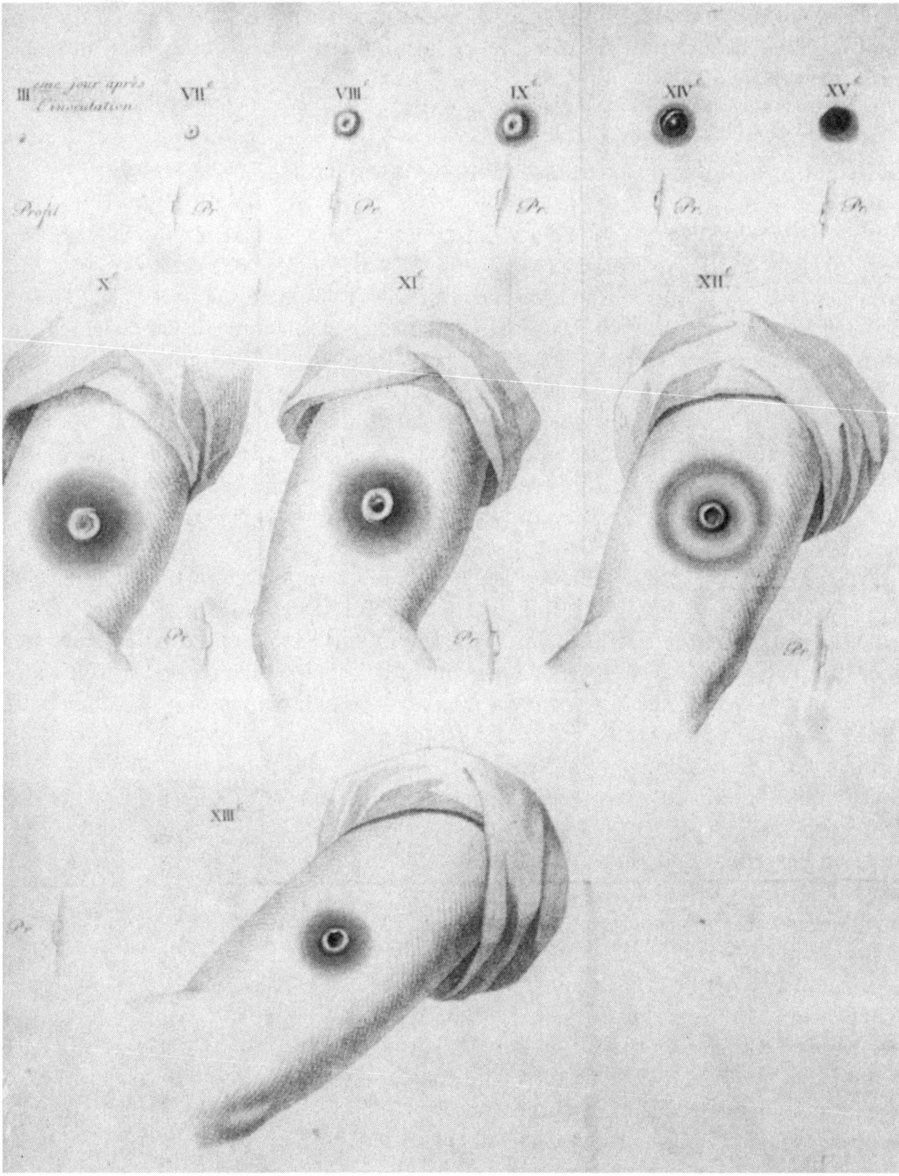

Abb. 36: Pockenschutzimpfung: Hautreaktionen an der Impfstelle; aus der französischen Übersetzung von Edward Jenners Bahn brechender Schrift (1798/1800).

Diese Pockenschutzimpfung stellte eine Sensation dar, die weltweit rasche Verbreitung fand, jedoch im Verlaufe des 19. Jahrhunderts einen heftigen „Impfstreit" auslöste (vgl. Kap. 7)

Galls Schädellehre: spekulative Neurowissenschaft

Am 24. Dezember 1801 verbot der römisch-deutsche Kaiser Franz Josef II. die Privatvorlesungen des Hirnforschers Franz Josef Gall (1758–1828), da dessen Lehre zum Materialismus führe und gegen die Grundsätze von Religion und Moral verstoße. Gall behauptete nämlich, dass man geistige Eigenschaften an der Schädelform erkennen könne. Er forschte – insbesondere auch angeregt durch die Physiognomik von Johann Caspar Lavater (1741–1801) – nach Beziehungen zwischen psychologischen Befunden und der Kopfform von Menschen und Tieren, u. a. durch Obduktion von verstorbenen Geisteskranken im Wiener „Narrenturm". Gall glaubte, daß sich geistige Funktionen und Eigenschaften in der Hirnrinde lokalisieren ließen und dass deren Aktivität sich in mehr oder minder ausgeprägten Vorwölbungen des Schädels kundtue.

Gall gehört ohne Zweifel zu den bedeutendsten Hirnforschern seiner Zeit. 1805 gab er seine Wiener Praxis auf und unternahm eine „kranioskopische Reise" durch ganz Europa, um seine Lehre der interessierten Öffentlichkeit vorzustellen. 1807 ließ er sich in Paris nieder, wo er neben einer umfangreichen ärztlichen Praxis seine kranioskopische Forschungstätigkeit fortsetzte. Gall gilt heute nicht nur als Wegbereiter des Lokalisationsgedankens in der Hirnforschung. Er kann auch als ein Begründer der Psychologie als biologischer Wissenschaft gelten. Hirn und Geist betrachtete er analog zu anderen Organen und ihren Funktionen und machte so die Körper-Geist-Problematik zu einem Gegenstand der Biologie. Er lokalisierte 27 „Hirnorgane".

Die entsprechende Markierung von Totenschädeln und die Inspektion bzw. das Betasten der Köpfe Lebender wurde im frühen 19. Jahrhundert zu einer Modeerscheinung, die später als „Phrenologie" bezeichnet wurde. Die Schädelvermessung im Rahmen der physischen Anthropologie zu rassenhygienischen Zwecken kam gegen Ende des 19. Jahrhunderts auf und kann ideologisch nicht auf Gall zurückgeführt werden. Eine wertende Rassenkunde im Sinne von Eugenik oder „Rassenhygiene" lagen außerhalb seines Gesichtskreises (vgl. Kap. 9).

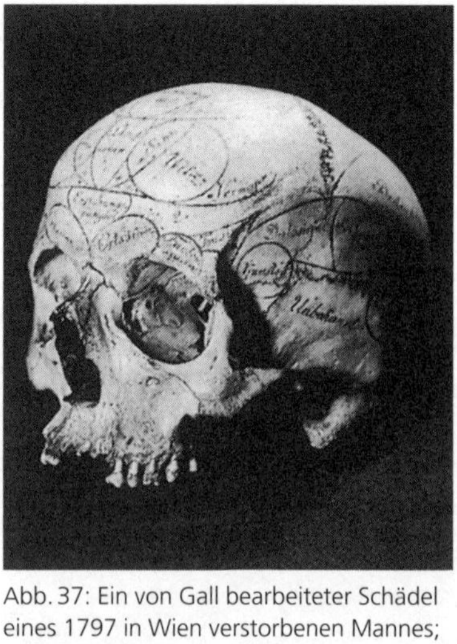

Abb. 37: Ein von Gall bearbeiteter Schädel eines 1797 in Wien verstorbenen Mannes; er unterschied 27 „Hirnorgane" für verschiedene psychische Anlagen.

„Makrobiotik": Impuls für die Naturheilkunde

Einer der einflussreichsten Ärzte zwischen Aufklärung und Romantik war Christoph Wilhelm Hufeland (1762–1836), der in Weimar praktizierte und 1800 vom preußischen König als Leibarzt nach Berlin berufen wurde, wo er das *Collegium medicochirurgicum* und die *Charité* zu leiten hatte. An der 1810 neu eröffneten Universität in Berlin übernahm er den Lehrstuhl für spezielle Pathologie und Therapie. In seiner Weimarer Zeit begründete er die „Makrobiotik", die „Kunst, das menschliche Leben zu verlängern" (1796). Gerade dieses Werk machte ihn zu einer Projektionsfigur der modernen Naturheilkunde, zu einem Arzt, der die Volksheilkunde mit den neuesten Forschungen der Wissenschaft harmonisch verbinden wollte. In Weimar stand er in engem Kontakt mit Wieland, Herder, Schiller und Goethe; er trug seine Ideen zur Makrobiotik der Goethe'schen Freitagsgesellschaft vor.

Hufeland knüpfte bewusst an der langen Tradition der medizinischen Diätetik an, die auf die Antike zurückgeht und als Lehre von der gesunden Lebensführung eine eigene medizinische Literaturgattung ausmacht (vgl. Kap. 2). Letztlich ging es dabei um Krankheitsprophylaxe bzw. Präventivmedizin. Die Vorstellung vom „rechten Maß", der Mäßigung wird zur Leitidee: „Das Resultat aller Erfahrung und ein Hauptgrund der Makrobiotik ist: Der Mittelton in allen Stücken, die aurea mediocritas, die Horaz so schön besang, [...] ist auch zur Verlängerung des Lebens am zuträglichsten. In einer gewissen Mittelmäßigkeit des Standes, des Klimas, der Gesundheit des Temperaments, der Leibeskonstitution, der Geschäfte, der Geisteskraft, der Diät usw. liegt das größte Geheimnis, um alt zu werden. Alle Extreme [...] hindern die Verlängerung des Lebens." Ab 1795 gab Christoph Wilhelm Hufeland das „Journal der practischen Arzneykunde und Wundarzneykunst" heraus. Unparteiisch erteilte er hier Ärzten der unterschiedlichsten Richtungen das Wort für und wider die Neuerungen in der praktischen Medizin, die Hufeland als wertvolle Ergänzungen des therapeutischen Arsenals verstand. So wurden u. a. Akupunktur, Pockenschutzimpfung, Wasserheilkunde und viele andere Methoden abgehandelt. Vor allem die Wasserheilkunde (Hydrotherapie) sollte – von Vinzenz Prießnitz bis zu Sebastian Kneipp – zur Grundlage der Naturheilbewegung werden (vgl. Kap. 12).

Samuel Hahnemanns Homöopathie

Die Homöopathie ist sowohl in theoretischer wie praktischer Hinsicht klar von der klassischen Naturheilkunde abzugrenzen. Besonders erwähnenswert ist die Tatsache, dass Samuel Hahnemann 1796 in Hufelands Journal (s. o.) sein „neues Princip zur Auffindung der Heilkräfte der Arzneisubstanzen" beschrieb und dabei bereits den therapeutischen Grundsatz seines Heilsystems formulierte: „Man ahme der [!] Natur nach, welche zuweilen eine chronische Krankheit durch eine andere hinzukommende heilt, und wende in der zu heilenden (vorzüglich chronischen) Krankheit dasjenige Arzneimittel an, welches eine andere, möglichst ähnliche, künstliche Krankheit zu erregen imstande ist, und jene wird geheilt werden; Similia similibus."

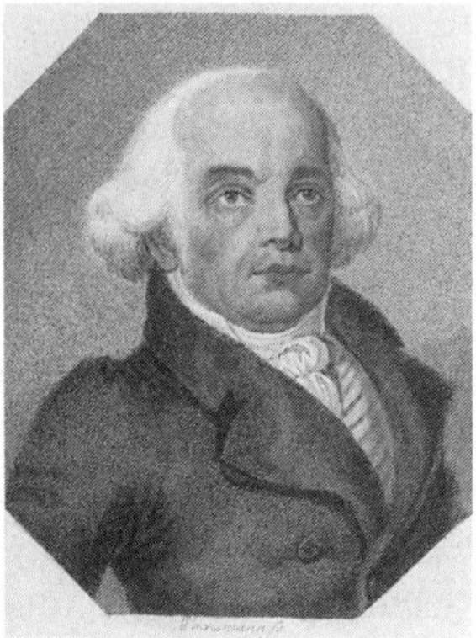

Abb. 38: Porträt, um 1820.

Samuel Hahnemann (1755–1843)

Der in Meißen geborene Begründer der Homöopathie beendete 1779 sein Medizinstudium in Erlangen und war anschließend an zahlreichen Orten ärztlich tätig. Durch einen Selbstversuch mit Chinarinde entwickelte er sein homöopathisches Axiom: *similia similibus curentur* (Ähnliches möge mit Ähnlichem geheilt werden, Simile-Prinzip), das er erstmals 1796 in Hufelands „Journal der practischen Heilkunde" veröffentlichte. 1805 ließ er sich in Thorgau als Arzt nieder, veröffentlichte 1810 sein Hauptwerk „Organon der rationellen Heilkunde" und zog im Folgejahr nach Leipzig, wo er sich habilitierte und mit großem Erfolge praktizierte. 1829 kam es zum Bruch zwischen ihm und einem Teil seiner Schüler bzw. Anhänger. Nach dem Tod seiner Frau heiratete er 1835 als 80jähriger eine 45 Jahre jüngere französische Künstlerin und siedelte nach Paris über.

Dieser Grundsatz, Ähnliches mit Ähnlichem zu heilen, wurde zur Kampfansage an die traditionelle Gegensatztherapie, wie sie etwa der Brownianismus mit zum Teil drastischen Mitteln vertrat. 1801 entwickelte Hahnemann in seiner Arzneimittellehre das Dogma von der Verdünnung, der so genannten „Potenzierung" der „Arznei-Stoffe", das aus naturwissenschaftlicher Sicht bis heute als wissenschaftlich nicht zu beweisende Spekulation abgelehnt wird. Seit den 1820er Jahren entstanden homöopathische Ärzte- und später Laienvereine sowie spezielle Zeitschriften. Die Universitätsmedizin blieb überwiegend ablehnend gegenüber der Homöopathie, in Tübingen und Budapest wurden freilich Lehrstühle eingerichtet. 1810 veröffentlichte Hahnemann sein Hauptwerk „Organon der rationellen Heilkunde", mit dem das System der Homöopathie begründet wurde, das er selbst bereits 1807 als solche bezeichnete. Die Symptome sollten für den Arzt entscheidend sein, um sich ein „Bild" der Krankheit zu entwerfen und davon eine Therapie abzuleiten. Die Homöopathie sollte im 19. Jahrhundert eine beachtliche Verbreitung und wissenschaftliche Anerkennung finden, insbesondere in den USA, als in Deutschland schon längst die naturwissenschaftliche Medizin das Sagen hatte. Heute ist sie als („alternative") Heilmethode weltweit verbreitet und genießt vor allem in Indien und Lateinamerika große Popularität.

Entstehung der „Irrenheilkunde"

Das Menschenbild der Französischen Revolution führte auch in der Medizin zu neuen Einstellungen. Insbesondere in der „Irrenheilkunde" machte sich der neue Zeitgeist bemerkbar. Die so genannten Irren wurden nun als Kranke eingestuft, die es mit medizinischen Mitteln zu therapieren galt. Sie sollten nicht mehr länger in Arbeits-, Zucht- und Tollhäusern mit Kriminellen, Landstreichern und anderen sozial Geächteten zusammengesperrt werden. Der bekannte französische Arzt Philipp Pinel (1745–1826) befreite um 1794/95 die Geisteskranken in der Pariser Anstalt „Hospice de Bicêtre" von ihren Ketten – ein legendärer Akt, der seither vielfach idealisiert wurde. Pinel verkündete: „Die Irren sind keine Schuldigen, die man bestrafen muß, sondern Kranke, die alle Rücksicht verdienen, die wir einer leidenden Menschheit schuldig sind."

Die „Dialektik der Aufklärung" (Adorno/Horkheimer) offenbarte sich jedoch gerade in der Behandlung der Irren. Denn in der nun entstehenden Anstaltspsychiatrie im Anschluss an die Französische Revolution kamen ebenfalls drastische Zwangsmittel zum Einsatz, welche freilich medizinisch und zugleich pädagogisch als therapeutische Maßnahmen deklariert wurden. Vor allem der Zwangsstuhl wurde nun als „Beruhiger" eingeführt, kalte Duschen, Zwangsfixierungen, drastische ableitende Maßnahmen etc. waren an der Tagesordnung.

Um die Menschen zur Ordnung zurückzuführen, gab es auch militärische Übungen, ein Zwangsexerzieren, wie auf dem Kasernenhof. Als Leitidee diente der Brownianismus (s.o.), dessen physische Gegenreizmethode zugleich erzieherisch auf die Irren einwirken sollte.

Gleichzeitig waren in der Irrenheilkunde noch die traditionelle Humoralpathologie und die durch sie begründeten Ableitungsmethoden aktuell (vgl. Kap. 2). Allerdings konzentrierte sich nun das Interesse zunehmend auf *einen* Saft, nämlich das Blut mit seinen krankhaften Stoffen („Schärfen"), die mit entsprechenden Methoden abgeleitet werden sollten. Aderlass, Blutegel und Schröpfen waren in der Allgemeinmedizin des 18. und 19. Jahrhunderts überaus verbreitet – also just jene Ableitungsverfahren, die bereits in der antiken Medizin als etablierte Behandlungsmethoden galten. Die wichtigste ableitende Maßnahme war die „Blutentziehung" durch Aderlass, wie er

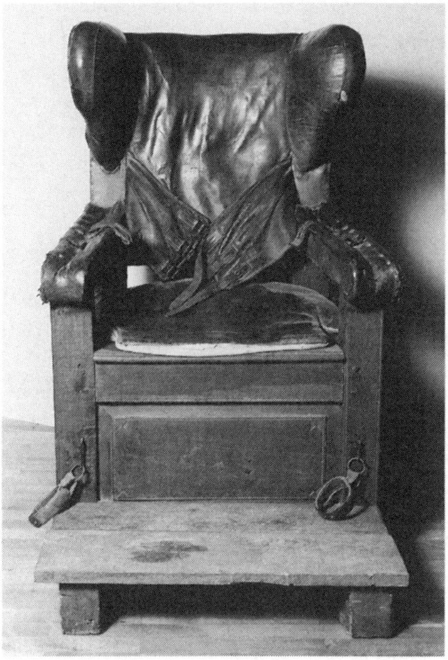

Abb. 39: Zwangsstuhl (*tranquilizer*) zur Ruhigstellung „Tobsüchtiger", Anfang 19. Jahrhundert, Psychiatriemuseum Haina.

noch um 1800 in der gesamten Medizin als Universaltherapie praktiziert wurde und sich gerade in der Psychiatrie größter Beliebtheit erfreute. So rühmte der US-amerikanische Arzt und Wegbereiter der Psychiatrie Benjamin Rush (s. o.) den Aderlass als „Heilmittel" wider den Wahnsinn. Wegen der Hartnäckigkeit dieser Krankheit müsse die Menge des entzogenen Blutes größer sein, als in irgend einer andern organischen Krankheit. Da der Wahnsinn die „Wirkung einer chronischen Hirnentzündung sei", wie Rush meinte, war folglich der Aderlass das entzündungshemmende Heilmittel der Wahl.

Sehr häufig wurden zum Teil drastische Manipulationen am Kopf empfohlen, die auch für andere Körperregionen in Frage kamen: Schröpfen (an Schläfen, hinter den Ohren, am Nacken), Haarseile (am Nacken), Blutegel (in der Nase). Letztere Methode empfahl z. B. der Bonner Internist und Förderer der Psychiatrie Friedrich Nasse (1778–1851).

Warum wurden in der Zeit um 1800 Kopf und Nacken zur bevorzugten Körperregion für therapeutische Anschläge aller Art? Entscheidend war wohl die Gleichsetzung des Gehirns mit dem „Organ der Seele" und die Erklärung der „Geisteszerrüttung" (Geisteskrankheit) mit einer Entzündung des Gehirns (Phrenitis). *Im* Kopf saß vermeintlich das Übel. Folglich mussten die Entzündungs- und Schadstoffe nach dem Modell des „Siegburger Siegels" *am* Kopf abgeleitet werden.

„Siegburger Siegel"

Als besonders gravierende Maßnahme einer therapeutischen Ableitung im Sinne der Humoralpathologie sei das „Siegburger Siegel" vorgestellt, wie es unter dem Gründungsdirektor der Siegburger Heil- und Pflegeanstalt (eröffnet 1825) Maximilian Jacobi praktiziert wurde. In seinen „Erinnerungen eines alten Irrenarztes" schrieb dessen früherer Assistent Carl Pelman:

„Das Verfahren war folgendes: Zunächst wurde auf der Höhe des Scheitels [...] ein talergroßes Stück ausrasiert und mehrmals täglich mit einer starken Quecksilbersalbe eingerieben. Dies wurde solange fortgesetzt – etwa 3–5 Tage – bis die Haut des Schädels aufgetrieben, die Augen verschwollen und das Gesicht bis zur Unkenntlichkeit verstrichen war. Dann wurden die Einreibungen eingestellt und die Einreibungsstelle mit feuchtwarmen Breiumschlägen behandelt. Mittlerweile war das eingeriebene Stück der Kopfhaut schwarz und brandig geworden und fing an, sich [...] loszulösen, bis man es mit der Pinzette fassen und herausnehmen konnte. [...] die Einwirkung der Salbe war so gewaltig, daß ihr [der äußeren Schädelplatte] die innere Schädelplatte folgte. Die harte Hirnhaut lag alsdann frei, ohne jeden weiteren Schutz, und man konnte ihr Pulsieren sehen."

Quelle: Carl Pelman, Erinnerungen eines alten Irrenarztes, Bonn 1912, S. 35 f.

Generell gehe es, wie der Mitbegründer der Phrenologie (Schädellehre nach Gall) Johann Spurzheim sagte, um eine „herabspannende" Behandlung des hypersthenischen Zustandes des Gehirns: „Aderlässe sind hier das Hauptmittel, das Öffnen der Schläfenarterien, Schröpfköpfe in der Schlafgegend [Schläfengegend], hinter den Ohren oder am Halse, Blutigel an diesen Theilen angelegt, Aderlässe am Arme,

Abscheren des Kopfes, Umschläge von kaltem Wasser oder Eis, Besprinkeln mit bloßem Wasser [...].“ Durch den geschorenen Kopf werde, so die verbreitete Meinung unter Psychiatern, die Entleerung des Gehirn durch die unmerkliche Ausdünstung begünstigt.

Besondere Wertschätzung erfuhr die Anwendung von kaltem Wasser auf den Kopf. Im Sinne der Erregungslehre von John Brown (Brownianismus; s.o.) sollte das kalte Wasser den übermäßigen Erregungszustand herabstimmen und die vermehrte Nerventätigkeit gerade in der Tobsucht vermindern. So empfahl der Psychiater Karl Wilhelm Ideler 1838 Sturzbäder, „in rascher Zeitfolge 10–40 Eimer kaltes Wasser, [...] wobei der Kranke entkleidet in einer leeren Wanne sitzt, deren Boden von zahlreichen Löchern durchbohrt ist, durch welche das über seinen Kopf und Leib ausgeschüttete Wasser sogleich abfließen kann [...].“ In sehr hartnäckigen Fällen empfahl er kalte „Douchen“, „deren Strahl man seinem Kopf und Rücken spielen läßt, und welche sich insbesondere bei allen Wollüstigen sehr hülfreich beweiset, in dem die durch sie bewirkte Erschütterung des Rückenmarks die Nerven von der jedesmal nach wollüstigen Ausschweifungen zurückbleibenden Erschlaffungen befreit.“ Hier wird auf die vermuteten Nervenerschlaffungen durch Onanie angespielt, die von Ärzten, die sich der Aufklärung verpflichtet fühlten, in erster Linie als Quelle aller möglichen schweren Krankheiten angeprangert wurde.

Eine solche Kaltwasserkur stand – wie die Blutentziehung – als Behandlungsmethode in der Tradition der Humoralpathologie: Überschüssige oder verdorbene Säfte mit heißer Qualität (Galle, Blut) mussten gekühlt bzw. abgleitet werden. Kaltes Wasser und Aderlass waren die einfachsten Mittel, deren exzessiver Gebrauch unzählige Opfer auch außerhalb der Anstaltsmauern forderte. So schrieb der berühmte Pariser Psychiater J. E. D. Esquirol (1772–1840) im Jahr 1827: „Es bildete sich in den Anstalten die Methode, nach deren Grundsätzen das zu reichliche Blut entzogen und erfrischt werden mußte; daher man auch im Frühjahre und Herbst Blut ließ, fleißig badete, und die Gestörten an Händen und Füßen gebunden ins Wasser warf.“

Mit kaltem Wasser wurde aber in der Irrenanstalt nicht nur der Kopf traktiert. Eintauchungsbäder seien, so Esquirol, „bei geschwächten, insbesondere durch die Selbstbefleckung [Onanie] entkräfteten Subjecten“ nützlich. „Überraschungs-“ oder „Plongierbäder“, bei denen der Irre plötzlich ins kalte Wasser gestoßen wurde, seien durch den „heftigsten Schreck“ wirksam, kalte Begießungen wirkten beruhigend, Fußbäder seien zweckmäßig, „da sie durch einen Reiz an einer von dem afficirten Theile [d.h. vom Kopf] entfernten Stelle ableitend wirken“. Es sei hier angemerkt, dass die überraschenden Attacken mit kaltem Wasser, die „Dauerbäder“ jedoch eher mit (lau)warmem Wasser – letztere bis ins 20. Jahrhundert hinein – durchgeführt wurden.

Durch bestimmte Maßnahmen, wie etwas das Fußbad, sollten erregende Krankheitsstoffe über die Haut in gesunde Körperteile abgeführt werden. So schienen auch Blasenpflaster auf den Beinen die entzündlichen Energien der Geisteskrankheit vom Gehirn auf die untere Körperhälfte zu übertragen. Hierzu passt auch die Empfehlung des oben erwähnten Benjamin Rush, die Blutegel weniger am Kopf anzusetzen, als vielmehr an die Hämorrhoidalgefäße. Nach heutigen Maßstäben erscheinen die geschilderten drastischen Prozeduren vielfach als sadistisch und inhuman, als Foltermethoden – aufgrund der wissenschaftlichen Logik der Medizin erschienen sie damals jedoch weitgehend als rational, „wissenschaftlich" begründbar.

H. S.

Kapitel 7
Medizin und Naturwissenschaft: Physiologie, Zellularpathologie, Hygiene, Bakteriologie

Mit der bürgerlichen und der industriellen Revolution entstanden neue Rahmenbedingungen für die Gesundheitsversorgung: Der bisher eher kleinen akademischen Ärzteschaft wuchsen neue Aufgaben in der Versorgung des anwachsenden Bürgertums und später der Arbeiterschaft sowie in der Bewältigung neuer epidemiologischer Herausforderungen zu. Denn die Größenzunahme der Städte mit teilweise katastrophalen Wohnverhältnissen und die globale Mobilität zu den neuen Kolonialgebieten in Asien erhöhten die Gefahr endemischer und epidemischer Krankheiten wie Tuberkulose, Typhus und Cholera.

Zunehmend wurde das Experiment die allgemein anerkannte Weise zur Erzeugung und Überprüfung von Wissen in der Medizin. Aus der Anatomie entwickelte sich auf der Grundlage eines zunächst naturphilosophisch geprägten Interesses an Lebensvorgängen eine experimentelle Physiologie, die auch wesentliche Impulse für die Begründung von zwei neuen, maßgeblichen Fächern aussandte: Zellularpathologie und Bakteriologie.

Mit der Zellularpathologie als mikroskopischem Teil einer Solidarpathologie wurde die bis dahin dominierende Humoralpathologie abgelöst, also die Aufmerksamkeit von Flüssigkeiten im Lebenden auf morphologische Strukturen, die nicht mehr Teil lebender Organismen sind, verschoben.

In der Bakteriologie erlebte die bereits früher formulierte Lehre von der belebten krankheitsverursachenden Materie („Kontagion") ihren endgültigen Durchbruch.

Aus der Bakteriologie ergaben sich eine Stärkung der bereits bestehenden Hygienewissenschaften und – mit einer erheblichen Verzögerung von mehreren Jahrzehnten – die Entwicklung von aktiver und passiver Immunisierung sowie der anti-bakteriellen Therapie erst mit Salvarsan, dann Sulfonamiden und schließlich Penicillin. Trotzdem ist heute von einer „Wiederkehr der Seuchen" die Rede.

Gesellschaftliche Grundlagen der Medizin im 19. Jahrhundert

Während in Mittelalter und Früher Neuzeit akademisch ausgebildete Ärzte nur den kleinsten Teil der Bevölkerung medizinisch versorgten und der größere Teil, insbesondere der auf dem Land lebende, bei anderen mehr oder weniger professionalisierten Heilpersonen Behandlung fand, wurde die Ärzteschaft im Laufe des 19. Jahrhunderts zur unzweifelhaft wichtigsten Gruppe in der bezahlten Gesundheitsversorgung. Als Teil des aufstrebenden Bürgertums konnten Ärzte, wie schon zuvor als Berater der absoluten Fürsten, entscheidenden Einfluss darauf ausüben, dass der akademischen Medizin auch in der Gesetzgebung, in den neu entstehenden Verwaltungen und in der Gesellschaft insgesamt zentrale Bedeutung zukam.

Die höhere Zahl an Ärzten erlaubte eine größere Spezialisierung, wie sie sich etwa im neuen Phänomen ausschließlich oder überwiegend psychiatrisch tätiger Ärzte zeigte. In Deutschland ermöglichte die Gründung neuer Universitäten, darunter besonders der preußischen in Berlin (1810) und Bonn (1818), sowie die Reform alter Universitäten mit der Einrichtung von Universitätskliniken und theoretischen Instituten einen bis dahin nicht gekannten Umfang klinischer und experimenteller Forschung.

Die für Wissenschaft und ärztliche Spezialisierung günstige Verstädterung wirkte sich auf die Gesundheitssituation breiter Bevölkerungskreise zunächst eher negativ aus. Die Wohnviertel, die für die vom Lande zugezogenen Arbeitskräfte in den neuen Industriebetrieben entstanden, wiesen mit ihren beengten Wohnverhältnissen und fehlender Kanalisation hygienisch katastrophale Lebensbedingungen auf. Entsprechend nahm die Häufigkeit von Erkrankungen der Atem- und Verdauungsorgane zu, bis hin zu Tuberkulose und Typhus.

Mit dem wirtschaftlichen und technischen Aufschwung der zweiten Jahrhunderthälfte erhielt die Medizin neue Möglichkeiten, durch Ärzte mit umfangreicher Forschungstätigkeit, bessere Geräte und erweiterte Kommunikationsmöglichkeiten bahnbrechende Erkenntnisse zu gewinnen, anzuwenden und zu verbreiten.

Klinische Beobachtung und Lehre

Die galenisch-scholastische Medizin hatte sich vorwiegend auf unmittelbar sichtbare oder vom Patienten mitgeteilte Krankheitszeichen gestützt und eher wenig körperliche Untersuchung und kontinuierliche Verlaufsbeobachtung am Krankenbett eingesetzt. Schließlich sah man die Patienten, wenn überhaupt, nur bei den anstehenden Besuchen in deren Hause oder im Armenspital. Mit der „Geburt der Klinik" (Michel Foucault) im 18. Jahrhundert, also der Entstehung von ausschließlich auf Krankenversorgung ausgerichteten Einrichtungen, standen nun Patienten rund um die Uhr zur engmaschigen Beobachtung und wiederholten körperlichen Untersuchung zur Verfügung – und das sogar über den Tod hinaus, denn bei in der Klinik Verstorbenen waren Obduktionen in ganz anderem Umfang möglich als zuvor.

Diese Verfügbarkeit von Patienten kam dem Studentenunterricht wie der Entwicklung der Krankheitslehre zugute. Vor allem in der Leidener und später in der Wiener Schule waren hier bereits im 18. Jahrhundert bis heute gültige Erkenntnisse über den Zusammenhang bestimmter Symptome mit Veränderungen an inneren Organen gewonnen worden. Neben der intensiven Korrelation von Klinik und pathologischer Anatomie wurden auch die Möglichkeiten der klinischen Untersuchung selbst erweitert. Die Auskultation mit dem Stethoskop, die Perkussion und das Fiebermessen mit dem Thermometer avancierten im 19. Jahrhundert zu selbstverständlichen Bestandteilen ärztlicher Tätigkeit.

In der ärztlichen Ausbildung trat der Unterricht am Krankenbett zunehmend neben die Vorlesung vom Katheder und das Bücherstudium. Außer den bald an allen Universitäten eingerichteten Kliniken für Medizin, Chirurgie und Geburtshilfe, in denen selbstverständlich auch die Patienten mit Krankheiten aus erst viel später eingerichteten Fachgebieten wie der Urologie, Neurologie, Augen- oder Kinderheilkunde stationär behandelt wurden, gab es dafür die neue Einrichtung der Poliklinik, um Armensprechstunden abzuhalten und durch angehende Ärzte unter Supervision ärmere Kranke in ihren Wohnungen behandeln zu lassen.

Von der Naturphilosophie zur Naturwissenschaft

Wie schon die Vielfalt der Konzepte und Systeme um 1800 zeigte (vgl. Kap. 6), gab es keineswegs ein lineares Fortschreiten von den anatomischen und physiologischen, chemischen und physikalischen Beobachtungen der Frühen Neuzeit hin zur naturwissenschaftlichen Medizin des 19. Jahrhunderts. Die verbreiteten mechanistischen und materialistischen Erklärungs- und Behandlungsweisen des 18. Jahrhunderts boten für die Phänomene des Lebendigen, um die es ja auch in der Natur des Menschen und seinen Krankheiten geht, alleine offenbar nicht die nötige geistige Weite. Insofern bildeten die Naturphilosophie im Gefolge des Philosophen Friedrich Wil-

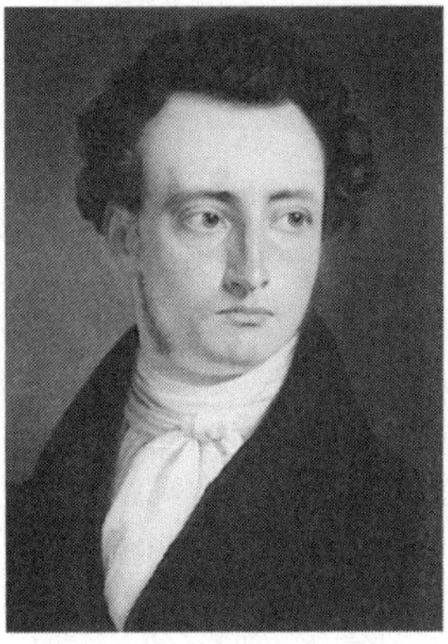

Abb. 40: Gemälde von J. H. Richter, 1826.

Johannes Müller (1801–1858)

Müller war zunächst, angeregt durch seine Bonner Studienzeit, an der romantischen Naturphilosophie interessiert, wandte sich jedoch als Professor der Anatomie und Physiologie in Bonn und Berlin einer eher naturwissenschaftlich orientierten Physiologie zu. Seine Arbeitsgebiete umfassten die vergleichende Physiologie der Sinne, die Reflexphysiologie, die Physiologie der Sprachmotorik, aber auch Fragen der vergleichenden Embryologie, der Blut- und Lymphchemie, der Anatomie und Physiologie der exokrinen Drüsen. Zu seinen Schülern, zählten u. a. der Sinnesphysiologe und Erfinder des Augenspiegels Hermann von Helmholtz (1823–1894), der Elektrophysiologe Emile du Bois-Reymond (1818–1896), Sigmund Freuds physiologischer Lehrer Ernst-Wilhelm Brücke (1819–1892), Robert Kochs Lehrer Jakob Henle (1809–1885), der Begründer der Zelltheorie Theodor Schwann (1810–1882) und Rudolf Virchow (s. u.).

helm Joseph (von) Schelling (1775–1854) und romantisches Gedankengut, die in den ersten Jahrzehnten des 19. Jahrhunderts bei Ärzten und Naturforschern in Deutschland bestimmend waren, keineswegs nur die ihnen oft zugeschriebenen Sackgassen oder Irrwege. Sie waren vielmehr mit ihren Spekulationen und genauen Naturbeobachtungen eine Voraussetzung für Hypothesenbildung und empirische Untersuchungen der nachfolgenden Zeit. So lässt sich auch im Lebensweg des bedeutendsten naturwissenschaftlichen Forschers und akademischen Lehrers der ersten Hälfte des 19. Jahrhunderts auf dem Gebiet der Medizin und Biologie, Johannes Müller, diese Entwicklung verfolgen.

Pathologie: Die Anwendung von Anatomie und Physiologie auf Krankheit

Zentrales Anliegen der Generation von Müllers Schülern war es, die Kausalität von pathologischen Phänomenen in empirisch nachweisbaren Gesetzmäßigkeiten zu formulieren.

Bei dieser Ursachensuche war es nun gegenüber den spekulativen Säftemischungen der Humoralpathologie und im Gefolge der frühneuzeitlichen Anatomie und Physiologie erklärtes Ziel, die morphologische Struktur, die messbaren Größenveränderungen und die experimentell reproduzierbaren Phänomene des Lebendigen zu studieren. Tierversuch und Mikroskopie wurden die wichtigsten Verfahren in Physiologie und anatomischer Pathologie, die sich als eigene Fächer aus der theoretischen Mutterdisziplin Anatomie entwickelten. In der Morphologie stellte die Zelltheorie, wie sie von Theodor Schwann vertreten wurde, den entscheidenden Durchbruch dar. Ohne die Auffassung von der Zelle als Grundbaustein alles Lebendigen wären sowohl Zellularpathologie als auch Bakteriologie nicht denkbar. Das entscheidende Verdienst, die Zelltheorie zu einer neuen Grundlage der Krankheitslehre fortgeführt zu haben, wird Rudolf Virchow zugeschrieben.

Kausalität

Jakob Henle schrieb in der von ihm mitherausgegebenen Zeitschrift für Rationelle Medicin (Heft 1, 1844, S. 1–35) im programmatischen Aufsatz „Medizinische Wissenschaft und Empirie“:

„Folgt nicht fast bei jeder Krankheit auf die Frage nach einer spezifischen Ursache oder nach dem Geständnis, daß eine solche nicht bekannt sei, dasselbe Heer von Schädlichkeiten, schlechte Wohnung und Kleidung, Branntwein und Liebe, Hunger und Kummer? Dies ist geradeso wissenschaftlich, als wenn ein Physiker lehren würde, der Fall der Körper rühre her vom Wegziehen eines Bretts oder eines Balkens, vom Abreißen eines Seils oder Drahtes, von der Existenz einer Öffnung und dergleichen.“

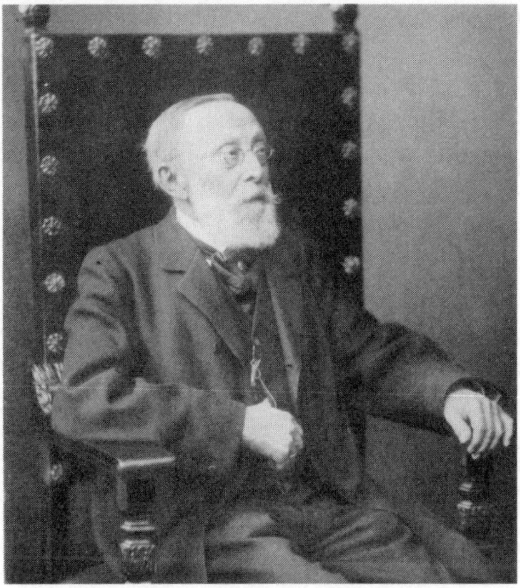

Abb. 41: Porträt, kurz vor seinem Tod, 1902.

Rudolf Virchow (1821–1902)

Als Professor in Würzburg (1849–56) und Berlin entwickelte Virchow in seiner 1858 publizierten „Cellularpathologie“ aus seiner mikroskopischen Praxis die Lehre, dass alle Krankheiten aus pathologischen Veränderungen der Zellen entstehen bzw. mit ihnen einhergehen. Sein intensives und umfassendes Interesse an Mensch und Krankheit führte in auch zum Studium des Zusammenhangs von Krankheit und soziallerberalen – vom lokalpolitischen Einsatz für Berliner Krankenhäuser und Stadthygiene bis zur Mitgliedschaft im Reichstag als zeitweiser Widersacher Bismarcks – sowie zur Unterstützung des neuen Gebiets „Ethnologie, Anthropologie und Urgeschichte“.

Virchows Zellularpathologie ist Ausdruck einer lokalistischen Krankheitsauffassung, nach der – im Gegensatz zur Humoralpathologie – jede physiologische Störung einen örtlich definierbaren Ausgang, einen anatomisch bestimmbaren Sitz hat. Schon Virchow selbst deutete auch Analogien zwischen Zellorganisation und gesellschaftlichen Systemen an, die in verschiedenen Diskursen bis ins 20. Jahrhundert bedeutsam wurden („Zellstadt“, „Volkskörper“).

Die „Naturalisierung" des Menschen durch Experiment und Evolutionslehre

Seine klassische Definition erfuhr das Experiment als Königsweg medizinischer Forschung gegenüber der bloßen Krankenbeobachtung durch Claude Bernard (1813–1878), der entsprechend das Hospital als Vorhalle, das Laboratorium aber als eigentlichen Tempel der medizinischen Wissenschaft bezeichnete. Die religiöse Metaphorik ist nicht zufällig, für viele Forscher dieser Zeit löste die Medizin die Religion als letzte Erklärungsweise der Welt ab.

Zu dieser neuen Experimentalwissenschaft gehört auch die Forschung am Menschen. Statt bloßer Beobachtung eines Heilversuchs, also der genauen Aufzeichnung einer nach bestem Wissen und Gewissen zum Wohl des Patienten unternommenen Maßnahme, geht es nun zunehmend um die systematische Testung mit dem Ziel des Erkenntnisgewinns – statt primär um den individuellen Nutzen. Damit verschiebt sich das hauptsächliche Interesse vom Arzt eines einzelnen Kranken zum Forscher für das Wohl der Menschheit, was für den Patienten gefährliche Folgen haben kann – und tatsächlich nicht nur in spektakulären Fällen hatte. Als ethisch sauberste, sogar heroische Lösung dieser Problematik galt der Selbstversuch; an abhängigen Mitarbeitern vorgenommen, waren möglicherweise gefährliche Versuche schon problematischer. Wurden entsprechende gesundheitsgefährdende Experimente ohne individuellen Nutzen aber an unwissenden Patienten durchgeführt, empfand dies die Öffentlichkeit als Skandal. Aus diesen Erfahrungen heraus, die auch mit der gerichtlichen Verurteilung eines angesehenen Forschers endete, entstand 1900 die „Anweisung des preußischen Kultusministeriums" für alle unterstellten Kliniken. Nach ihr durften an allen minderjährigen und nicht voll geschäftsfähigen Personen gar keine und an entscheidungsfähigen Erwachsenen nur nach Aufklärung über mögliche Schäden und bei freier Zustimmung Versuche durchgeführt werden – eine zukunftsweisende Regelung, die sich jedoch erst in der zweiten Hälfte des 20. Jahrhunderts allgemein durchsetzen sollte (vgl. Kap. 13).

Doch nicht nur praktisch im Experiment, sondern auch theoretisch geriet der Mensch zunehmend zum Objekt, indem er auf seine naturwissenschaftliche Dimension reduziert und damit wie Materie oder wie Tiere gedacht wurde. Als sich mit der Veröffentlichung von Charles Darwins *On the Origin of Species by Means of Natural Selection, or the Preservation of Favoured Races in the Struggle for Life* (1859) und *Descent of Man* (1871) die Lehre von der Entstehung der Arten gegen teilweise große Widerstände durchsetzte, übertrugen manche seiner Anhänger den Evolutionsgedanken auf soziale und moralische Fragen, mit denen sich Darwin als Naturforscher nie beschäftigt hatte. So verdanken sich seinem Halbcousin Francis Galton (1822–1911) Gebiet und Begriff der Eugenik, später als „Rassenhygiene" ins Deutsche übersetzt. Der Philosoph Herbert Spencer (1820–1903) stieß mit dem Begriff „survival of the fittest" (1864) die Interpretation in Richtung eines Überlebenskampfes an. Diese dann als „Sozialdarwinismus" bezeichnete Weltsicht wirkte sich in der anti-philantropischen Haltung gegenüber sozial, körperlich oder geistig Schwachen und in der Rechtfertigung der erbitterten Konkurrenz zwischen Nationen unheilvoll aus. Der Mediziner und Naturphilosoph Ernst Haeckel (1834–1919) versuchte als prominentester deutscher Vertreter des Darwinismus, die Gleichheit und dadurch auch Gleichwertigkeit tierischer und menschlicher Embryonen zu belegen, die Tötung behinderter Kinder zu rechtfertigen und mit einer einzig auf das naturwissenschaftliche Prinzip gegründeten Weltanschauung, dem Monismus, die bisherigen religiösen und philosophischen Weltdeutungen abzulösen (vgl. Kap. 9).

Choleraepidemien und Seuchenhygiene

Während Experiment und Theoriebildung in der medizinischen Forschung zunehmend ihre heutigen Formen annahmen, waren durch verschiedene soziale und politische Entwicklungen neue Herausforderungen für die Medizin entstanden. Kriege in Europa, an seinen Grenzen und in Nordamerika, das britische Kolonialreich in Indien, Verstädterung und Zunahme des Verkehrs führten zu großen Gesundheitsproblemen, deren Lösung auch vom Wissen der Ärzte erhofft wurde.

Nachdem im Mittelalter der „Schwarze Tod“ und in der Frühen Neuzeit die Syphilis pandemischen Charakter gehabt hatten, wurde im 19. Jahrhundert die Cholera zur gefürchteten Seuche schlechthin. Eine Krankheit mit schwersten wässrigen Durchfällen, die es in Hinterindien offenbar schon seit Jahrtausenden gegeben hatte, verbreitete sich seit Anfang des 19. Jahrhunderts in mehreren Wellen über fast die ganze Welt. Nachdem die erste Pandemie auf dem Landweg nur bis Russland gekommen war, erreichte die zweite 1831 auch Mitteleuropa. Ärztekommissionen wurden entsandt, um die Ausbreitung der Seuche und mögliche Gegenmaßnahmen zu studieren, Zeitungsberichte förderten die Angst und gaben Ratschläge zur Vorbeugung, Anzeigen priesen alle möglichen Arten von Schutzmitteln an.

Die bereits ältere Idee des Kontagions wurde angesichts der raschen Ausbreitung erneut vertreten. Doch da die direkte Ansteckung von Mensch zu Mensch offenbar nicht Voraussetzung für eine Erkrankung war und sich liberale Wirtschaftsinteressen gegen die aus der Kontagienlehre abzuleitenden Reise- und Handelssperren wehrten, konnte sich diese Auffassung noch immer nicht durchsetzen. Erst während der dritten Pandemie gelang 1854 dem Londoner Arzt John Snow (1813–1858) ein wissenschaftlich überzeugender Nachweis. Snow hatte durch die Anwendung des Chloroforms bei der achten Entbindung Königin Viktorias ein Jahr zuvor schon einer weiteren bisher abgelehnten medizinischen Neuerung zum Durchbruch verholfen. Snow markierte auf einem Plan des Londoner Stadtteils Soho alle Cholera-Fälle und konnte sie so dem Versorgungsgebiet der Wasserpumpe in der Broad Street zuordnen. Nachdem nun auch noch eine weit entfernte einzelne Cholera-Erkrankung auf Wasser aus dieser Pumpe zurückgeführt werden konnte, stand die Beweiskette. Die Entfernung des Pumpenschwengels brachte die lokale Epidemie zum Erliegen, die „Verteilungsstelle des Todes“ (*Death Dispensary*) war stillgelegt und die Übertragung der Cholera durch Trinkwasser erwiesen.

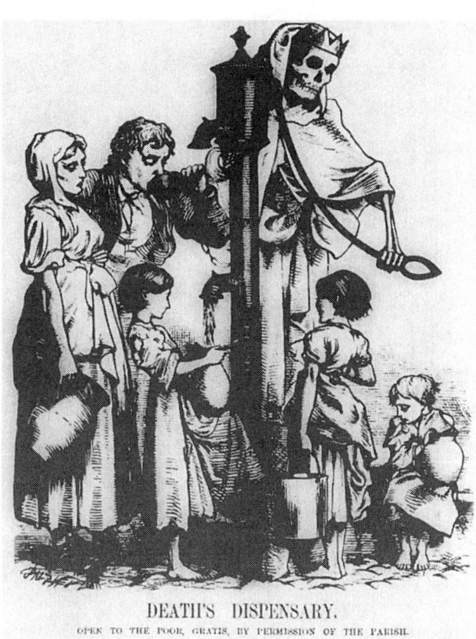

Abb. 42: Die „Verteilungsstelle des Todes“, Karikatur von George John Pinwell im Magazin „Fun“, 1866.

Doch welcher Art die Verunreinigung des Wassers war, wurde endgültig erst in der späteren bakteriologischen Ära durch den Nachweis des kommaförmigen Bakteriums (*Vibrio cholerae*) demonstriert. Dies gelang Robert Koch 1883 im Wettlauf mit einer französischen Forschergruppe, als er auf einer vom ursprünglichen Ziel Ägypten nach Indien ausgedehnten Expedition in den Ausscheidungen von Cholera-Opfern fündig wurde.

Besonders die mittellose Bevölkerung war aber nicht nur von den kurzen Choleraepidemien, sondern auch von Diphterie, Fleckfieber, Tuberkulose, Grippe, Ruhr und Typhus stark betroffen. Aus der Wahrnehmung dieses Missstandes bildeten sich zunächst in England, wo die Industrialisierung schon weiter fortgeschritten war, dann aber auch in Deutschland Initiativen, die sich für die Verbesserung der Lebensbedingungen der Industriearbeiterschaft und ihrer Familien einsetzten. Noch unter der bereits von Hippokrates vertretenen Vorstellung, dass die Reinheit von Boden, Wasser und Luft für die Verhinderung von Seuchen entscheidend sei, wurden die sanitären Verhältnisse, vornehmlich in den industriellen Ballungszentren, nicht zuletzt durch die Einführung von Kanalisationsnetzen verbessert. Zur wissenschaftlichen Begleitung dieses Prozesses entwickelte sich die Hygiene als eigenes Fach, vor allem durch den späteren Gründer des ersten Hygiene-Instituts der Welt, Max von Pettenkofer.

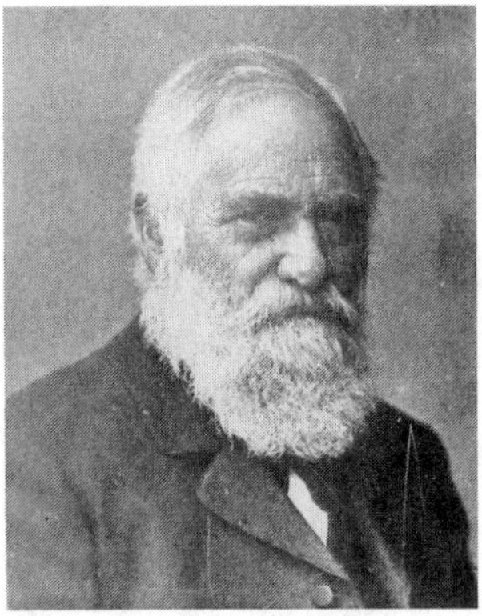

Abb. 43: Porträt, um 1900.

Max von Pettenkofer (1818–1901)

Der Arzt und Apotheker Pettenkofer erhielt 1865 in München den ersten Lehrstuhl der Welt für Hygiene. Er begründete die wissenschaftlichexperimentelle Hygiene, wobei er die Entstehung und Verbreitung von Cholera und Typhus Boden und Grundwasser zuschrieb. Noch nachdem Robert Koch 1883 den Choleraerreger entdeckt hatte, versuchte Pettenkofer 1892 die Richtigkeit seiner Anschauungen durch einen Selbstversuch zu stützen, indem er ein Glas mit Cholerabakterien trank ohne anschließend schwerere Symptome zu entwickeln.

Behandlungserfolge durch Antisepsis, Anästhesie und Asepsis

Neben der öffentlichen Hygiene, die den Aufgabenbereich der heutigen Gesundheitsämter und große Teile der Gesundheitspolitik umfasst, wurden neue hygienische Einsichten auch zur Verbesserung medizinischer Maßnahmen entscheidend.

Schon in den Napoleonischen Kriegen wiesen französische Ärzte nach, dass Sauberkeit in den Feldlazaretten die Sterblichkeit deutlich verminderte, was dann ein halbes Jahrhundert später auch Florence Nightingale (1820–1910), die Begründerin der professionellen Krankenpflege, mit ihren Pflegerinnen bei Seuchenkranken und Verletzten des Krimkriegs eindrucksvoll bestätigen konnte.

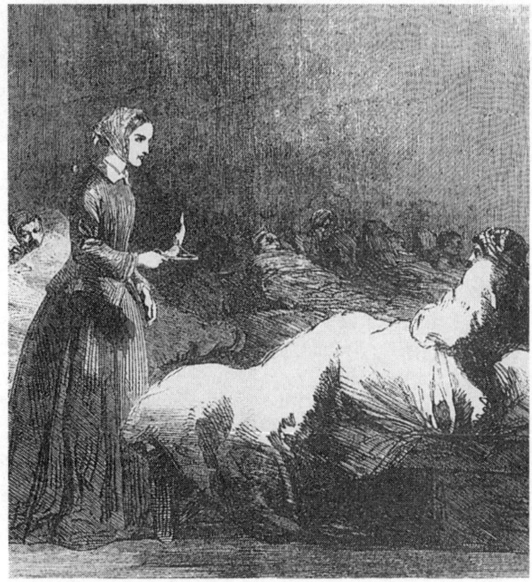

Abb. 44: Florence Nightingale im Lazarett von Skutari/Krim, 1854.

Nachdem die Ärzte Thomas Watson in London und Oliver Wendell Holmes in Boston bereits 1842/43 über den Zusammenhang von verunreinigten Händen der Geburtshelfer mit Kindbettfieber und die Händewaschung mit Chlorlösung als Gegenmaßnahme geschrieben hatten, wird vor allem eine etwas spätere Beobachtung aus Wien als bahnbrechend für die Hygiene gepriesen. Der Budapester Arzt Ignaz Phillipp Semmelweis (1818–1885) bemerkte am Wiener Allgemeinen Krankenhaus, dass in der einen geburtshilflichen Abteilung, in der Hebammenschülerinnen ausgebildet wurden, die Müttersterblichkeit am Kindbettfieber (Puerperalsepsis) deutlich niedriger war als in der anderen, wo Medizinstudenten – oft nach unmittelbar vorausgehenden Präparierübungen an der Leiche – die Schwangeren, Kreißenden und Wöchnerinnen untersuchten.

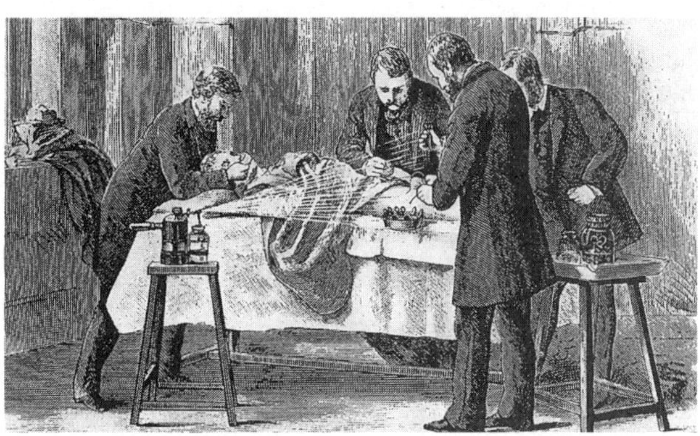

Abb. 45: Der Einsatz von Karbolspray während einer Operation, Holzschnitt von P. T. Collings, 1882.

Nachdem ein befreundeter Pathologe, der sich aufgrund der Ungeschicklichkeit eines Studenten eine oberflächliche Schnittwunde durch ein benutztes Skalpell zugezogen hatte, an ähnlichen Vereiterungen wie die Opfer des Kindbettfiebers verstorben war, stand für Semmelweis der Zusammenhang zwischen „Leichenteilchen“ und dem Tod der Mütter

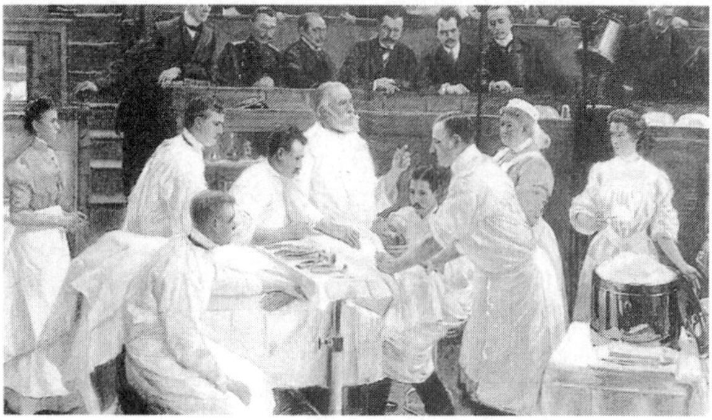

Abb. 46: Ernst von Bergmann bei einer aseptischen Operation, nach einem Gemälde von Franz Skarbina, 1906.

fest. Durch obligatorische Händewaschung anfangs mit *Chlorina liquida*, später mit der billigeren Chlorkalklösung, konnte er 1847 die hohe Müttersterblichkeit nachweislich senken. Trotz dieser eindrucksvollen Demonstration stieß die darin enthaltene Behauptung, dass also Ärzte und ihr akademischer Nachwuchs den Tod übertrugen, auf so viel Widerstand in der Fachwelt, dass Semmelweis schließlich verbittert in einer psychiatrischen Anstalt starb – möglicherweise infolge eines Selbstversuchs, als er durch Injektion von Eiter die Richtigkeit seiner Theorie beweisen wollte.

Trotz Semmelweis' Darlegungen war die Übertragung eitriger Erkrankungen vorwiegend durch Berührung noch keineswegs allgemein akzeptiert, als die neue Lehre von Bakterien als Krankheitserregern zunehmend Anerkennung fand. Deshalb konzentrierte sich der Glasgower Chirurg Joseph Lister in seiner Bekämpfung von Wundkeimen auch zunächst auf die Luft. Nachdem er festgestellt hatte, dass bei offenen Knochenbrüchen die übliche Sepsis durch Karbol verhindert werden konnte, besprühte er während seiner Operationen das Operationsfeld samt Abdecktüchern, Instrumenten und Händen der Operateure kontinuierlich mit Karbolspray. Diese Methode, als Antisepsis bezeichnet, fand in Deutschland, wo die Bakteriologie auf zunehmende Akzeptanz stieß, rascher Verbreitung als im britischen Königreich.

Doch neue bakteriologische Untersuchungsmethoden konnten nachweisen, dass die Luft im Vergleich mit verschmutzten Händen, Instrumenten und Textilien nur verschwindend wenige Keime enthielt. Deshalb wechselten deutsche Chirurgen vom blut- und eiterbefleckten alten Gehrock zum weißen Operationskittel und wuschen die Hände, anfangs auch die Instrumente und Tücher, mit Karbol, Chlorkalk oder anderen aggressiven Flüssigkeiten. Die Sporenformen von Bakterien ließen sich allerdings zuverlässig nur durch heißen Wasserdampf abtöten, und so wurde in der Klinik des Chirurgen Ernst von Bergmann die Dampfsterilisation von OP-Instrumenten, -Tüchern und -Kleidung sowie Verbandsstoffen praktiziert. Damit war das Prinzip der Asepsis ein- und durchgeführt.

Bakteriologie

Die wissenschaftliche Erklärung der Beobachtungen aus der Hygiene hinkte ihren Erfolgen häufig hinterher. Zwar hatte schon der italienische Arzt Girolamo Fracastoro

(1484–1553), der den Begriff Syphilis prägte, mit seiner Kontagienlehre kleinste Lebewesen als Mitverursacher epidemischer Krankheiten postuliert und der Jesuitenpater Athanasius Kircher (1602–1680) im Blut von Pestkranken mit dem Mikroskop 1656 kleine Würmer zu sehen geglaubt. Doch erst Mitte des 19. Jahrhunderts begann der eigentliche Weg zur allgemeinen Anerkennung eines solchen Konzepts von nur mikroskopisch sichtbaren Krankheitserregern. Entscheidende Schritte stellen die Arbeiten von Louis Pasteur zur Lebensmittelgärung und Robert Kochs Studien zur spezifischen Aktivität von Bakterien in der Krankheitsverursachung dar, wobei allerdings in der sich verstärkenden Rivalität zwischen Frankreich und dem Deutschen Reich, die Stilisierung dieser beiden Forscher zu Nationalhelden ihre persönlichen Verdienste gelegentlich übertrieb. Denn vor, neben und unter diesen genialen Forschern, für die eigene hauptstädtische, bis heute führende Institute gegründet wurden, arbeitete eine zunehmende Zahl von Wissenschaftlern an Forschungen, die für die Entwicklung der Bakteriologie unerlässlich waren.

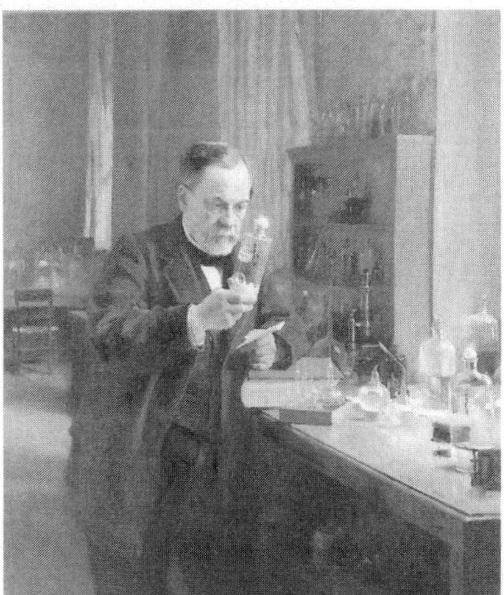

Abb. 47: Gemälde von A. Edelfeldt, 1885.

Louis Pasteur (1822–1895)

Professor in Lille und Paris; erforschte nach dem Studium der Chemie die Milchgärung, wobei er 1857 Mikroorganismen fand, die sich ohne Luftzufuhr vermehren und den Gärungsprozess verursachen. Später wandte er sich Krankheitserregern zu, so 1880 bei der Hühnercholera, gegen die er einen Impfstoff entwickelte. Nachdem er aus dem Rückenmark eines tollwütigen Hundes durch Abtötung einen Impfstoff hergestellt hatte, konnte er mit diesem 1885 bei einem Jungen, der von einem tollwütigen Hund gebissen worden war, zum ersten Mal mit Erfolg eine postexpositionelle Schutzimpfung durchführen.

Mit dem Nachweis der Existenz von Mikroorganismen, wie ihn Pasteur geliefert hatte, und ihrer morphologischen Beschreibung bei verschiedenen Krankheiten, so für die Cholera durch Filippo Pacini 1854 (später *Vibrio cholerae*), beim Rückfallfieber durch Otto H. F. Obermeier 1868 (später *Borrelia recurrentis*) oder der Lepra durch Armauer Hansen 1873 (später *Mycobacterium leprae*) war ihre ursächliche Bedeutung für spezifische Krankheiten noch lange nicht belegt. Gegner der Bakteriologie, vor allem aus dem Bereich der Naturheilkunde und Impfverweigerung, behaupteten noch jahrzehntelang, dass die Bakterien nicht Ursache, sondern lediglich Nutznießer („Schmarotzer") der Krankheit seien. Grundlage für die in der Wissenschaftswelt durch Bakterienkultur, Tierversuch, Färbungstechniken und mikroskopische Fotographie letztlich überzeugende Beweisführung Kochs, dass spezifische Bakterien die Erreger spezifischer Krankheiten sind, waren die in Anlehnung an seinen Lehrer Henle verfassten Postulate für den Nachweis eines Krankheitserregers.

Die Henle-Kochschen Postulate

1. Die Erreger von Infektionskrankheiten müssen mikroskopisch nachweisbar und eindeutig identifizierbar sein.
2. Man muss sie isolieren und in Reinkultur züchten können.
3. Eine Überimpfung mit diesen Kulturen muss zu Krankheitszeichen führen, die mit denen der Grundkrankheit prinzipiell identisch sind.
4. Nach der Überimpfung muss es möglich sein, die Erreger im überimpften Organismus erneut nachzuweisen.

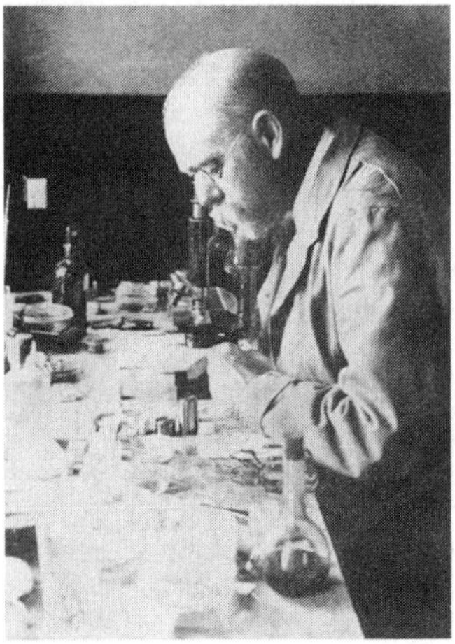

Abb. 48: Porträt, im Labor in Südafrika, 1896.

Robert Koch (1843–1910)

Koch wurde nach dem Medizinstudium in Göttingen und ersten Kurzzeitstellen Kreisarzt in Wollstein/Provinz Posen (heute Polen). Dort begann er seine 1876 publizierten Forschungen zum Milzbranderreger, deren breite Anerkennung 1880 seine Berufung an das neu gegründete Kaiserliche Gesundheitsamt in Berlin bewirkte. Nach der Entdeckung des Tuberkelbazillus 1882 entwickelte er auf der Suche nach einem Therapeutikum aus abgetöteten Reinkulturen das „Tuberkulin", von dem er großen finanziellen Gewinn und die Tuberkulosekranken Heilung erhofften. Als sich beide Hoffnungen nicht erfüllten, wandte sich Koch in längeren Forschungsaufenthalten kolonialen Aufgaben zu. 1905 erhielt er den vierten Nobelpreis für Physiologie oder Medizin.

Die Bakteriologie entwickelte sich im letzten Drittel des 19. Jahrhunderts stürmisch zu einer neuen Leitwissenschaft der Medizin (siehe Tabelle 4), wobei sie außer den Bakterien im heutigen Sinne zunächst alle mikroskopisch nachgewiesenen bzw. gesuchten Erreger umfasste, also auch Viren (Tollwut), Protozoen (Malaria, Schlafkrankheit) und Würmer (Schweinebandwurm, Bilharziose, Hakenwurm).

Tabelle 4: Erstbeschreibungen bzw. -nachweise von Bakterien und Protozoen

Jahr	Nachweis durch	Bakterien / Protozoen*	Krankheit
1854	Filippo Pacini	Vibrio cholerae	Cholera
1868	Otto H. F. Obermeier	Borrelia recurrentis	Rückfallfieber
1873	Armauer Hansen	Mycobacterium leprae	Lepra
1876	Robert Koch	Bacillus anthracis	Milzbrand
1879	Albert L. S. Neisser	Neisseria gonorrhoeae	Gonorrhö
1880	Carl J. Eberth	Salmonella typhi	Typhus
1880	Charles L. A. Laveran	Plasmodium falciparum	Malaria
1882	Robert Koch	Mycobacterium tuberculosis	Tuberkulose
1883	Robert Koch	Vibrio cholerae	Cholera
1884	Friedrich A. Löffler	Corynebacterium diphtheriae	Diphterie
1884	Arthur Nicolaier	Clostridium tetani	Tetanus
1887	Anton Weichselbaum	Neisseria meningitidis	bakt. Hirnhautentzündung
1894	Jean Yersin	Pasteurella (Yersinia) pestis	Beulen- und Lungenpest
1898	Kiyoshi Shiga	Shigella dysenteriae	bakterielle Ruhr
1905	Fritz Schaudinn/ Erich Hoffmann	Treponema pallidum	Syphilis

* heutige, meist nicht mit den damaligen übereinstimmende Bezeichnungen.

Antibakterielle Therapie

Zwischen dem Nachweis der Krankheitserregung durch Bakterien und den ersten erfolgreichen Therapien auf dieser wissenschaftlichen Grundlage vergingen mehrere Jahrzehnte. Intensiv wurden – mit den Begriffen Paul Ehrlichs gesprochen – als „Therapia magna sterilisans" und als sagenhafte „Zauberkugel", die nur den „Schuldigen" trifft, Behandlungsverfahren gesucht, den Erreger abzutöten ohne seinen menschlichen Wirt zu schädigen.

Nachdem für zwei häufig tödliche bakterielle Infektionen, Diphtherie und Tetanus, die lebensgefährlichen Wirkungen auf ihre Gifte, die Toxine, zurückgeführt werden konnten, eröffnete sich um 1890 ein neuer Ansatz. Die beiden Koch-Schüler Emil von Behring und Shibasaburo Kitasato führten darauf basierend die Serumtherapie als erste gezielte Behandlung bakterieller Krankheiten ein, zuerst für Tetanus und dann für die in Friedenszeiten wesentlich häufigere Diphterie.

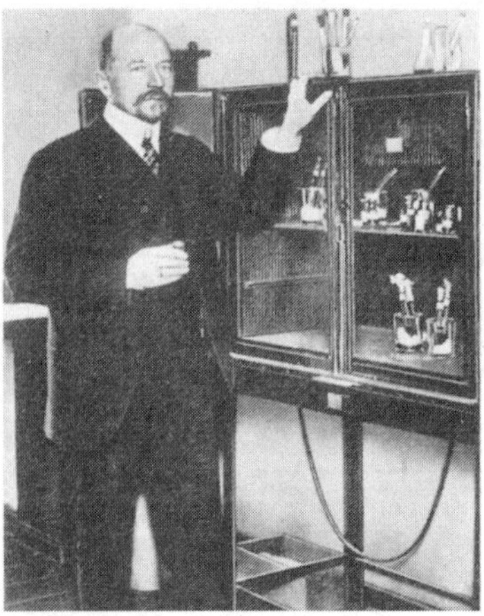

Abb. 49: Porträt, um 1910.

Emil von Behring (1854–1917),

später Professor der Hygiene in Halle und Marburg, und der Japaner Shibasaburo Kitasato (1852–1931), später Pestforscher in Hongkong und Gründer eines nach ihm benannten Instituts in Tokio, haben die therapeutische Anwendung von Antiseren in die Medizin eingeführt. Das Blutserum von Tieren oder Menschen, die natürlich oder künstlich bereits mit dem jeweiligen Toxin immunisiert waren, wurde Diphteriekranken bzw. von Tetanus bedrohten Verletzten injiziert. Behring wurde durch Kooperation mit der Industrie und Gründung der Behring-Werke in Marburg bei der Massenproduktion von Serum auch wirtschaftlich erfolgreich. Ihm brachten die Mittel gegen Diphterie und Tetanus außerdem die Ehrennamen „Retter der Kinder“ und während des Ersten Weltkriegs, als das Tetanus-Antitoxin auf beiden Seiten der Front eingesetzt wurde, „Retter der Soldaten“ ein. 1901 erhielt er den erstmals vergebenen Nobelpreis.

Die Bildung von Antikörpern wurde nicht nur zur therapeutisch und prophylaktisch, sondern auch zur Diagnostik eingesetzt. 1906 wies August von Wassermann die Immunantwort auf den Erreger der Syphilis, damals Spirochaeta pallida, heute Treponema pallidum genannt, mit einem serologischen Test, der Wassermannreaktion, nach.

Die erste, in Teilen bis heute gültige Erklärung für die Produktion der Antitoxine bzw. Antikörper lieferte Paul Ehrlich (1854–1915) mit seiner Seitenkettentheorie. Ehrlich war es dann auch, der nach langen Versuchsreihen mit Farbstoffen und Schwermetallen 1909 gemeinsam mit Sahatschiro Hata (1873–1938) das Salvarsan als erstes geringer toxisches Chemotherapeutikum einführte. Primär gegen die Syphilis und verwandte Bakterien entwickelt, löste es die seit Jahrhunderten gebräuchlichen, hochtoxischen Quecksilber- und Arsenpräparate ab. Ehrlichs Kooperation mit der chemischen Industrie in der Entwicklung und Massenproduktion dieses begehrten Mittels und seines Nachfolgers Neosalvarsan gilt zugleich als Beginn der einflussreichen Rolle von Pharmaunternehmen in der Erforschung und Vermarktung von Arzneimitteln.

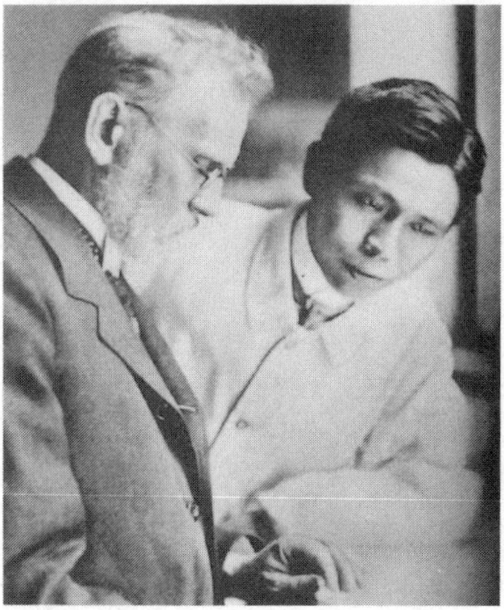

Abb. 50: Paul Ehrlich und Sahatschiro Hata, um 1910.

Den Arsenverbindungen folgten in den 1930er Jahren die durch Gerhard Domagk entwickelten Sulfonamide als besser verträgliche bakteriostatische Chemotherapeutika.

Schließlich hatte auch die schon länger unternommene Suche nach natürlichen, für den Menschen nicht toxischen Hemmstoffen des Bakterienwachstums eher durch Zufall Erfolg. 1928 beschrieb Alexander Fleming (1881–1955) die bakterienhemmende Wirkung des Pilzes Penicillium notatum, aus dem später das Penicillin isoliert wurde. Durch den therapeutischen Einsatz des Penicillins seit 1941, zuerst nur auf alliierter Seite, begann die bis heute anhaltende antibiotische Ära.

Mit der Entwicklung von Schutzimpfungen gegen weitere Erreger und von immer neuen Arten Antibitioka (Aminoglycoside und Tetracycline, später Makrolide, Chinolone und Cephalosporine) schienen die Infektionskrankheiten in den 1970 Jahren grundsätzlich „besiegt“ zu sein. Doch verschiedene globale Entwicklungen lassen inzwischen von einer „Wiederkehr der Seuchen“ sprechen, wobei sehr verschiedene Probleme dominieren:

- Die über Erwarten rasante Entwicklung von Resistenzen gegen Antibiotika, die durch Entdeckung eines Genaustauschs außerhalb der Vererbung, nämlich durch Plasmide und Phagen, erklärt werden konnte.
- Das Phänomen der (Wieder-)Ausbreitung von Malaria nach dem Scheitern der DDT-Sprühkampagnen gegen die Anopheles-Mücke als Überträger, großen Bewässerungsprojekten und Renaturalisierung einstiger Feuchtbiotope, zunehmenden Resistenzen gegen Malariamittel, wachsendem globalem Reiseverkehr und Klimaerwärmung.
- Die Gefahr von Grippe-Pandemien mit solchen hochvirulenten Erregern wie bei der „Spanischen Grippe“ von 1918, weil im massenhaften engen Zusammenleben von Mensch und Geflügel in Ost- und Südostasien die Gefahr einer neuen Kombination von Vogel- und humanen Influenzaviren steigt.
- Die Ausbreitung neuartiger Erreger, so in der HIV/AIDS-Pandemie ohne nahe Aussicht auf Mittel zur dauerhaften Heilung oder Impfschutz und in den Prionen-Erkrankungen – beides wie die gefürchteten neuen Influenzaviren offenbar Folge jüngerer Wirtswechsel vom Tier auf den Menschen.

W. B.

Kapitel 8
Seelenheilkunde:
Psychiatrie, Psychotherapie, Psychoanalyse

Die Erklärung und Behandlung psychischer Störungen hängen vom jeweiligen Menschenbild ab. Dieses ist zentral von der Frage nach dem „Wohnsitz der Seele" geprägt. Nicht immer wurde dieser im Gewebe des Gehirns lokalisiert. Bis zur Schwelle der modernen Medizin war u. a. auch die Vorstellung einer „Bauchseele" präsent.

Am Beispiel der beiden bereits in der antiken Medizin so bezeichneten Krankheiten Hysterie und Melancholie wird deutlich, dass die ursprüngliche somatische Krankheitserklärung im Sinne der Humoralpathologie erst im Laufe der Neuzeit neuropathologisch umgedeutet wurde. Noch um 1800 spielten humoralpathologische Vorstellungen in der psychiatrischen Behandlung eine wichtige Rolle.

Die Psychiatrie, zunächst noch „Irrenheilkunde" genannt, entstand als universitäre Disziplin erst im ausgehenden 19. Jahrhundert aus der Anstaltspsychiatrie. Als maßgeblicher Wegbereiter ist Wilhelm Griesinger zu nennen. Emil Kraepelin und an seine Krankheitslehre anknüpfend Eugen Bleuler begründeten die moderne klinische Psychiatrie.

Die Psychotherapie, auch als „dynamische Psychiatrie" bezeichnet, weist gewisse Analogien zum traditionellen Konzept von Besessenheit und Exorzismus auf. Im Kontext von Mesmerismus und romantischer Naturphilosophie um 1800 entfaltete sich erstmals eine systematische Erforschung des unbewussten Seelenlebens.

Mit dem sich vom Mesmerismus abgrenzenden Hypnotismus und der Suggestionslehre in der zweiten Hälfte des 19. Jahrhunderts waren die Grundlagen der modernen Psychotherapie geschaffen, die – darauf aufbauend – Sigmund Freud mit seiner die Medizin transzendierenden Psychoanalyse maßgeblich prägte.

Im 20. Jahrhundert entwickelten sich zahlreiche psychotherapeutische bzw. psychosomatische Schulen, die für die heutige Psychiatrie zum Teil ein integrativer Bestandteil geworden sind.

Spekulationen über den „Wohnsitz der Seele"

In der Medizingeschichte wurde immer wieder die Frage nach dem „Organ" bzw. dem „Wohnsitz der Seele" aufgeworfen. Die anatomische Ortsbestimmung ließ sich dabei allgemein von der Vorstellung leiten, die Seele als Lebensquelle des Organismus müsse an einer zentralen Stelle des Körpers sitzen und dessen Mittelpunkt darstellen. So kam bei Homer das Zwerchfell in der Leibesmitte (*phrén*) in Frage, während Aristoteles sowie Epikur und die Stoiker das Herz als den „springenden Punkt" ausmachten. Jedoch wurde bereits in der Antike der Sitz der Seele ins Gehirn verlegt. Dementsprechend erschienen psychische Störungen, aber auch Anfallsleiden wie die Epilepsie als Krankheiten des Gehirns bzw. Störungen, die von ihm ausgehen. Beispielhaft lässt sich dies an der hippokratischen Schrift „Von der heiligen Krankheit" (*De morbo sacro*) ablesen (vgl. Kap. 2). Naturgemäß war die Gehirnanatomie grundlegend für die unterschiedlichen Vorstellungen über den Sitz der Seele. Im dritten Jahrhundert v. Chr. beschrieb Hierophilos in Alexandrien (vgl. Kap. 2) u. a. die Nerven, unterschied die Hirnventrikel, und präzisierte die aristotelische Abgrenzung zwischen Groß- und Kleinhirn.

Galen (2. Jh. n. Chr.) knüpfte an die Lokalisierungsversuche der Schule von Alexandrien an und sah die motorischen Nerven mit dem Kleinhirn und die sensorischen mit dem Großhirn in Verbindung stehen. Er übernahm von dort auch die Idee des *rete mirabile*, eines feinen Gefäßnetzwerkes an der Hirnbasis. Die Lebensgeister (*spiritus vitales*) würden in der linken Herzkammer gebildet und verteilten sich von dort aus mit dem Blut über den ganzen Körper. Beim Eintritt in den Kopf gelangten sie in das *rete mirabile* und würden dort zu den *spiritus animales* verwandelt, in eine Art „psychisches Pneuma", das als (geistige) Lebenskraft die Körpervorgänge ermögliche. Diese *spiritus animales* würden in den Hirnkammern gespeichert und gelangten von dort in die als Hohlgefäße vorgestellten Nerven, um auf diese Weise Bewegung und Empfindung zu bewirken.

Eine weitere Ausprägung war die so genannte Dreikammerlehre, die sich im Mittelalter entwickelte. So wurden die verschiedenen Seelenvermögen den damals angenommenen drei Hirnvetrikeln (*cellulae*) zugeordnet: Die Sinnesorgane schienen mit der ersten Kammer verbunden, in der auch der „Gemeinsinn" sowie „Imagination" und „Phantasie" vermutet wurden; in der zweiten Kammer saßen „Denken" und „Urteilen" und in der dritten die „Erinnerung". Die Zeichnung in der „*Margarita philosophica*" des Freiburger Priors Gregor Reisch von 1503 verdeutlicht dieses Schema. Zwischen erster und zweiter Kammer befand sich eine Art Schleuse, die den Durchgang der Seelenregungen kontrollierte. Im Falle einer Blockade entstanden seelische Störungen, da das Denken von den Sinneseindrücken abgekoppelt war.

Diese bzw. analoge Lokalisierungen hirnphysiologischer Funktionen blieben bis weit in die Neuzeit maßgebend, etwa durch die Lokalisierung der Seele in die Zirbeldrüse bei Descartes (vgl. Kap. 5) im 17. Jahrhundert oder in das Wasser der Hirnhöhlen bei Samuel Thomas Soemmering gegen Ende des 18. Jahrhunderts.

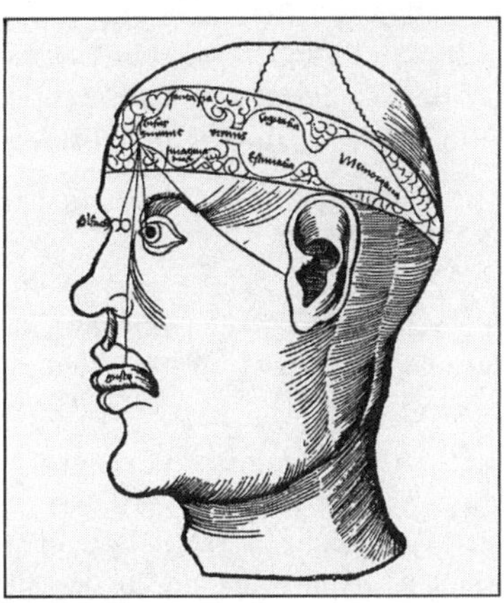

Abb. 51: Dreikammerlehre nach Gregor Reisch (1503).

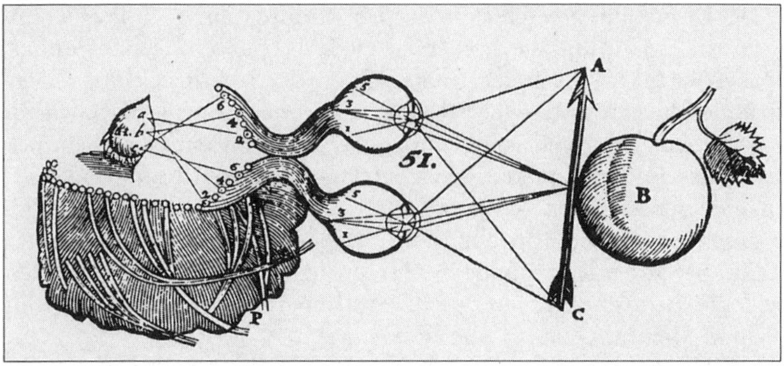

Abb. 52: Sehvorgang nach René Descartes (1664): Strahlen fallen auf die Netzhaut und werden durch die Sehnerven weitergeleitet zur Zirbeldrüse, dem vermuteten Sitz der Seele.

Erst um 1800 wurde die Bedeutung der Großhirnwindungen für die Seelenvermögen ansatzweise erkannt: Franz Josef Galls spekulative Schädellehre eröffnete eine neue Ära der Hirnforschung (vgl. Kap. 6). In der zweiten Hälfte des 19. Jahrhunderts schließlich konnten u. a. Sprach- und Bewegungszentren im Gehirn experimentell nachgewiesen werden.

Freilich gibt es noch eine andere Traditionslinie der Seelenlokalisation. Hier wird der Sitz der Seele in der Leibesmitte verortet, wo verschiedene, zumeist lebenswichtige Organe auf engem Raum zusammenkommen: Zwerchfell, Herz, Magen, Leber, Milz. Die betreffende Oberbauchgegend wurde traditionell *hypochondrium* (d. h. unterhalb des Rippenknorpels), *kardía* (Magenmund; Herz) oder im deutschen Sprachgebrauch auch „Herzgrube" genannt. Nach der alchemistischen Auffassung des Paracelsus sitzt der Lebensgeist (*archeus*) im Magen, dem Ort der Verdauung, gleichsam dem alchemistischen Labor des menschlichen Körpers (vgl. Kap. 5). Der flämische Arzt und Naturforscher Johann Baptist van Helmont prägte in der ersten Hälfte des 17. Jahrhunderts in paracelsischer Perspektive den Begriff der Bauchseele (*cerebrum abdominale*). Für ihn war es gewiss, dass der Magenmund (Herzgrube, *hypochondrium*) den „Brunn-Quell der Seele" darstelle, wie er es in einem Selbstversuch eindrucksvoll erlebte.

Verstehen und Denken aus der „Herzgrube"

Johann Baptist van Helmont berichtet, wie er bei einem Selbstversuch zur Giftwirkung des aconitinhaltigen Eisenhuts (*Aconitum napellus*) das „Lager der Seele" habe zufällig ausmachen können:

„Ich fühlete gantz deutlich, [...] dass zwar die Sinnligkeit und die Bewegung unversehrt aus dem Kopfe in den gantzen Leib ausgetheilet würden; die gantze Krafft vernünftig nachzudencken aber mercklich und empfindlich in der Hertzgrube wäre [...] als ob gleichsam das Gemüte damals all seine Anschläge an diesem Ort erwöge und überlegte [...] dabey alle Beywürckung des Kopfes gantz ausgeschlossen war. [...] Ich habe hieraus gelernet, [...] dass der Verstand leuchtender Weise in den Kopf hinauf strale, [...] dass ein sonderbares Licht aus der Hertzgrube hinaufsteige. […] Die Verstandes-Kräften allein aber in dem Gehirne aussen blieben, und gleichsam in den Schlaf gerathen, so lange sie nicht aus der Hertzgrube erleuchtet worden."

Quelle: Christian Knorr von Rosenroth, Aufgang der Arztney-Kunst, Sulzbach 1683.

Van Helmont warnte übrigens vor einer Überschätzung des Gehirns und fand, dass der Magen mehr über den Kopf als der Kopf über den Magen zu gebieten habe. Diese angenommene Bipolarität von Kopf und Bauch spielte in der Geschichte der Psychiatrie und Psychotherapie eine zentrale Rolle. Denn noch um 1800 wurde die Geisteskrankheit vielfach auf die „organische Sympathie" zwischen Gehirn und visceralen Organen zurückgeführt, eine Idee, die bereits von Galen geäußert worden war. Viele psychische Übel schienen von Störungen der Unterleibsorgane hervorgerufen zu werden, insbesondere durch Verstopfung der Eingeweide. Hiergegen wurden – insbesondere in Frankreich seit dem 17. Jahrhundert – Klistiere eingesetzt. Das von dem Bad Emser Badearzt Johann Kaempf empfohlene „Viszeralklistier" als Heilmittel der „hartnäckigsten" Unterleibskrankheiten, insbesondere der Hypochondrie, wurde zu einer viel beachteten Methode. In der psychiatrischen Literatur des frühen 19. Jahrhunderts wurde Kaempfs populärer Vorschlag immer wieder positiv erwähnt, um insbesondere anfalls- und krampfartige Leiden zu kurieren.

Die Wechselwirkung von Gehirn und Bauchorganen wurde jedoch auch noch von anderer Seite thematisiert: Unter dem Einfluss der romantischen Naturphilosophie und insbesondere des Mesmerismus nahmen Ärzte zu Beginn des 19. Jahrhunderts an, die „bewusste" (wache) Seele wohne im Kopf, die „unbewusste" oder „bewusstlose" (somnambule) Seele im Bauch, womit der Freudsche Begriff des „Unbewussten" antizipiert wurde. (Freud projizierte das Unbewusste freilich eher ins Gehirn, s. u.) Das so genannte Bauch-Gangliensystem mit Sonnengeflecht wurde nun als Ort der verborgenen Natur im Menschen verstanden, die durch „magnetische Kuren" hervorgelockt und aktiviert werden könne (vgl. Kap. 6).

Somatische Erklärungen für Hysterie und Melancholie

Auf die somatische Erklärung der „Fallsucht" (Epilepsie) in der hippokratischen Schrift „Von der heiligen Krankheit" wurde bereits hingewiesen (vgl. Kap. 2). Analog wurden in der Tradition der antiken Medizin auch Hysterie und Melancholie erklärt, Krankheiten, die erst im Laufe des 19. Jahrhunderts im Sinne der modernen Medizin und Psychiatrie psychodynamisch oder biologisch (insbesondere neuropathologisch) begriffen wurden.

Die Auffassung, dass der Uterus (gr. *hystéra*) bei der Hysterie im Körper der Frau wie ein Lebewesen umherwandere und ein „Mutterwürgen" (*suffocatio uteri*) hervorrufe, entsprach der Lehrmeinung der griechischen Medizin, die bereits in den hippokratischen Schriften zu finden ist.

Die Menstruation galt mehr oder weniger als Symptom, wodurch die Unreinheiten der Frau auf natürlichem Wege ausgeleitet wurden. Insgesamt wurde der Frau eine feucht-kalte Konstitution zugeschrieben, und sie erschien daher als von Natur aus schwächer und krankheitsanfälliger als der Mann mit seiner angeblich trocken-heißen Konstitution. Als wichtigste Quelle aller möglichen Frauenkrankheiten wurde die Gebärmutter angesehen. Dieses Frauenbild wurde in der Medizin von der Antike über Mittelalter und Renaissance bis weit in die Neuzeit hinein tradiert. So ging selbst Paracelsus, der Kritiker der homoralpathologischen Überlieferung, von der „verrückten" Gebärmutter aus, die man mit Hilfe von Magneten wieder an ihren ursprünglichen Ort zurückziehen könne. Obwohl der englische Anatom Thomas Willis 1671 die Hysterie als eine Gehirnkrankheit erklärte, herrschte doch weiterhin die Vorstellung einer Gebärmutterkrankheit vor.

Hysterie als Gebärmutterkrankheit

„Wenn sich die Gebärmutter kopfwärts wendet und dort das Erstickungsgefühl auftritt, so macht das den Kopf schwer; ein Kennzeichen davon setzt sich bei den einen an diesem, bei den anderen an jenem Teil (des Kopfes) fest. Das Zeichen ist folgendes: die Kranken sagen, daß die Adern an der Nase und die Gegend unter den Augen schmerzen, es befällt sie Koma, und wenn es ihnen wieder besser geht, steht Schaum (vor ihrem Mund). [...] Wenn die Gebärmutter an das Herz herantritt und Erstickungsgefühl macht, und wenn die nach oben fahrende Luft gewaltsam weht, so ist (die Kranke) von Unruhe gepeinigt und windet sich. Bei manchen dreht sich (die Gebärmutter) sofort (wieder) nach unten, und es gehen Blähungen ab, oder sie erbricht auch schaumige Massen; dies ist dann das Ende."

Quelle: Hippokratische Schrift „Die Frauenkrankheiten"; zit. n. Leibbrand/Wettley, Der Wahnsinn, 1961.

Selbst der schottische Arzt William Cullen (1710–1790), der den Begriff der Neurose prägte, beschrieb den klassischen hysterischen Anfall als eine Affektion der Gebärmutter. Explizit erwähnte er den *Globus hystericus*, der aus dem Unterleib bis zum Kehlkopf hochsteige und ein Erstickungsgefühl verursache. Doch er widersprach der Auffassung, dass nur Frauen von einem hysterischen Anfall betroffen seien und thematisierte bereits 100 Jahre vor Freud die männliche Hysterie.

Hysterie auch bei Männern

„Der Leibe oder Rumpf des Körpers wird hin und hergedrehet, und die Glieder werden auf eine verschiedene Weise beweget. Gemeiniglich besteht die convulsivische Bewegung des einen Arms und Hand darinnen, dass die Patienten sich mit geballter Faust auf die Brust und auf sehre heftige Weise und zu wiederholten malen schlagen. [...] Viele Aerzte und Schriftsteller stehen in der Meinung, als ob diese Zufälle [Symptome] blos dem weiblichen Geschlechte eigen wären, und es ist auch soviel gewiß, dass sie sich am gewöhnlichsten bey Frauenspersonen zeigen. Unterdessen bemerkt man doch auch dergleichen bey Mannspersonen. Es geschiehet aber dieses nur selten und ich habe auch nie bemerket, dass dieselben [Zufälle, d.h. Symptome] bey Männern zu einem so heftigen Grade gestiegen wären, als es bei Frauenspersonen zu geschehen pfleget. [...] Vornehmlich zeigt sich diese Krankheit bey solchen Frauenspersonen, die der sogenannten Mutterwuth (*Nymphomanie*) unterworfen sind."

Quelle: William Cullen, Anfangsgründe der praktischen Arzneywissenschaft, 3. Theil, Leipzig 1784.

Es sei hier kurz angemerkt, dass noch im 20. Jahrhundert Hysterektomien aus psychiatrischer Indikation (!) durchgeführt wurden.

Die Melancholie gilt in der abendländischen Medizingeschichte als eine Hauptkrankheit, die nach der antiken Humoralpathologie (Viersäftelehre) von der (hypothetischen) schwarzen Galle herrührt. Diese sollte vor allem mit der Milz in Beziehung stehen und von *hypochondrium* bzw. *kardía* („Herzgrube") aus andere Körperregionen affizieren.

Das medizinhistorisch wichtigste Konzept stammt von Galen. Dieser unterscheidet drei Ursachen der Melancholie, die er als eine Affektion des Gehirns durch schwarze Galle versteht: (1) Der ganze Körper kann von der schwarzen Galle im Blut betroffen sein, und damit auch das Gehirn; (2) das Gehirn ist lokal betroffen, wenn die schwarze Galle durch örtliche Hitze aus gelber Galle produziert wird; und (3) das Gehirn wird sekundär von der schwarzen Galle affiziert, wenn das Leiden von einer Verdauungsstörung im Magen ausgeht, und es zu Blähungen, Flatulenz, Sodbrennen etc., d.h. zu einer Hypochondrie kommt. Dann steigt vom Oberbauch eine entsprechende schwarzgallige, rußartige Ausdünstung zum Gehirn auf und erzeugt dort die entsprechenden Symptome wie Furcht, Mutlosigkeit, Wahnvorstellungen und Todessehnsucht. Galen erklärt insbesondere die beiden erstgenannten Symptome mit der Verdunkelung des Gehirns durch die schwarze Galle, analog einer äußeren Dunkelheit, die den Menschen fürchten macht.

Indem die Magengegend bzw. die Oberbauchorgane als Ursprungsort der Melancholie angesehen wurden, erschien ihre Nähe zur Hypochondrie plausibel. So wurden Melancholie und Hypochondrie begrifflich miteinander verknüpft (*Melancholia hypochondriaca*) und bildeten bis um 1800 eine Krankheitseinheit bzw. wurden synonym gebraucht.

Von der Anstalts- zur Universitätspsychiatrie

Auf die Institutionalisierung der Psychiatrie um 1800 – damals als „Irrenheilkunde" bezeichnet – wurde bereits hingewiesen (vgl. Kap. 6). Nach der Französischen Revolution entfaltete sich nach dem Vorbild aus Frankreich auch in Deutschland die Anstaltspsychiatrie. Die „Irrenhäuser" bzw. „Heil- und Pflegeanstalten" wurden als große Anstalten zumeist in ländlicher Umgebung eingerichtet. Der Anstaltsdirektor spielte die Rolle eines autoritären Patriarchen, die ärztliche Betreuung war dürftig und die Pflege wurde weitgehend von nicht ausgebildetem Personal, insbesondere ehemaligen Gefängniswärtern und Soldaten, übernommen.

Erst gegen Ende des 19. Jahrhunderts entwickelte sich aus der Anstaltspsychiatrie die Universitätspsychiatrie und die deutschen Universitäten bemühten sich verstärkt um die Vertretung des Faches Psychiatrie in den medizinischen Fakultäten. Zwar blieben noch zahlreiche Verbindungen mit Anstalten bestehen. Bei Neugründungen wurde nun aber mit der Berufung eines Fachvertreters und Aufnahme des Unterrichtes auch ein Klinikgebäude vorgesehen: Berlin 1865/67 (nachdem Carl Wilhelm Ideler bereits von 1840 bis 1860 als Psychiatrieprofessor in Berlin tätig gewesen war), Heidelberg 1878, Prag (Deutsche Universität) 1886, Freiburg 1887, Innsbruck 1891, Tübingen 1893, Gießen 1895, Rostock 1896, Kiel 1902.

Zu Beginn des 20. Jahrhunderts verfügten in Deutschland alle medizinischen Fakultäten über eine psychiatrische Klinik und einen Ordinarius für das Fach Psychiatrie, genauer gesagt: Im Allgemeinen lautete die Lehrbefugnis (*Venia legendi*) auf Psychiatrie *und* Neurologie, und die Kliniken wurden unter der Bezeichnung „Psychiatrische und Nervenklinik“ oder kurz „Nervenklinik“ geführt. Die Anstaltspsychiatrie verlor ihre Monopolstellung, und durch ungünstige äußere Verhältnisse geriet sie immer mehr ins Hintertreffen, während die Universitätskliniken die fachliche Führungsrolle übernahmen. So entstand vom Ende des 19. Jahrhunderts an ein starkes Gefälle zwischen Anstaltspsychiatrie und Universitätspsychiatrie. Diese wurde letztlich erst im Zuge der Psychiatriereform von den 1970er Jahren an allmählich überwunden. Die Qualitätsunterschiede wurden weitgehend ausgeglichen. Diese Entwicklung ist auf eine Reihe von Veränderungen zurückzuführen: Die psychiatrischen Krankenhäuser wurden wesentlich verkleinert und baulich, technisch sowie personell besser ausgestattet. Die Vervollständigung des psychiatrischen Angebotes durch komplementäre Dienste entlastete die stationären Einrichtungen. Die Weiterbildung wurde schrittweise verbessert und in ihren Ansprüchen angehoben, so dass sich diesbezüglich Kliniken und Krankenhäuser kaum mehr unterscheiden.

Ein Hauptinitiator der modernen Psychiatrie war Wilhelm Griesinger (1817–1868). Er bestimmte den wissenschaftlichen und ärztlichen Standort der Psychiatrie, wies den biologischen Arbeitsweisen ihre Richtung, fand wesentliche tiefenpsychologische Erkenntnisse und entwickelte einen Reformplan der psychiatrischen Versorgung. Sein Psychiatrieverständnis trägt unübersehbar mehrdimensionale Züge.

Griesinger vertrat eine medizinisch-naturwissenschaftliche Perspektive, betonte die Bedeutung der Psychologie und Psychodynamik für die Psychiatrie, unterstrich deren philosophischen und anthropologischen Implikationen, und propagierte die zwangfreie Krankenbehandlung sowie eine Reform der großen Krankenanstalten. Griesinger wurde und wird allerdings oft als „Hirnpsychiater“ missverstanden, indem man ihn einseitig mit dem Satz (der so in seinem Werk nirgends vorkommt) zitiert: „Geisteskrankheiten sind Gehirnkrankheiten“. Bei der Begründung der modernen Psychiatrie sind – abgesehen von dem nicht in der klinischen Psychiatrie tätigen Nervenarzt Sigmund Freud (s. u.) – vor allem zwei Namen zu nennen: Emil Kraepelin und Eugen Bleuler (s. u.). Sie stellten die Weichen für die Psychiatrie des 20. Jahrhunderts.

Wilhelm Griesingers mehrdimensionaler Ansatz

„Sie [die Psychiatrie] darf sich aber überhaupt nicht bloß mit den auffallenden körperlichen oder geistigen Ereignissen, die dem Irresein näher vorangingen, begnügen, sondern sie muß sich auf den Standpunkt stellen, wo der jetzige krankhafte Zustand als das endliche Ergebnis *aller* früher vorhandenen Lebenszustände erscheint [...]. Ein näheres Eingehen in die Ätiologie des Irreseins zeigt nämlich alsbald, wie es in der außerordentlichen Mehrzahl der Fälle *nicht eine einzige* spezifische Ursache, sondern einen *Complex* mehrerer, zum Theil sehr vieler und verwickelter schädlicher Momente war, unter deren Einfluß die Krankheit endlich zustande kam. [...] Es ist keine Frage, daß Irresein in vielen Fällen durch rein körperliche Ursachen entstehen kann, daß andererseits unter ihrer Mitwirkung die psychischen Causalmomente weit eher und ganz vorzüglich zur Entstehung der Geisteskrankheiten führen. Eine erbliche oder erworbene Disposition lässt sich dann häufig, doch nicht gerade immer, nachweisen [...].“

Quelle: Wilhelm Griesinger, Die Pathologie und Therapie der psychischen Krankheiten, Stuttgart 1845.

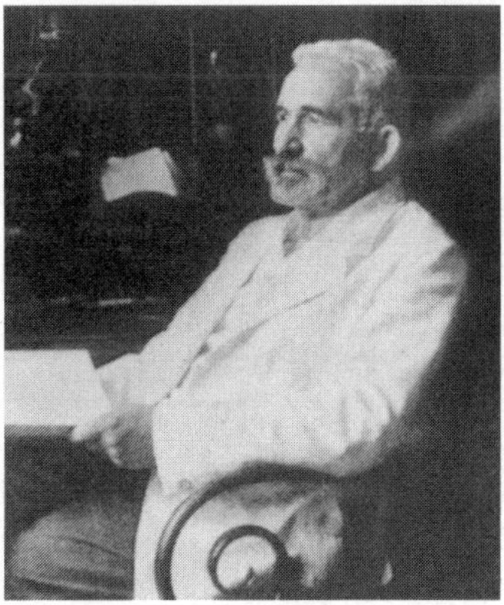

Abb. 53: Porträt, 1926.

Emil Kraepelin (1856–1926)

Er studierte zunächst Medizin in Würzburg und arbeitete dann schon als Leipziger Student ab 1875 wissenschaftlich in der experimentellen Psychologie bei Wilhelm Wundt. Kraepelin wäre lieber Experimentalpsychologe geworden, sah sich aber gezwungen, den einträglicheren Arztberuf anzustreben. Die psychiatrische Ausbildung absolvierte Kraepelin in München ab 1878 bei Bernhard von Gudden und in Leipzig (1882) bei Paul Emil Flechsig, wo er sich 1883 habilitieren konnte. Im selben Jahr erschien sein „Compendium der Psychiatrie“, dessen spätere Auflagen zu den wichtigsten Werken der Psychiatriegeschichte zählen. 1886 wurde er auf den Lehrstuhl in Dorpat berufen, 1891 wechselte er nach Heidelberg an. In der Folgezeit entstanden die Konzeption der *Dementia praecox* und das dichotome Modell der Krankheitssystematik. 1903 wechselte er nach München und eröffnete 1918 die Deutsche Forschungsanstalt für Psychiatrie (nach 1945: Max-Planck-Institut für Psychiatrie). Die Direktion des Forschungsinstitutes hatte Kraepelin über seine Emeritierung 1921 hinaus bis zu seinem Tod inne. Er gilt heute als einer der entscheidenden Begründer der wissenschaftlichen Psychiatrie, auf den sich die moderne (biologische) Psychiatrie wieder verstärkt beruft (*neo-Kraepelinianism*).

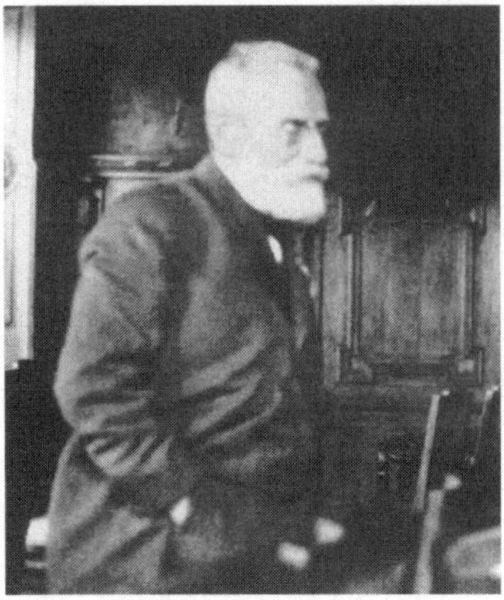

Abb. 54: Porträt, 1920er Jahre.

Eugen Bleuler (1857–1939)

Der in Zollikon bei Zürich geborene Eugen Bleuler beteiligte sich als Medizinstudent an neurophysiologischen Experimenten. 1881 bis 1886 war er Assistenzarzt in den psychiatrischen Krankenhäusern in Bern und Zürich („Burghölzli"), wo der bedeutende Psychiater August Forel (1848–1931) lehrte. 1886 wurde er Direktor der kantonalen Pflegeanstalt Rheinau. Dort lebte er eng mit den Kranken zusammen und hatte Gelegenheit zur systematischen Beobachtung. Nach dem Rücktritt Forels 1898 folgte die Zürcher Behörde nicht dem Berufungsvorschlag der Fakultät, sondern berief den unhabilitierten Bleuler. Als einziger namhafter Psychiater interessierte er sich, zusammen mit seinem damaligen Assistenten C. G. Jung, für die sich entfaltende Psychoanalyse Freuds, zu dem er eine Zeit lang persönliche Kontakte pflegte. Die *Dementia praecox* (Kraepelin, s. o.) bezeichnete er 1911 als „die Gruppe der Schizophrenien". Neben dem Begriff „Schizophrenie" (früher auch: Morbus Bleuler) prägte er die Begriffe „Ambivalenz" und „Autismus". 1927 wurde er emeritiert; er starb in seinem Geburtsort.

Besessenheit, Exorzismus und die dynamische Psychiatrie

Die Dämonologie als „wissenschaftlich" systematisierter Geisterglaube war bereits im Altertum für die Heilkunde bedeutsam (vgl. Kap. 2). Besessenheit und Exorzismus spielten im christlichen Abendland vor allem im Bereich der religiösen Heilkunde eine erhebliche Rolle. Vielfach erschienen Krankheiten schlechthin von bösen Geistern oder dem Teufel hervorgerufen zu werden. Die Heilung bestand aus der Austreibung des Bösen (Exorzismus). Ebenso wurde der Prophylaxe vor der Besitzergreifung des Menschen durch böse Geister große Aufmerksamkeit geschenkt, wobei die Anwendung von Amuletten besonders wichtig war. Auch heute gibt es beispielsweise weltweit schmuckähnliche Talismane gegen den „bösen Blick".

Für die Geschichte der Psychiatrie und Psychotherapie ist die Berücksichtigung dieser Tradition besonders aufschlussreich, da sie die Macht der „Imagination" bzw. „Suggestion" eindrücklich belegt und die Psychodynamik von Krankheits- und Heilungserleben, insbesondere im Wechselverhältnis von Krankem und Heiler, demonstriert. Ein bekanntes Beispiel aus der Zeit der Aufklärung sei hier vorgestellt. Der katholische Pfarrer Johann Joseph Gaßner (1727–1779) trat um 1775 als Massenexorzist auf. Da nach seiner Meinung *alle* Krankheiten ausnahmslos vom Teufel und

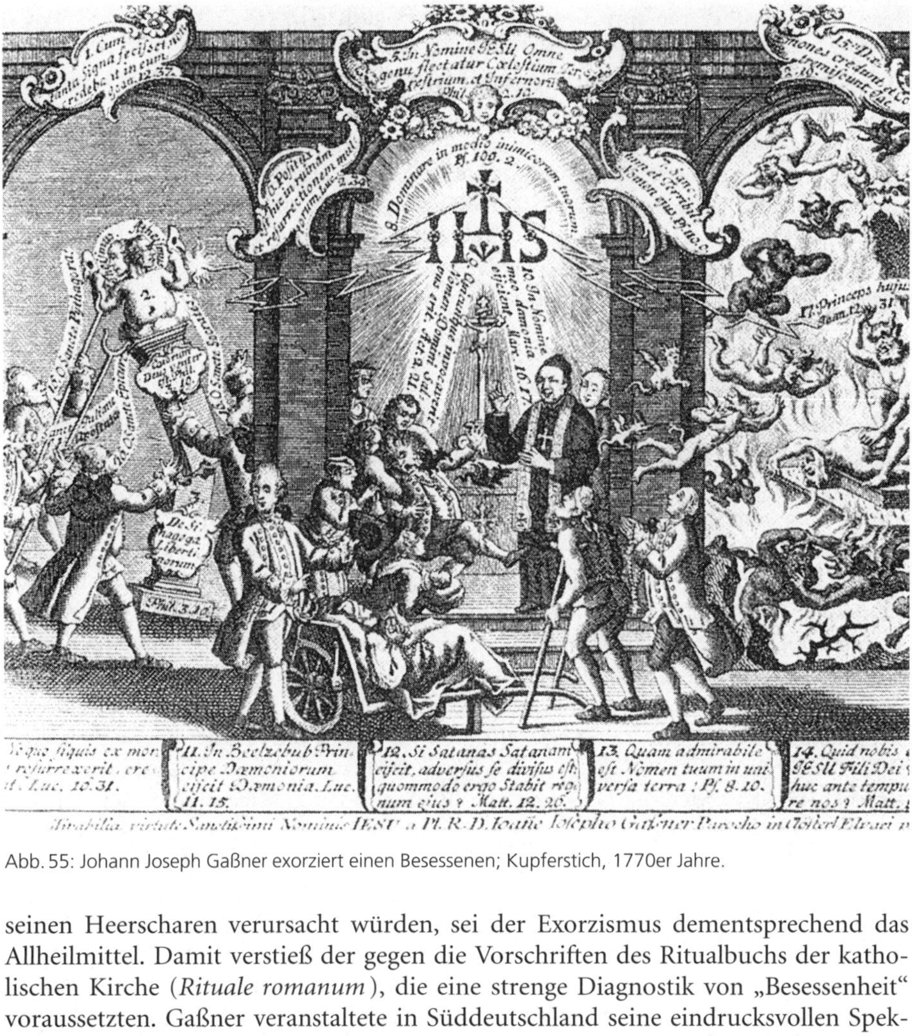
IHS
11. In Beelzebub Principe Dæmoniorum eijcit Dæmonia. Luc. 11. 15.
12. Si Satanas Satanam eijcit, adversus se divisus est: quommodo ergo Stabit regnum eius ? Matt. 12. 26.

Abb. 55: Johann Joseph Gaßner exorziert einen Besessenen; Kupferstich, 1770er Jahre.

seinen Heerscharen verursacht würden, sei der Exorzismus dementsprechend das Allheilmittel. Damit verstieß der gegen die Vorschriften des Ritualbuchs der katholischen Kirche (*Rituale romanum*), die eine strenge Diagnostik von „Besessenheit" voraussetzten. Gaßner veranstaltete in Süddeutschland seine eindrucksvollen Spektakel, die Tausende von Menschen anzogen. Dabei begnügte er sich mit dem Handauflegen, dem Anrufen Christi und dem von Kreuzeszeichen begleiteten Befehl, der Teufel möge ausfahren.

Dieses öffentliche Treiben wurde schließlich auf Befehl von Kaiser Joseph II. 1776 untersagt. Es war mit den Prinzipien der Aufklärung nicht vereinbar. Die erhaltenen Behandlungsprotokolle beschreiben ein uferlos erscheinendes Spektrum von Symptomen bzw. Krankheitsbezeichnungen, die eine Abgrenzung von Geisteskrankheiten kaum zulassen. Die Interpretation, wonach Gaßner vorwiegend „psychosomatische" Störungen oder gar „psychiatrische" Störungen behandelt habe, geht also in die Irre. Allerdings erinnert seine Technik des Exorzierens an kathartische Momente der modernen Psychotherapie, im Sinne der „Psychokatharsis“ nach Breuer und Freud (s. u.).

Interessant ist Franz Anton Mesmers Begutachtung der Gaßner'schen Kuren, die er im Auftrag der Bayerischen Akademie der Wissenschaften 1775 vornahm: Er sprach von Gaßner als einem „redlichen und heiligen Mann“; die von ihm erzielten Phänomene seien durchaus echt. Allerdings vertreibe er keine Dämonen, sondern setze nur den „thierischen Magnetismus“ ein, ohne es zu wissen.

Vom Mesmerismus zur „Hypnose" und „Suggestion"

Die „elektrische Medizin“ und der von ihr inspirierte Mesmerismus in Verbindung mit der romantischen Seelenforschung gaben entscheidende Impulse für die Entwicklung der modernen Psychotherapie (vgl. Kap. 6). Insbesondere die Auseinandersetzung mit dem Somnambulismus ging mit einer Hinwendung zum subjektiven Erleben von bestimmten Kranken („Somnambulen“) einher. Das Gangliensystem im Bauch – symbolisiert durch den *Plexus solaris* – imponierte nun als Ort des unbewussten Seelenlebens (s. o.).

Der schottische Arzt James Braid (1795–1860) begründete mit seinem Buch „Neurypnology“ (1843) das wegweisende Konzept des „Hypnotismus“: Er definierte ihn als „*nervous sleep*“ (nervösen Schlaf). Damit wollte er den Mesmerismus und Somnambulismus wissenschaftlich, d. h. neurophysiologisch überwinden. Statt des „magnetischen Schlafs“ sprach er vom „nervösen Schlaf“, den er durch seine Methode der Augenfixation auf einen Punkt herbeiführen konnte. Während des nervösen Schlafs konnten die „nervösen Energien“ vom Hypnotiseur im Organismus des Hypnotisierten so gelenkt werden, dass sie bestimmte physiologische Reaktionen hervorriefen (z. B. den Tonus der Muskulatur oder die kapillare Zirkulation betreffend). Braid verwarf die Fluidumtheorie des Mesmerismus und hatte auch mit dem tiefenpsychologisch orientierten Konzept des Somnambulismus wenig im Sinn. Er vertrat ein psychophysiologisches Programm als wissenschaftliche Grundlage für den Hypnotismus. Er war überzeugt, dass die hypnotischen Phänomene durch nervöse Umschaltprozesse zustande kämen und nicht durch die „Ausstrahlung eines anderen“.

Die „Pariser Schule“ des Neurologen Jean Martin Charcot (1825–1893) verquickte die Hypnose mit dem Hysterieproblem: Die theatralischen Inszenierungen mit hypnotisierten Hysterikerinnen, die auch Sigmund Freud während seines Studienaufenthaltes bei Charcot 1885/86 faszinierten, verstellten jedoch die psychodynamische Einsicht und trugen trotz ihrer ungemeinen Ausstrahlungskraft keine tragfähige Erkenntnis zur Entwicklung der Psychotherapie bei. Erst Hippolyte Bernheim (1840–1919), Professor für Innere Medizin und Begründer der „Schule von Nancy“ gelang es im Gegenzug, den Hypnotismus auf dem Boden seiner Suggestionslehre zu einer anerkannten Behandlungsmethode, ja zum Kernstück der Psychotherapie schlechthin zu machen. Seine Bedeutung für die Entwicklung der modernen Psychotherapie ist kaum zu überschätzen. Er war für Freud wahrscheinlich der bedeutendste Vordenker. Bernheim wiederum lernte die Bedeutung der Wortsuggestion für die hypnotische Technik bei einem Kollegen in Nancy kennen, nämlich dem praktischen Arzt Ambroise August Liébeault (1823–1904), den Freud in seiner „Traumdeutung“ als den „Erwecker der hypnotischen Forschung in unseren Tagen“ bezeichnete.

Bernheim definierte die Suggestion als den „Vorgang, durch welchen eine Vorstellung in das Gehirn eingeführt und von ihm angenommen wird“. Mit anderen Worten: „Die Person muß sie glauben.“ Eine solche suggerierte Vorstellung, die Bernheim als „zentripetales Phänomen“ kennzeichnete, strebte danach, sich in „Handlung umzusetzen, zur Empfindung, zum Bild, zur Bewegung zu werden“, das heißt sich in einem „zentrifugalen Phänomen“ zu manifestieren. Somit bedeutete für Bernheim die Suggestion eine „Vorstellungsdynamik“, die auch im Alltagsleben jedermann an sich erlebt, beispielsweise wenn die Vorstellung, dass man Ungeziefer an sich hat, wirkliches Jucken hervorbringt. Diese Dynamik der Suggestion sollte nun therapeutisch genutzt werden mit dem Ziel, „den Geist eingreifen zu lassen, um den Körper zu heilen“. „Der menschliche Geist ist eine große Macht und der Arzt, der heilen will, soll sich dieser Macht bedienen.“ Hypnotisieren, jemanden in Hypnose versetzen, ist für Bernheim nichts anderes als rein spezifisches Suggerieren: nämlich, in welcher Form auch immer, die „Vorstellung des Schlafes“ in das Gehirn einführen. Die Erfahrung lehre, so Bernheim, dass das Wort das einfachste und beste Mittel dazu sei: „Das Wort allein genügt.“ Bernheim veröffentlichte zahlreiche Fallbeispiele aus seiner Klinik, welche die Wirksamkeit seiner suggestiven Therapie dokumentieren sollten und ein breites Spektrum von internistischen, neurologischen, gynäkologischen Beschwerden bzw. Krankheiten betrafen. Grundsätzlich entsprach Bernheims internistische Klinik in Nancy dem modernen Verständnis einer psychosomatischen Klinik. Es ist kein anderes Beispiel aus dem 19. Jahrhundert bekannt, bei dem in einer Klinik somatische Beschwerden bzw. Krankheiten primär mit Hilfe einer Psychotherapie behandelt wurden, die auf dem modernen Paradigma der Suggestion aufbaute. Dieses Paradigma ist auch heute noch wissenschaftlich anerkannt und erklärt letztlich den so genannten Placebo-Effekt als Wirkung der (Auto)Suggestion.

Sigmund Freuds Begründung der Psychoanalyse

Freud knüpfte vor allem an der soeben vorgestellten Entwicklung von Mesmer bis Bernheim an und ist nicht jener Erst-und-Allein-Entdecker des „Unbewussten“, zu dem er vielfach stilisiert worden ist. Der Ansatz der (experimentellen) physiologisch-anatomischen Forschung in der zweiten Hälfte des 19. Jahrhunderts war Freud als Schüler des namhaften Physiologen Ernst Brücke vertraut. Die naturwissenschaftliche Haltung der zeitgenössischen Physiologen stellte eine Art Glaubensbekenntnis ihrer wissenschaftlichen Weltanschauung dar, der sich Freud zeitlebens verpflichtet fühlte. Neben seinen neurohistologischen Studien zur Erforschung der Struktur des Nervensystems versuchte sich Freud auch in der klinisch-anatomischen

Methode und veröffentlichte klinische Fälle mit jeweiligen Obduktionsbefunden. Nach seiner Verlobung 1882 strebte Freud schließlich die ärztliche Weiterbildung an, zunächst in der Psychiatrie, dann in der Neurologie, die ihm eine Niederlassung ermöglichen würde.

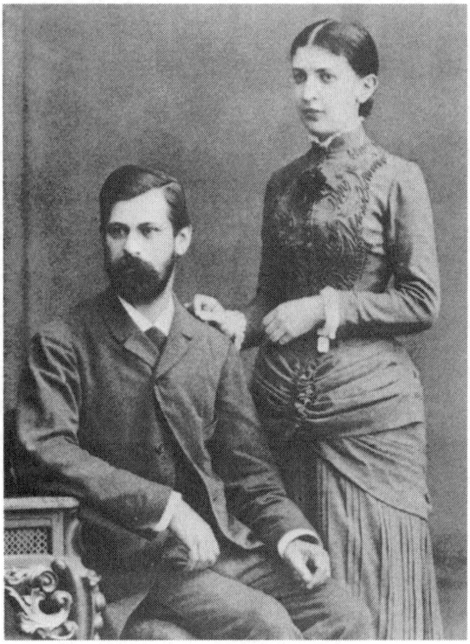

Abb. 56: Sigmund Freud mit seiner Verlobten und späteren Frau Martha Bernays, 1885.

Sigmund Freud (1856–1939)

Sigmund Freud wurde als Sohn eines jüdischen Tuchhändlers geboren und siedelte im Alter von drei Jahren zusammen mit seiner Familie von Freiberg (Mähren) nach Wien über. 1873 immatrikulierte er sich an der Wiener Medizinischen Fakultät, wo er am Physiologischen Institut 1881 promovierte. Ab 1882 war er als Arzt im Allgemeinen Krankenhaus in Wien tätig, u. a. auch bei Theodor Meynert in der Psychiatrie. Nach seiner Habilitation (Ernennung zum „Privatdozenten“) im September 1885 unternahm er im Winter 1885/86 eine Studienreise nach Paris, um bei dem Neurologen Charcot („Pariser Schule“) zu lernen. 1886 eröffnete Freud eine eigene Praxis in Wien und heiratete nach vierjähriger Verlobungszeit Martha Bernays (1861–1951), mit der er zusammen sechs Kinder hatte. Die jüngste Tochter Anna (1895–1982) setzte später als (Kinder-)Psychoanalytikerin das Werk ihres Vaters fort. Vor allem von Hippolyte Bernheim („Schule von Nancy“) beeinflusst, wandte Freud in seiner nervenärztlichen Praxis die (hypnotische) Suggestivtherapie an. 1895 erschienen die mit Josef Breuer verfassten „Studien über Hysterie“. Freuds Hauptwerk „Die Traumdeutung“ (1900) begründete mit der Lehre vom „Unbewussten“ die Psychoanalyse, die sich in der Folgezeit rasch entfaltete. 1923 wurde bei Freud ein Krebs am harten Gaumen diagnostiziert, gegen den er bis zu seinem Lebensende kämpfte. 1930 erhielt er den Goethepreis der Stadt Frankfurt, 1933 wurden auch Bücher Freuds von den Nationalsozialisten in Berlin verbrannt. Nach dem Einmarsch der deutschen Wehrmacht 1938 in Österreich konnte Freud – von seiner Krankheit schwer gezeichnet – mit seiner Frau und seiner Tochter Anna nach London emigrieren.

Vermutlich kam Freud erstmals bei seinen Selbstversuchen mit Kokain im Jahr 1884 intensiver mit dem Unbewussten als einer wahrnehmbaren Realität in Berührung. Er erfuhr durch das Kokain eine seelische Umstimmung, und insofern griff der physiologisch angelegte Selbstversuch in eine psychologische Dimension hinüber. Im physiologischen Experiment leuchtete eine Sphäre des Seelenlebens auf, eine Vorahnung jenes Unbewussten, das Inhalt seiner späteren Lehre werden sollte. Die „Studien über Hysterie", die er zusammen mit seinem väterlichen Freund Josef Breuer 1895 publizierte, enthielt auch die Krankengeschichte von Breuers Patientin „Anna O.", mit deren Behandlung dieser bereits 1880 begonnen hatte. Ein neues Paradigma der Psychotherapie deutete sich an: Diese Patientin war nicht nur Entdeckerin ihres „schlimmen Ich", sondern zugleich Erfinderin der *„talking cure"*, des *„chimney sweeping"*. Sie diagnostizierte nicht nur ihre Krankheit, sie therapierte sie auch. Man kann hier von einer Art Selbstanalyse der Patientin sprechen, die Breuer in seiner Krankengeschichte zur Darstellung brachte. Die „kathartische Methode" geht von der Vorstellung aus, dass die hysterische Krankheit durch einen eingeklemmten Affekt bedingt ist und durch ein „Abreagieren" desselben therapiert werden kann. Dieses therapeutische Prinzip der „assoziativen Korrektur" hat sein Analogon in der assoziativen Leistung des normalen Menschen, wenn dieser eine Kränkung zu verkraften hat. So imponierte den Autoren die Hysterie als eine nicht verkraftete Kränkung, an deren Erinnerung der Affekt haftet: „der Hysterische leidet größtenteils an Reminiszenen" lautete die Formel von Breuer und Freud. Freud formulierte in diesem Zusammenhang erstmals ein wichtiges Moment seiner psychoanalytischen Technik, nämlich die Überwindung des „Widerstands".

1895 begann Freud mit seiner Selbstanalyse im engeren Sinn. Er konnte erstmals den verborgenen Sinn des Traumes, nämlich die „Wunscherfüllung", durch die Deutung seines Traums „von Irmas Injektion" „enthüllen", wovon die Entfaltung der psychoanalytischen Lehre im Traumdeutungsbuch ihren Ausgang nahm. Mit Hilfe der „Selbstbeobachtung" und „Selbstüberwindung" schritt er in seiner Selbstanalyse voran. Seine eigenen Träume seien „ein reichliches und bequemes Material, das von einer ungefähr normalen Person herrührt und sich auf mannigfache Anlässe des täglichen Lebens bezieht." Für die Argumentation der „Traumdeutung" ist das Verhältnis von Deutungsarbeit und Traumarbeit zentral. Die Traumarbeit soll die Seelentätigkeit erklären, theoretisch einsichtig machen, wie aus den latenten Traumgedanken der manifeste Trauminhalt hervorgebracht, synthetisiert wird. Während die Deutung auf der unmittelbaren Selbsterfahrung beruht, besteht die Erklärung aus einer Konstruktion, die man auch als eine Art „Selbstsynthese" bezeichnen könnte, im Gegensatz zur „Selbstanalyse". Diese Selbstsynthese bedeutet eine Selbstvergegenständlichung: Das Seelenleben produziert den Traum (manifesten Trauminhalt) und stellt dem Träumenden gleichsam sein eigenes Arbeitsergebnis, sein Arbeitsprodukt, vor. Freud vergleicht die Traumschöpfung mit der Arbeit eines Schriftstellers, der die politische Zensur überwindet, um unangenehme Wahrheiten von der Obrigkeit unerkannt mitteilen zu können.

Freud über die „Technik" der Psychoanalyse

„Das Lehrgebäude der Psychoanalyse, das wir geschaffen haben, ist in Wirklichkeit ein Überbau, der irgend einmal auf sein organisches Fundament aufgesetzt werden soll; aber wir kennen dieses noch nicht. Die Psychoanalyse wird als Wissenschaft nicht durch den Stoff, den sie behandelt, sondern durch die Technik, mit der sie arbeitet, charakterisiert.

Man kann sie auf Kulturgeschichte, Religionswissenschaft und Mythologie ebensowohl anwenden wie auf die Neurosenlehre, ohne ihrem Wesen Gewalt anzutun. Sie beabsichtigt und leistet nichts anderes als die Aufdeckung des Unbewußten im Seelenleben."

Quelle: Sigmund Freud, Vorlesungen zur Einführung in die Psychoanalye, 1917. (GW 11, 430 f.)

„Die Arbeit, durch welche wir dem Kranken das verdrängte Seelische in ihm zum Bewußtsein bringen, haben wir Psychoanalyse genannt. Warum ‚Analyse', was Zerlegung, Zersetzung bedeutet und an eine Analogie mit der Arbeit des Chemikers an den Stoffen denken läßt, die er in der Natur vorfindet und in sein Laboratorium bringt? Weil eine solche Analogie in einem wichtigen Punkte wirklich besteht. Die Symptome und krankhaften Äußerungen des Patienten sind wie alle seine seelischen Tätigkeiten hoch zusammengesetzter Natur; die Elemente dieser Zusammensetzung sind im letzten Grunde Motive, Triebregungen. Aber der Kranke weiß von diesen elementaren Motiven nichts oder nur sehr Ungenügendes. Wir lehren ihn nun die Zusammensetzung dieser hochkomplizierten seelischen Bildungen verstehen, führen die Symptome auf die sie motivierenden Triebregungen zurück, weisen diese dem Kranken bisher unbekannten Triebmotive in den Symptomen nach, wie der Chemiker den Grundstoff, das chemische Element, aus dem Salz ausscheidet, in dem es in Verbindung mit anderen Elementen unkenntlich geworden war. [...] Auch das Sexualstreben der Menschen haben wir erklärt, indem wir es in seine Komponenten zerlegten, und wenn wir einen Traum deuten, gehen wir so vor, daß wir den Traum als Ganzes vernachlässigen und die Assoziation an seine einzelnen Elemente anknüpfen."

Quelle: Sigmund Freud, Wege der psychoanalytischen Therapie, 1918. (GW 12, 184 f.)

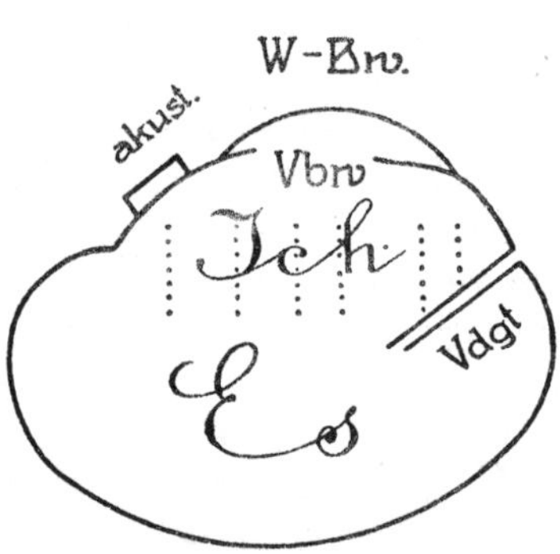

Abb. 57: Freud projiziert seine Lehre auf ein Gehirnmodell, ohne die psychodynamischen Vorgänge lokalisieren zu wollen; Vbw = das Vorbewusstes, Vdgt = das Verdrängte, W-Bw= Wahrnehumg-Bewusstsein, akust. = akustische Wahrnehmung („Hörkappe"). Aus: Das Ich und das Es (1923).

Am Ende der „Traumdeutung" definiert er die grundlegenden Begriffe der Psychoanalyse – ein Begriff, den er erstmals 1896 benutzte – und deren „Metapsychologie", die Lehre vom „psychischen Apparat". Dieser sei aus drei Systemen oder „Instanzen" aufgebaut: „Unbewußt", „Vorbewußt" und „Bewußt(sein)". Zwischen dem Unbewussten und dem Vorbewussten nimmt Freud eine „Zensur" an, die den unbewussten Inhalten und Vorgängen (Primärprozessen) nicht erlaubt, ohne vorherige Umwandlung im Sinne einer „Kompromißbildung" ins Vorbewusste zu gelangen. Die vorbewussten Regungen und Inhalte sind zwar nicht aktuell bewusst, jedoch ohne weitere Umwandlungen dem Bewusstsein zugänglich. Diese Theorie wird auch als „erste Topik" Freuds bezeichnet. Er argumentiert hier aus der Perspektive des Unbewussten, das er auch als kreative seelische Macht anerkennt, wie wir bei der „schöpferischen Traumarbeit" bemerkt haben.

Die „zweite Topik" von 1923 stellt Freud in seiner programmatischen Schrift „Das Ich und das Es" vor. Die ursprüngliche Modellvorstellung vom „psychischen Apparat" wird dadurch modifiziert. Nun unterscheidet Freud die Instanzen „Ich", „Es" und „Über-Ich".

Durch die Erkenntnis unbewusster Abwehrmechanismen im Dienste der Gesamtpersönlichkeit rückt nun das „Ich" ins Zentrum des Interesses. In der Trieblehre machte Freud ebenfalls zu Beginn der 1920er Jahre eine bemerkenswerte Wendung. Während er zuvor den Dualismus von Sexualtrieb und Ich- oder Selbsterhaltungstrieben (Hunger und Liebe) in den Mittelpunkt gerückt hatte, führte er 1920 (nach dem Tod seiner Tochter Sophie) in seiner Schrift „Jenseits des Lustprinzips" den „Todestrieb" ein, den er dem „Eros" gegenüberstellte. Allerdings stieß diese Spekulation bei den nachfolgenden Generationen von Analytikern (bis heute) kaum auf Gegenliebe.

„Neurose": Zu Krankheitsbegriff und Kulturkritik bei Freud

Freuds besondere Leistung war es, im Hinblick auf die „Neurose" einen neuen Krankheitsbegriff zu propagieren. Krankheit war nicht mehr allein ableitbar von einer organischen Läsion oder Störung, sie bedeutete nicht eine strukturelle Andersartigkeit, keine qualitative Verschiedenheit. Krankheit war Ausdruck eines bestimmten Kräftespiels im „psychischen Apparat", dessen Struktur bei allen Menschen prinzipiell gleich sei. Alle Menschen sind demnach dem selben dynamischen Grundkonflikt („Ödipuskomplex") ausgeliefert, wenngleich je nach der Quantität der beteiligten Kräfte dieser Konflikt in unterschiedlicher Form zum Ausdruck gebracht wird. Auch wenn der „normale" Mensch keine störenden Symptome im Wachleben aufweist: Im Traume erweise er sich gleichwohl als ein „Neurotiker". Freud schlug mit seiner Psychoanalyse eine Verständnisbrücke zu den Kranken, die er im Auge hatte. Denn durch Selbstanalyse konnte sich Jedermann von der Realität des „Unbewußten" überzeugen und somit auch das Erklärungsmodell für die neurotische Symptomatik anderer Menschen nachvollziehen.

Die psychoanalytische Kritik von Kultur und Religion wurde für Freud in zunehmendem Alter immer wichtiger. Die Kultur erschien ihm als unhintergehbare Quelle der Neurose schlechthin und die Religion als Ausdruck einer Art von gesellschaftlicher Neurose. Therapie sei an sich durch die Wissenschaft möglich, eine Wissenschaft nach dem Vorbild der analytischen Kur. Rückblickend schrieb er 1936 in einem Brief an Romain Rolland: „Sie wissen, meine wissenschaftliche Arbeit hatte sich das Ziel gesetzt, ungewöhnliche, abnorme, pathologische Erscheinungen des Seelenlebens aufzuklären [...]. Ich versuchte dies zunächst an der eigenen Person, dann auch an anderen, und endlich in kühnem Übergriff auch am Menschengeschlecht im Ganzen." Dieses umfassende Programm markiert drei Dimensionen seines psychoanalytischen Vorgehens: (1) die eigene Person, (2) den zu behandelnden Patienten und (3) die menschliche Kultur. Zur letzteren Dimension hat Freud wichtige Schriften verfasst, die bis heute nachwirken, u. a. „Massenpsychologie und Ich-Analyse" (1921), „Die Zukunft einer Illusion" (1927) sowie „Der Mann Moses und die monotheistische Religion" (1937).

Die (gebrochene) Entfaltung von Psychoanalyse und Psychosomatik

Geschichte der Psychoanalyse als Bewegung war zunächst eine Geschichte von „Abfallbewegungen" (Freud), nämlich der Distanzierung einer Reihe von prominenten Freud-Schülern von ihrem Lehrer. Am bekanntesten wurden Alfred Adler (1870–1937) und Carl Gustav Jung (1875–1961), die eigene bis heute existierende psychologische Schulen gründeten. Adler, der sich von Freuds Ansatz 1911 abwandte, entwickelte die „Individualpsychologie", welche vor allem das Machtstreben des Einzelnen als pathologisches Moment und die Erziehung zur Gemeinschaft als therapeutische Hauptaufgabe ansieht. C. G. Jung, ursprünglich von Freud als Nachfolger („Kronprinz") ausersehen, überwarf sich mit diesem 1913 und entfaltete nach einer Lebenskrise eine eigene tiefenpsychologische Schule, die so genannte komplexe oder analytische Psychologie. Seine Lehre vom „kollektiven Unbewussten" und den „Archetypen" greift weit über Freuds Psychoanalyse hinaus und rückt die symbolische Bildwelt von Mythen und Märchen, Alchemie und Traum in den Mittelpunkt der Betrachtung. Die Geschichte der Psychoanalyse im 20. Jahrhundert ist durchzogen von Auseinandersetzungen zwischen den einzelnen Schulen und z. T. heftigen Kämpfen der verschiedenen Gesellschaften untereinander.

Bereits in den Anfangszeiten erregte die Psychoanalyse die Aufmerksamkeit von Ärzten, die das an den Neurosen entwickelte Krankheitskonzept Sigmund Freuds und die darauf basierende Therapie auf somatische Krankheiten anzuwenden suchten. Eine frühe Pionierleistung für ein breites Angebot psychoanalytischer Therapie war die Gründung einer psychoanalytischen Ambulanz durch die AOK Berlin im Jahre 1920, geführt u. a. von Karl Abraham (1877–1925).

Der ursprünglich von der Naturheilkunde herkommende Arzt Georg Groddeck (1866–1934), der seit 1900 in Baden-Baden ein Sanatorium leitete, wandte sich der Psychoanalyse zu, die er in sein psychosomatisches Behandlungskonzept integrierte. Seit 1917 korrespondierte er mit Sigmund Freud. Er prägte den Begriff des Es, das er als unbewusste Kraft, als gemeinsame Quelle alle organischen und psychischen Erscheinungen verstand. Den Begriff „Es" übernahm Freud von ihm und integrierte ihn in seinem zweiten Modell des „psychischen Apparats" (s. o.).

Besonders zur Zeit der Weimarer Republik hatte sich die psychoanalytische Psychosomatik mit wichtigen Vertretern wie Ernst Simmel (1882–1947) und Franz Alexander (1891–1964) etabliert. Erste Klinikgründungen, etwa das von Simmel in Berlin gegründete Sanatorium, in dem Freud sich gelegentlich wegen seiner Krebserkrankung aufhielt, zeugten von dem Erfolg. Da viele Vertreter der Psychoanalyse

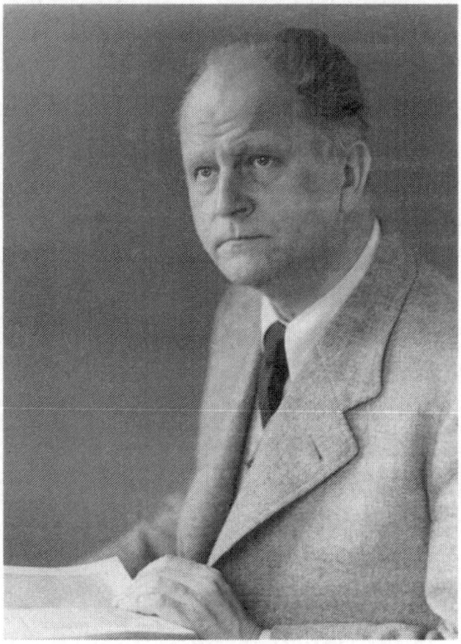

Abb. 58: Viktor von Weizsäcker, Foto aus dem Jahr 1940.

Viktor von Weizsäcker (1886–1957)

Einen eigenen Ansatz vertrat der Heidelberger Internist und Neurologe Viktor von Weizsäcker. Seit den 1920er Jahren stand er in Kontakt mit Sigmund Freud, dessen Psychoanalyse er auch für die Innere Medizin fruchtbar machen wollte. Freud zollte diesem aus seiner Sicht kühnen Vorhaben seinen Respekt. Weizsäcker propagierte eine „medizinische Anthropologie" und betonte die Bedeutung der „biographischen Methode". In seinem Hauptwerk „Der Gestaltkreis" (1940) forderte er die „Einführung des Subjekts" in die Medizin. Er ist keiner speziellen Schule zuzuordnen. Gegenüber dem Nationalsozialismus, insbesondere Rassenhygiene und Antisemitismus, blieb er – trotz mancher ideologisch fragwürdiger Äußerungen – distanziert und hielt zeitlebens an Freud fest. Sein Eintreten für eine umfassende psychosomatische Neuorientierung der Medizin war in seiner Zeit singulär. Seine Kritik an einer einseitig naturwissenschaftlichen Medizin erscheint im gegenwärtigen Kontext der molekularen Biomedizin wieder aktuell.

ebenso wie eine größere Anzahl der Patienten Juden waren, hatte sich die Bewegung von Beginn an häufig mit antisemitisch begründeter Ablehnung der Lehre auseinander zu setzen. Mit der nationalsozialistischen Machtergreifung in Deutschland verdichteten sich diese Widerstände zum Terror, der für die jüdischen Mitglieder der Bewegung lebensbedrohliche Formen annahm.

Die Gründung der Deutschen ärztlichen Gesellschaft für Psychotherapie am 15. September 1933 führte zunächst zum Ausschluss jüdischer Psychoanalytiker und Psychosomatiker. Namhafte Vertreter der jungen Fachrichtung wurden vertrieben. Unter der wesentlichen Beteiligung der in die USA emigrierten Psychoanalytiker Felix Deutsch und Ernst Simmel, sowie ihres zuvor dorthin ausgewanderten Kollegen Franz Alexander, etablierte sich die Psychosomatik mit zahlreichen Schulen und Kliniken zunächst innerhalb der Psychiatrie der USA. Alexander Mitscherlich (1908–1982) (vgl. Kap. 9), einem Schüler und Mitarbeiter Viktor von Weizsäckers, kommt das Verdienst zu, den Kontakt zu den emigrierten Kollegen ab 1947 wieder aufgenommen zu haben. Die Reintegration psychoanalytischer Theorie und Praxis in die akademische Medizin und Psychologie der Bundesrepublik basierte zu wesentlichen Teilen auf diesem transatlantischen Austausch.

Nach dem Krieg entwickelte sich die Psychoanalyse weniger in der Psychiatrie als in der psychosomatischen Medizin, zunächst in privaten Ausbildungsinstituten und einigen wenigen psychosomatischen Abteilungen, dann zunehmend in psychosomatischen Kurkliniken und an Universitätslehrstühlen. Psychoanalytische Therapie breitete sich allmählich auch in der deutschen Psychiatrie aus, weniger in der Form des klassischen Standardverfahrens (Langzeitanalyse), mehr in Modifikationen, z. B. der therapeutischen Zielsetzung (fokale Psychotherapie), der Behandlungszeit (Kurz-Psychotherapie) bzw. der Frequenz (niederfrequente analytische Langzeittherapie).

Ein wesentliches Bildungsinstrument in Gesundheits- und Sozialberufen stellt die „Balint-Gruppe" dar, die insbesondere für ärztliche wie nicht-ärztliche Therapeuten von Bedeutung ist. So werden in kleinen Gruppen von Ärzten und anderen Psychotherapeuten problematische Behandlungssituationen bearbeitet, bevorzugt im Hinblick auf die Patient-Arzt-Beziehung. Ziel des 1939 nach England emigrierten ungarischen Arztes und Psychoanalytikers Michael Balint (1896–1970) war es, „den Ärzten zu helfen, sensibler zu werden für das, was bewußt oder unbewußt in der Psyche des Patienten vor sich geht, wenn Arzt und Patient beisammen sind".

Nachdem sich bis in die 1970er Jahre die meisten Psychiater zur Psychotherapie reserviert verhielten und nur eine Minderheit Psychotherapie vertrat, haben sich inzwischen die Verhältnisse umgekehrt. 1979 verständigten sich die deutschen Fachvertreter der Psychiatrie auf die wesentlichen Merkmale der „Psychotherapie in der Psychiatrie". Seit 1992 gilt die Bezeichnung Facharzt für Psychiatrie und Psychotherapie. Heute ist Psychiatrie ohne Psychotherapie ebenso wenig denkbar wie ohne Pharmakotherapie oder Soziotherapie.

H. S.

Kapitel 9
Medizin im Nationalsozialismus: Voraussetzungen, Verbrechen, Folgen

Wegbereiter einer inhumanen Medizin, wie sie im „Dritten Reich" verwirklicht wurde, waren neben populären Schriftstellern und Vertretern anderer Wissenschaften auch Ärzte. Diese verbreiteten seit dem ausgehenden 19. Jahrhundert eugenisches und rassistisches Gedankengut. Bestimmte Menschengruppen wurden über andere erhoben und als wertvoller angesehen.

Der nationalsozialistische Rassismus prägte die Medizin des „Dritten Reichs". Die NS-Medizin wandte sich nicht dem Individuum ohne Ansehen der Person zu, sondern förderte den „Volkskörper", dessen einzelne Glieder dem Ganzen ihre Arbeitskraft zur Verfügung stellen sollten. Von den Nationalsozialisten nicht als Deutsche angesehene Menschen, chronisch Kranke, Alte und Behinderte wurden in unterschiedlichen Abstufungen medizinisch unzureichend oder gar nicht versorgt.

Der Nationalsozialismus nutzte die Medizin zur Aussonderung, Verstümmelung und Tötung von Menschen. Ärzte machten sich Medizinverbrechen schuldig, auch durch Humanexperimente. Etwa die Hälfte aller Ärzte trat der NSDAP bei.

Widerstand aus den Reihen der Mediziner blieb die Ausnahme. Große Beachtung haben die Widerstandsaktionen der später hingerichteten Mitglieder der „Weißen Rose" gefunden, die überwiegend Studierende der Medizin waren.

Die nationalsozialistischen Medizinverbrechen haben nach 1945 zu einer konkreteren Kodifizierung des Rechts geführt. Einige der Täter wurden juristisch belangt und bestraft; vielen gelang es, in ihrem Beruf tätig zu bleiben.

Die Medizin in der nationalsozialistischen Ideologie

Der zentrale ideologische Baustein des Nationalsozialismus war der Rassismus mit seinen unterschiedlichen Ausprägungen in Antisemitismus, Biologismus, Sozialdarwinismus und Eugenik („Rassenhygiene"). Sie bestimmten die Politik des „Dritten Reiches". Um diesen Rassismus zügig und umfassend verwirklichen zu können, bedurfte es der Hilfe der Medizin. Möglichst viele Angehörige der medizinischen Berufe hatten sich von überkommenen ethischen Vorstellungen abzuwenden. Das Lindern von Schmerzen und das Heilen von Krankheiten ohne Ansehen der Person sollten nicht mehr die alles bestimmenden Handlungsmaximen sein.

Vielmehr wurde erwartet, menschliches Leben zu bewerten und gegebenenfalls auszulöschen. Unrechtsbewusstsein schwand.

Die Wegbereiter

Wenn auch erst mit der Machtübertragung an die Nationalsozialisten die Medizin in die Lage versetzt wurde, in großem Maße ethisch inakzeptable Praktiken anzuwenden, so konnten die Verantwortlichen jener Zeit doch auf frühere Studien zurückgreifen. Die „Biologisierung des Menschen" schritt seit der zweiten Hälfte des 19. Jahrhunderts rasch voran (vgl. Kap. 8). Der Franzose Arthur de Gobineau (1816–1882) legte mit seiner Theorie von der zur Herrschaft berufenen Rasse der Arier den Grundstein für die nationalsozialistische Ausprägung des Rassismus. 1895 prägte Alfred Ploetz den Begriff „Rassenhygiene" und forderte die „scharfe Ausjätung des schlechteren Theiles" der Menschen. In eine ähnliche Richtung zielte im selben Jahr Adolf Jost, als er den Tod als „Nullwerth" bezeichnete, der „gegenüber einem negativen Lebenswerth noch immer der Bessere" sei. Den ersten Preis eines 1899 von dem Industriellen Friedrich Alfred Krupp ausgeschriebenen und von dem Naturphilosophen Ernst Haeckel organisierten Wettbewerbs zur Jahrhundertwende gewann der Arzt Wilhelm Schallmayer mit seinem Werk „Vererbung und Auslese im Lebenslauf der Völker". Schallmayer war bereits zuvor durch die Warnung vor den angeblichen rassebiologischen Folgen einer modernen Medizin hervorgetreten, die eine „natürliche" Auslese verhindere. Auch in anderen Wettbewerbsschriften wurden Forderungen aufgestellt, die an die späteren Verbrechen des Nationalsozialismus erinnern. Walter Haecker, ein ehemaliger Pfarrer, verlangte, „daß die moralisch Minderwertigen an der Zeugung gehindert werden sollen".

Vor dem Hintergrund jener zur Kaiserzeit entstandenen, hier nur in wenigen Beispielen vorgestellten „eugenischen" Schriften und deren auch noch später erfolgten philosophischen Legitimierung durch Autoren wie Houston Stewart Chamberlain

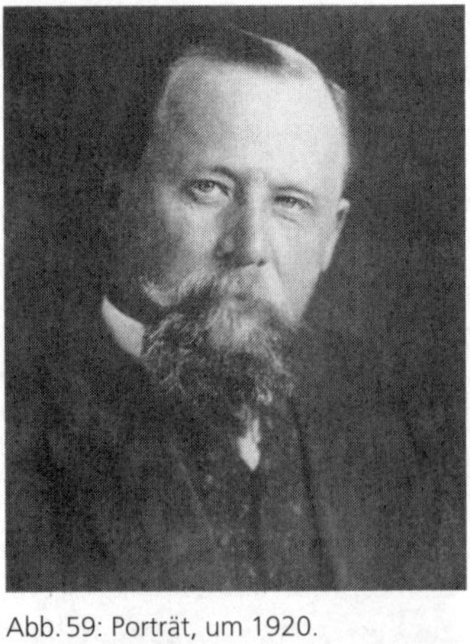

Abb. 59: Porträt, um 1920.

Alfred Hoche (1865–1943)

Der Psychiater Alfred Hoche wurde 1902 Ordinarius und Direktor der Universitätsnervenklinik Freiburg i. Br. Er war ein entschiedener Gegner der Freudschen Psychoanalyse. Zusammen mit dem Strafrechtler Karl Binding veröffentlichte er 1920 die Broschüre „Die Freigabe der Vernichtung lebensunwerten Lebens. Ihr Maß und ihre Form". Hierin propagierte er die Tötung von „Ballastexistenzen" vornehmlich aus ökonomischen Gründen. An Enthaupteten erforschte Hoche die Physiologie und Pathologie des Rückenmarks und widmete sich der forensischen Psychiatrie. Unter dem Pseudonym Alfred Erich veröffentlichte er Gedichte.

und Oswald Spengler fand die Eugenik einen immer stärkeren Rückhalt innerhalb der für die Wissenschaftsorganisation verantwortlichen Institutionen und Behörden. 1927 wurde in Berlin das „Kaiser-Wilhelm-Institut für menschliche Erblehre, Anthropologie und Eugenik" gegründet, dessen Direktor Eugen Fischer sich zu einem Exponenten der nationalsozialistischen Anthropologie entwickelte.

Der Freiburger Mediziner Alfred Hoche legte 1920 gemeinsam mit dem Leipziger Juristen Karl Binding eine Schrift vor, die unter dem Titel „Die Freigabe der Vernichtung lebensunwerten Lebens" für eine Ausweitung der erlaubten Möglichkeiten zur Tötung von Menschen plädierte. Hoche vermied es, einen bestimmten Grad von Geistesschwäche als Kriterium für eine Tötung zu bestimmen. Er wies vielmehr auf die Bedeutung ihrer Genese im individuellen Fall hin. Wenn die Geistesschwäche von Geburt an bestanden habe, sei der Maßstab für eine etwaige Tötung niedriger als im Falle eines Menschen, der durch Krankheitsverlauf, unter Umständen erst im hohen Alter, zu einem „geistig Toten" geworden sei. Das entscheidende Kriterium war für Hoche „das Fehlen des Selbstbewußtseins". Breiten Raum widmete er ökonomischen und moralischen Aspekten. Moralisches Handeln bedeutete für Hoche aber nicht etwa, dem Kranken oder Behinderten zu helfen, sondern seine Umgebung von der Existenz des „geistig Toten" zu entlasten. Es sei „eine peinliche Vorstellung, daß ganze Generationen von Pflegern neben diesen leeren Menschenhülsen dahinaltern, von denen nicht wenige 70 Jahre und älter werden". Die Wirklichkeit sähe anders aus: Den Staat koste die Anstaltspflege „ungeheure[s] Kapital" und entziehe Tausende im Pflegebereich tätige Menschen einer gesellschaftlich wichtigen Aufgabe. Der Staat aber schaffe es nicht einmal, „Ballastexistenzen" oder „Defektmenschen", um zwei weitere von Hoche benutzte Termini zu zitieren, „von der *Fortpflanzung* auszuschließen".

„Ballastexistenzen"

In einem Plädoyer des Psychiaters Alfred Hoche wird die Tötung von Behinderten gefordert, die als wertlos und geistig tot (nicht synonym mit hirntot) beschrieben werden: „Die Anstalten, die der Idiotenpflege dienen, werden anderen Zwecken entzogen; soweit es sich um Privatanstalten handelt, muß die Verzinsung berechnet werden; ein Pflegepersonal von vielen tausend Köpfen wird für diese gänzlich unfruchtbare Aufgabe festgelegt und fördernder Arbeit entzogen; es ist eine peinliche Vorstellung, daß ganze Generationen von Pflegern neben diesen leeren Menschenhülsen dahinaltern, von denen nicht wenige 70 Jahre und älter werden.

Die Frage, ob der für diese Kategorien von Ballastexistenzen notwendige Aufwand nach allen Richtungen hin gerechtfertigt sei, war in den verflossenen Zeiten des Wohlstandes nicht dringend; jetzt ist es anders geworden, und wir müssen uns ernstlich mit ihr beschäftigen. Unsere Lage ist wie die der Teilnehmer an einer schwierigen Expedition, bei welcher die größtmögliche Leistungsfähigkeit Aller die unerläßliche Voraussetzung für das Gelingen der Unternehmung bedeutet, und bei der kein Platz ist für halbe, Viertels- und Achtels-Kräfte. Unsere deutsche Aufgabe wird für lange Zeit sein: eine bis zum höchsten gesteigerte Zusammenfassung aller Möglichkeiten, ein Freimachen jeder verfügbaren Leistungsfähigkeit für fördernde Zwecke. Der Erfüllung dieser Aufgabe steht das moderne Bestreben entgegen, möglichst auch die Schwächlinge aller Sorten zu erhalten, allen, auch den zwar nicht geistig Toten, aber doch ihrer Organisation nach minderwertigen Elemente Pflege und Schutz angedeihen zu lassen – Bemühungen, die dadurch ihre besondere Tragweite erhalten, daß es bisher nicht möglich gewesen, auch nicht im ernste versucht worden ist, diese von der Fortpflanzung auszuschließen.

Die ungeheure Schwierigkeit jedes Versuches, diesen Dingen irgendwie auf gesetzgeberischem Wege beizukommen, wird noch lange bestehen, und auch der Gedanke, durch Freigabe der Vernichtung völlig wertloser, geistig Toter eine Entlastung für unsere nationale Überbürdung herbeizuführen, wird zunächst und vielleicht noch für weite Zeitstrecken lebhaftem, vorwiegend gefühlsmäßig vermitteltem Widerspruch begegnen, der seine Stärke aus sehr verschiedenen Quellen beziehen wird (Abneigung gegen das Neue, religiöse Bedenken, sentimentale Empfindungen usw.)."

Quelle: Alfred Hoche in: Karl Binding/Alfred Hoche (Hg.), Die Freigabe der Vernichtung lebensunwerten Lebens. Ihr Maß und ihre Form, 2. Auflage Leipzig 1922 [Erstausgabe 1920], S. 54 f.

Die Idee der Zwangssterilisation erfuhr in Deutschland durchaus Widerspruch, und es ist symptomatisch, dass sie vor 1933 in Deutschland keine Gesetzeskraft erlangte. Hingegen waren schon 1920 in 25 Bundesstaaten der USA Zwangssterilisationen gesetzlich erlaubt. Von den Nationalsozialisten wurde die rassenhygienische Praxis in anderen Ländern ausführlich dokumentiert und implizit der Versuch unternommen, den Vorwurf eines singulären deutschen Vorgehens zu entkräften. Als einzige Kritik an der Sterilisierung von internationaler Bedeutung gilt deren Ablehnung durch Papst Pius XI. in der Enzyklika „Casti connubii" vom 31. Dezember 1930. Die „Euthanasie" blieb grundsätzlich verboten, auch – trotz intensiver Bemühungen der *Voluntary Euthanasia Legislation Society* – in Großbritannien.

Die Vollstrecker

In der nationalsozialistischen Ideologie war die Gesundheit des einzelnen „Volksgenossen" nicht das primäre Ziel. Der Arzt des Nationalsozialismus hatte das Individualwohl des Patienten hinter dem vermeintlichen Gemeinwohl zurückzustellen und damit einhergehend allzu große individuelle menschliche Nähe zu vermeiden. Eine derartige Entemotionalisierung sollte es den Ärzten ermöglichen, dem „Wahn von der Gleichheit", wie es Reichsärzteführer Gerhard Wagner 1935 auf dem Nürnberger Reichsparteitag ausgedrückt hat, entgegenzutreten. Die Wissenschaft hatte nach den Worten des Medizinhistorikers Richard Toellner den „Glauben an die Möglichkeit" zu festigen, „ein gesundes, schönes starkes Volk zu züchten". Die vulgäre Parole „Du bist nichts, dein Volk ist alles" findet sich bei Gerhard Wagner in dem Appell wieder, bei der Krankenbehandlung „das Recht und die Notwendigkeiten des gesamten Volkes" im Auge zu behalten. Infolgedessen schwand mit Blick auf den individuellen Patienten das Unrechtsbewusstsein. Hingegen wuchs die Bereitschaft, um des vermeintlich hehren Zieles willen Menschen zu sterilisieren, auf andere Weise zu quälen oder sogar zu töten – zumal durch derartige Verbrechen gleichzeitig soziale Probleme lösbar erschienen. Nicht nur genuin nationalsozialistische Wissenschaftler, sondern auch nachdenkliche Skeptiker und Vorkämpfer einer am Subjekt des Kranken orientierten „anthropologischen Medizin" wie Viktor von Weizsäcker sahen zunächst keinen Anlass zum Widerspruch und glaubten an einen notwendigen Modernisierungsschritt. „Es wäre illusionslos, ja es wäre nicht einmal fair", formulierte Weizsäcker im Sommersemester 1933 vor den Hörern seiner Heidelberger Vorlesung, „wenn der deutsche Arzt seinen verantwortlichen Anteil an der notgeborenen Vernichtungspolitik glaubte nicht beitragen zu müssen".

Tatsächlich wurden die Ärzte schon im ersten Jahr des „Dritten Reichs" massiv mit den nationalsozialistischen Vorstellungen vom Gesundheitswesen konfrontiert. Im November 1933 ging beispielsweise bei den Direktoren der Bonner Universitätsklinik ein Brief des städtischen Wohlfahrtsamtes ein, der sich auf die „Richtlinien der N. S. Gesundheitspflege" berief. Es wurde verlangt, nicht mehr voll Arbeitsfähigen eine angemessene Behandlung zu verweigern. Für einen der Klinikdirektoren, den katholischen Oppositionellen Paul Martini, war damit der „Beginn der allge. [meinen] Inhumanität" markiert.

Der „Beginn der allgemeinen Inhumanität"

In einem Schreiben des Wohlfahrtsamts der Stadt Bonn an die Direktoren der dortigen Universitätskliniken heißt es am 15. November 1933:

„Auf Grund der Richtlinien der N. S. Gesundheitspflege ist es nicht erwünscht, daß Kranke, die nicht mehr voll arbeitsfähig sind und auch nicht werden, also dem Staate und der Volksgemeinschaft nichts mehr leisten und auch keine Werte schaffen, eine stationäre Behandlung erfahren und dadurch der Allgemeinheit außerordentliche hohe Kosten verursachen. Da der Haushaltsplan der Stadt Bonn für die geschlossene Fürsorge für diese Art Kranke einen Betrag von 280 000 Rm. aufweist, die Gemeindeverwaltungen aber gehalten sind, äußerste Sparsamkeit zu üben, um ihren Haushalt ins Gleichgewicht zu bringen, bitte ich, nur in den allerdringendsten Fällen eine stationäre Behandlung eintreten zu lassen. Bei Anwendung dieses Grundsatzes dienen wir der Allgemeinheit und verringern die ungeheuren Kosten für Menschen, die dem Staate nichts mehr leisten."

Quelle: Medizinhistorisches Institut der Universität Bonn, Nachlass Paul Martini, 1933–1938, Wohlfahrtsamt Bonn an Martini, 15.11.1933.

Die Abwendung vom individuellen Patientenwohl bedeutete für den einzelnen als Glied des Volkskörpers freilich dennoch, dass er mit großem Ernst seine Gesundheit zu stärken hatte. Schon in „Mein Kampf" (1925) hat Hitler das lateinische *Mens sana in corpore sano* dreimal in seiner deutschen Fassung bemüht – jedoch nicht im tradierten humanistischen Sinn, sondern als Folie rassistischer Propaganda: „So wie im allgemeinen die Voraussetzung geistiger Leistungsfähigkeit in der rassischen Qualität des gegebenen Menschenmaterials liegt, so muss auch im einzelnen die Erziehung zuallererst die körperliche Gesundheit ins Auge fassen und fördern; denn in der Masse genommen wird sich ein gesunder, kraftvoller Geist auch nur in einem gesunden und kraftvollen Körper finden."

An Hitlers Verantwortung für die Medizinverbrechen bestehen keine Zweifel. Er unterzeichnete Gesetze, Erlasse und Geheimbefehle. Er versuchte durch seinen Propagandaminister Joseph Goebbels die rassenhygienische Idee zu popularisieren (s. u.). Er veranlasste zudem die Entwicklung einer Infrastruktur, die dem rassistischen Gesundheitswesen dienlich war. 1935 kam der schon vor der NS-Zeit eingeleitete Aufbau eines reichsweiten Netzes von Gesundheitsämtern zum Abschluss. Es war für eine effiziente Realisierung rassenhygienischer Maßnahmen erforderlich. Zugleich sorgte Hitler dafür, dass auch in den Segmenten Wissenschaft und Gesundheit ihm nachgeordnete Instanzen miteinander konkurrierten. Schon im Laufe das Jahres 1934 erwuchs der Berliner Ministerialbürokratie ein mächtiger Gegner. Nachdem der Münchener Allgemeinmediziner Gerhard Wagner noch 1933 die Ärzteschaft unter anderem auf Kosten des 1936 auch formell aufgelösten Hartmannbundes zusammengefasst hatte, wandte er sich verstärkt den Medizinischen Fakultäten zu. Bereits am 6. September 1933 hatte Rudolf Hess als „Stellvertreter des Führers" verfügt, dass Wagner als Führer des in München angesiedelten Nationalsozialistischen Deutschen Ärztebundes von den Medizinischen Fakultäten in wichtigen Fragen zu konsultieren sei. Aus den Reihen der Dozenten an den einzelnen Fakultäten wurden Vertrauensleute bestimmt, die auf die Einhaltung der Bestimmungen achteten und eigene Berichte nach München sandten. Die Koordination übernahm im Auftrag Wagners der Münchener Professor für Dermatologie, Franz Wirz. Die Vertrauensleute erarbeiteten im Januar 1934 ein Programmpapier, das später von der im Juli 1934 eingerichteten Hochschulkommission der NSDAP umgesetzt werden sollte. Sinn dieser Kommission war es, ein Gegengewicht zu dem am 1. Mai neu eingerichteten Reichserziehungsministerium (REM) unter Bernhard Rust zu bilden. Tatsächlich konnte die Hochschulkommission noch in

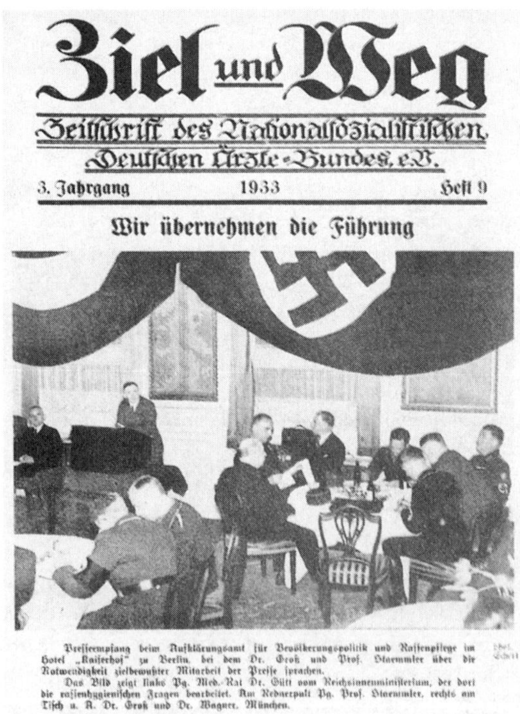
Ziel und Weg
Zeitschrift des Nationalsozialistischen Deutschen Ärzte-Bundes, e.V.
3. Jahrgang 1933 Heft 9
Wir übernehmen die Führung

Presseempfang beim Aufklärungsamt für Bevölkerungspolitik und Rassenpflege im Hotel „Kaiserhof" zu Berlin, bei dem Dr. Groß und Prof. Staemmler über die Notwendigkeit zielbewußter Mitarbeit der Presse sprachen.
Das Bild zeigt links Pg. Med.-Rat Dr. Gütt vom Reichsinnenministerium, der dort die rassenhygienischen Fragen bearbeitet. Am Rednerpult Pg. Prof. Staemmler, rechts am Tisch u. A. Dr. Groß und Dr. Wagner, München.

Abb. 60: Ein Heft der Zeitschrift des Nationalsozialistischen Ärzte-Bundes aus dem Jahr 1933, in dem die Übernahme der „Führung" gefeiert wird.

ihrem Gründungsjahr 34 Positionen an medizinischen Fachbereichen nach ihren Vorstellungen besetzen.

Ähnlich wie im Bereich der Wissenschaftsbürokratie gab es auch im Gesundheitswesen einen zähen Kompetenzstreit. Gerhard Wagner erwuchs in Leonardo Conti, dem Gründer des NS-Ärztebundes im einflussreichen Gau Berlin, ein Rivale, der Wagner nach dessen Tod 1939 beerbte. Doch auch Conti scheiterte an dem Vorhaben, die im Gesundheitswesen tätigen Vereinigungen auf eine einheitliche Linie einzuschwören. Als Hitlers Begleitarzt Karl Brandt im Juli 1942 zum Generalkommissar des Führers für das Sanitäts- und Gesundheitswesen ernannt wurde, war eine weitere Instanz entstanden, die rasch an Macht gewann. Brandt wurde de facto zur obersten Autorität im Gesundheitswesen, die freilich einer nur noch unzulänglich funktionsfähigen Medizinalverwaltung vorstand. Conti, Reichsgesundheitsführer und Staatssekretär des Reichsinnenministeriums, trug zwar die Verantwortlichkeit „für den Bereich des zivilen Gesundheitswesens", der Hitler direkt unterstellte Brandt aber für „Sonderaufgaben und Verhandlungen zu Ausgleich des Bedarfs an Ärzten, Krankenhäusern, Medikamenten usw. zwischen dem militärischen und dem zivilen Sektor des Sanitäts- und Gesundheitswesens" (Erlass vom 28. Juli 1942). Gleichzeitig wurde Conti eine Berichtspflicht gegenüber Brandt „über grundsätzliche Vorgänge" auferlegt. Knapp ein Jahr nach dem Erlass schrieb Conti im Juni 1943 an Brandt: „Ich habe es Ihnen wirklich in keiner Hinsicht schwer gemacht. [...] Das Chaos ist im Gange." Am 16. August 1944 resignierte Conti. Wenige Tage später ernannte Hitler den Generalkommissar für das Sanitäts- und Gesundheits-

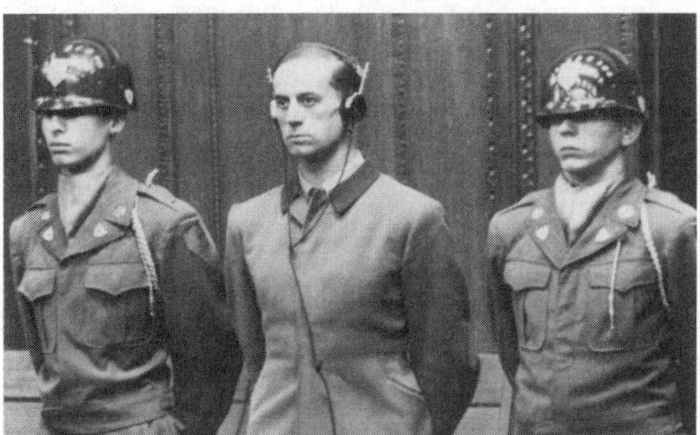

Abb. 61: Karl Brandt während des Nürnberger Ärzteprozesses, 1947.

Karl Brandt (1904–1948)

Der 1904 im elsässischen Mühlhausen geborene Chirurg Karl Brandt wurde ranghöchster Arzt des „Dritten Reichs". 1932 trat er der NSDAP, 1933 der SS bei. 1934 ernannte ihn Hitler zu einem seiner Begleitärzte, 1939 gemeinsam mit Philipp Bouhler zum Bevollmächtigten für die „Euthanasie", 1942 zum obersten Koordinator des Gesundheitswesens. Mit seinem Namen verbindet sich die „Aktion Brandt" (1943), während der Pflegeanstalten zugunsten von Ausweichkrankenhäusern und Lazaretten geräumt und viele der Patienten ermordet wurden. Im Oktober 1944 entließ Hitler seinen Begleitarzt. 1948 wurde er nach einem entsprechenden Urteil im Nürnberger Ärzteprozess hingerichtet.

wesen, Karl Brandt, zugleich zum Reichskommissar für das Sanitäts- und Gesundheitswesen. Brandt erhielt die Befugnisse einer obersten Reichsbehörde – wenige Monate vor dem Ende des Regimes.

Das Chaos spiegelt sich auch in den fünf „substanziellen Reformen hinsichtlich der Studien-, Prüfungs- und Bestallungsordnungen" und den 130 ministeriellen Verordnungen und Erlassen, die in den zwölf Jahren des „Dritten Reichs" in den Behörden und Ministerien erarbeitet wurden. Der Ärztemangel im Krieg führte schließlich zu einer derart gefährlichen Reduktion der Ausbildungsstandards, dass von „Ärzten zweiter Ordnung" und einer Gefahr für Patienten die Rede war. Schon 1939 wurde das Studium von elf auf zehn Semester verkürzt, das Praktische Jahr ersatzlos gestrichen und das Examen erheblich erleichtert. Dies ist vor dem Hintergrund zu sehen, dass spätestens seit Ende 1941 die Krankenhausversorgung der Zivilbevölkerung nicht mehr gesichert war. Bereits vor dem Krieg hatte das Medizinstudium durch eine Vielzahl von Zwangsverpflichtungen durch Staats- und Parteiinstanzen für Lehrende und Studierende an Qualität eingebüßt.

Zu den Vollstreckern der NS-Ideologie im Bereich der Medizin zählten nicht nur die nationalsozialistischen Politiker und Verbandsfunktionäre, sondern auch die Ärzte vor Ort. In den Vernichtungslagern waren es Ärzte, die entschieden, wer sofort in die Gaskammern verbracht wurde und wer noch für Arbeitseinsätze weiterleben durfte. Ärzte führten in den Konzentrationslagern Menschenversuche durch. Sie waren in den Tötungsanstalten verantwortlich tätig, wo vorwiegend psychisch Kranke und Behinderte ermordet wurden. Sie bestimmten als Gutachterm, oft ausschließlich nach Aktenlage, wer der „Euthanasie" zugeführt wurde. Sie führten Zwangssterilisierungen und – vor allem bei aus Ostmittel- und Osteuropa verschleppten Arbeiterinnen – Zwangsabtreibungen durch. Sie verweigerten aus rassenhygienischen Gründen dauerhaft Nichtarbeitsfähigen und von den Nationalsozialisten als Nichtarier angesehenen Menschen eine angemessene medizinische Behandlung. Sie verzichteten auf Solidarität mit aus politischen oder rassischen Gründen verfolgten Kollegen.

44,8 Prozent der Ärzte waren Mitglied der NSDAP, 31,0 Prozent des NS-Ärztebundes, 26,0 Prozent der SA und 7,2 Prozent der SS (Michael Kater). Diese Zahlen sind, verglichen mit anderen Berufsgruppen, weit überdurchschnittlich. So lag die Zahl der Lehrer, die sich zum Eintritt in die NSDAP veranlasst sahen, um die Hälfte niedriger. Jüngste Forschungen haben nun ergeben, dass diese weit verbreitete Zahlen, die auf der Auswertung von Angaben zu 4.177 der etwa 79.000 bei der Reichsärztekammer registrierten Ärzten aus dem Zeitraum 1936 bis 1945 basieren, wahrscheinlich deutlich zu niedrig angesetzt sind. Den 6187 Karteikarten der Ärztekammern Köln/Aachen, Düsseldorf und Moselland zufolge waren 56 Prozent der Ärzte Anfang 1944 Mitglieder der NSDAP. Allerdings liegt mit 23,1 beziehungsweise 3,6 Prozent der Anteil der Mitglieder in SA und SS nach diesen Forschungen niedriger (Martin Rüther nach Uwe Zimmermann).

Widerstand und Verfolgung

Daneben gab es Mediziner, die sich trotz des totalitären Unrechtsregimes um Menschlichkeit bemühten. Sie behandelten verbotswidrig Juden, versuchten Anordnungen wie die zur Ausschaltung seelsorgerischer Betreuung zu umgehen, wagten Widerspruch, setzten sich sogar für bedrohte Kollegen ein. Berühmt wurde der Widerstand der in ihrer Mehrheit Medizin studierenden Gruppe „Weiße Rose" um Hans und Sophie Scholl. Oppositionelle Mediziner befanden sich freilich in einem Dilemma, insbesondere wenn sie in Kliniken und Krankenhäusern tätig waren. Nicht immer konnten sie einer Beteiligung an Unrechtstaten aus dem Weg gehen, ohne ihre Anstellung zu verlieren. Viele Ärzte hielten es für geboten, den Kompromiss mit dem NS-Regime zu suchen. Andere zogen sich – trotz bester wissenschaftlicher Fähigkeiten – in eigene Arztpraxen zurück oder entschlossen sich zur Emigration, um jegliche Unterstützung des „Dritten Reichs", etwa durch Steuerzahlungen, zu vermeiden.

Einige Zahlen verdeutlichen die Lage der Ärzte. 6.000 von den Nationalsozialisten als jüdisch angesehene Ärzte (dies entspricht knapp sechzehn Prozent aller deutschen Ärzte) verloren 1933 ihre Kassenzulassung; 1938/39 wurde ihnen die Approbation entzogen. Weniger als ein Viertel von ihnen konnte einstweilen als „Krankenbehandler" jüdischer Patienten weiterarbeiten, bevor ihnen schließlich die Ausübung jeglicher ärztlicher Tätigkeiten untersagt und ein Großteil ermordet wurde. Mit der Ausschaltung der Juden aus dem Gesundheitswesen entsprach der NS-Staat in rigoroser Konsequenz einer gerade unter jungen nichtjüdischen Ärzten verbreiteten, freilich keinen Kollegenmord intendierenden Erwartung. Viele von ihnen hatten seit dem Ende der zwanziger Jahre in der Identifikation mit der nationalsozialistischen Ideologie einen Ausweg aus der Krise ihres Berufsstandes gesehen. Junge nichtjüdische Ärzte waren in der Weltwirtschaftskrise nicht selten in Armut geraten oder zumindest von entsprechenden Ängsten geplagt worden. In den jüdischen Kollegen hatten sie eine unliebsame Konkurrenz wahrgenommen.

Mit dem „Gesetz zur Wiederherstellung des Berufsbeamtentums" vom 7. April 1933, das die Entlassung von Juden aus dem Staatsdienst bezweckte, war zuvor das Aus für jüdische Medizinprofessoren gekommen. Im Sommer desselben Jahres traf es die Sozialdemokraten im öffentlichen Dienst. Wer nicht jegliche Beziehungen zur SPD abbrach, wurde entlassen und verlor seinen Anspruch auf Ruhegeld. Hinzu kommt eine unbestimmte Zahl von Ärzten, die aus anderen Gründen in das Visier des NS-Regimes gerieten und deswegen diskriminiert wurden.

Die Unterversorgung Nichtarbeitsfähiger

Von den rassenhygienischen Maßnahmen waren unter anderem nicht arbeitsfähige deutsche Staatsbürger betroffen. Hier entwickelte sich eine Praxis, die der Münsteraner Bischof Graf Galen in seiner gegen die „Euthanasie" gerichteten Predigt befürchtet hatte (s. u.). Kranken und Schwachen wurde keine optimale Versorgung mehr zuteil, wenn ihre Genesung zu einem dem „Volkskörper“ nützlichen Bestandteil nicht mehr zu erwarten war. Beispielsweise wurden seit 1938 in Württemberg Tuberkulosekranken nur noch dann kostenintensive Heilmaßnahmen wie Sanatoriumsaufenthalte zuteil, wenn „die Wiederherstellung der Erwerbsfähigkeit für längere Zeit (mindestens 2–3 Jahre) gesichert war“. Mit Kriegsbeginn verschärfte sich die Situation weiter. Die württembergische Vorkriegsregelung fand nicht nur reichsweit Anwendung, auch wurden die Tuberkulosekranken nun zu Arbeit herangezogen, ohne dass Rücksichten auf ihre Grunderkrankung oder auf ihre speziellen Ernährungsbedürfnisse genommen wurden. Damit kam man der 1938 von dem Medizinschriftsteller und Arzt Karl Kötschau verbreiteten Alternative „Leistungsfähigkeit oder natürliche Ausmerze“ sehr nahe. Die Kriegsnot vergrößerte die primär ideologisch motivierten Leistungsreduktionen weiter. Seit November 1942 galt beispielsweise die Empfehlung des Reichsärzteführers, die Insulingabe bei nicht berufstätigen Diabetikern zu senken. Zu Recht ist darauf hingewiesen worden, dass die Ausgrenzung alter Patienten aus der nationalsozialistischen Gesundheitsversorgung mit bis zum Tod führenden Konsequenzen bislang nicht hinreichend untersucht worden ist.

Zwangssterilisierungen

Als die Nationalsozialisten 1933 an die Schaltzentralen der Macht gelangten, fanden sie neben der umfangreichen, ihren Intentionen entsprechenden Literatur einen vom Preußischen Landesgesundheitsrat 1932 ausgearbeiteten Entwurf für ihr am 14. Juli 1933 mit Wirkung zum 1. Januar 1934 erlassenes „Gesetz zur Verhütung erbkranken Nachwuchses“ vor. Dies ist aber auf keinen Fall – um einem weit verbreiteten Irrtum entgegenzutreten – Indiz für eine gleichsam zeitimmanente, geradezu zwangsläufige Entwicklung. Vielmehr ist hervorzuheben, dass die Gegenströmungen in der Weimarer Republik stark genug waren, um die Vorstellungen der Sterilisationsbefürworter nicht Gesetzeskraft erlangen zu lassen.

Wer an als erblich bedingt eingestuften Erkrankungen oder Behinderungen litt, konnte von „Erbgesundheitsgerichten“ zu einer Sterilisation gezwungen werden. Der Katalog der Sterilisationsgründe umfasste angeborenen Schwachsinn, Schizophrenie, zirkuläres (manisch-depressives) Irresein, erbliche Fallsucht (Epilepsie), erblichen Veitstanz (Chorea Huntington), erbliche Blindheit, erbliche Taubheit, schwere körperliche Missbildung und schweren Alkoholismus. Für das gesamte Deutsche Reich geht man von etwa 350.000 bis über 400.000 Sterilisierten aus; diese Zahlen bedeuten bei einer Mortalität, die mit zwischen ein und fünf Prozent angegeben wird, zwischen 3.500 und 20.000 Todesopfer.

Die „Euthanasie"

Nicht nur die Medizin selbst war ein Instrument des Nationalsozialismus zur Verwirklichung seiner rassistischen Ideologie, auch die medizinische Terminologie diente als Propagandamittel. Begriffe wie „Rassenschande", „Rassentuberkulose", „Bazillus", „Parasit" und „Ansteckung" wurden verwendet, um die angebliche „Durchseuchung" des deutschen Volks durch „volksfremde Elemente", also vor allem durch Juden, zu propagieren. Adolf Hitler schrieb in „Mein Kampf" (1925): „Wer diese Zeit, die innerlich krank und faul ist, heilen will, muß zunächst den Mut aufbringen, die Ursache dieses Leidens klarzulegen." Diese medizinische Metaphorik blieb nicht ohne Widerhall.

Einzelne rassenhygienischen Maßnahmen zur Ausschaltung von Behinderten stießen jedoch durchaus auf Widerspruch (s. u.). Das Regime versuchte daher, sie noch besser vor der Öffentlichkeit zu verstecken. Propagandabilder verkrüppelter Männer, die mit gesunden Bauernsöhnen kontrastiert wurden, oder Plakate, auf denen die Kosten für die Pflege Kranker und Behinderter in den Vordergrund gerückt wurde, findet man deshalb in den ersten Jahren des NS-Regimes häufiger als später. Gänzlich wurde die Werbung für das Morden von Kranken, oft als „Gnadentod" verbrämt, jedoch nicht eingestellt. Noch im Sommer 1941 gelangte der die – hier freiwillige – „Euthanasie" propagierende Spielfilm „Ich klage an" zur Aufführung.

Der Kreis der als psychisch krank Eingestuften wurde von den Nationalsozialisten weiter gezogen, als es die medizinische Definition erlaubt. So war grundsätzlich die Möglichkeit geschaffen, sozial und politisch randständige oder unangepasste Menschen aus der „Volksgemeinschaft" auszusondern und auch zu töten. Dass es sich bei den Getöteten fast immer um psychisch Kranke oder geistig Behinderte gehandelt hat, ist aber bislang selten angezweifelt worden. Die Unterbringung von Gesunden in psychiatrischen Anstalten scheint eine im kommunistischen Herrschaftsbereich gängige, vom Nationalsozialismus aber nur ausnahmsweise praktizierte Vorgehensweise zur Ausschaltung politisch missliebiger Personen gewesen zu sein.

Insgesamt fielen der „Euthanasie" nach heutiger Kenntnis 216.400 Menschen zum Opfer, davon über 5.000 in der „Kindereuthanasie", 70.273 in der T 4-Aktion und über 20.000, vielleicht sogar 30.000 während der KZ-Häftlinge betreffenden „Sonderbehandlung 14f13".

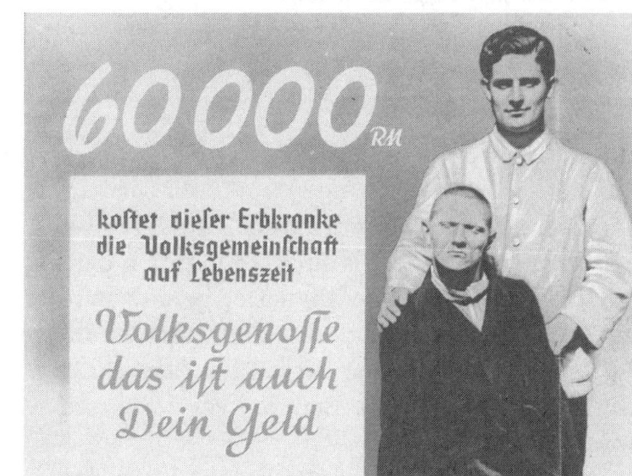
60000 RM
kostet dieser Erbkranke die Volksgemeinschaft auf Lebenszeit
Volksgenosse das ist auch Dein Geld
Abb. 62: NS-Propaganda gegen psychisch Kranke, um 1938.

Der Begriff „Euthanasie" – auch in anderen Zusammenhängen äußerst problematisch

– fand während des „Dritten Reichs“ in höchst zynischer Weise Verwendung. Die Opfer der „Euthanasie“ erfuhren keineswegs einen „guten Tod“, wie der Terminus wörtlich zu übersetzen ist. Vielmehr war ihr Leidensweg von größter Grausamkeit gekennzeichnet. „Hungersterben“ und „Vergasung“ waren Todesarten, die am Ende dieses Leidensweges standen.

Die „Kindereuthanasie"

Anlass für die Tötung von mindestens 5000, möglicherweise auch 8000 Minderjährigen war 1939 das Schreiben eines Mannes, der Vater eines behinderten Kindes geworden war. Darin bat er Hitler, dem Kind den „Gnadentod“ zu gewähren. Hitler ließ seinen Begleitarzt Karl Brandt den Fall vor Ort untersuchen. Wenige Tage später wurde das Kind getötet. Daraufhin erging am 18. August 1939 ein streng vertraulicher Runderlass des Reichsinnenministeriums, nach dem Kinder mit „schweren angeborenen Leiden“ wie „Idiotie“, Mikrozephalie, Hydrozephalus, Missbildungen und Lähmungen von Hebammen und Ärzten den zuständigen Gesundheitsämtern zu melden seien. Bis zum Ende des NS-Regimes trafen etwa 100 000 entsprechende Meldungen ein, die von den Gesundheitsämtern an den neuen, de facto der Kanzlei des Führers unterstehenden „Reichsausschuß zur wissenschaftlichen Erfassung von erb- und anlagebedingten schweren Leiden“ weitergeleitet wurden. Etwa ein Fünftel dieser Meldungen gelangte an die drei Gutachter des „Reichsausschusses“. Diese entschieden, ob ein Kind fortan unbehelligt blieb („keine weiteren Maßnahmen“), in eine der knapp 30 „Fachabteilungen“, die in der Regel psychiatrischen Anstalten angegliedert wurden, zur „Beobachtung“ eingeliefert, oder in einer solchen „Fachabteilung“ sofort getötet („Behandlung“) werden sollte. Die Tötung erfolgte in der Regel mit dem Barbiturat Luminal.

Die Aktion T 4

Die Trennung von Kinder und Erwachsene betreffenden „Euthanasieaktionen“ ist insofern irreführend, als auch im Rahmen der so genannten Aktion T 4, die gemeinhin zur „Erwachseneneuthanasie“ gezählt wird, wohl mehr als 4.000 Menschen unter 21 Jahren getötet worden sind. Auch ist die zeitliche Abfolge so eindeutig nicht, wissen wir doch von ansteigenden Sterbeziffern in Anstalten für erwachsene Psychiatriepatienten schon deutlich vor 1939 und von gezielten Tötungen im westfälischen Marsberg 1936.

Der Massenmord an erwachsenen Psychiatriepatienten begann 1939. Von Kriegsbeginn bis Mitte 1940 schätzt Udo Benzenhöfer 10.000 Tötungen in den Anstalten

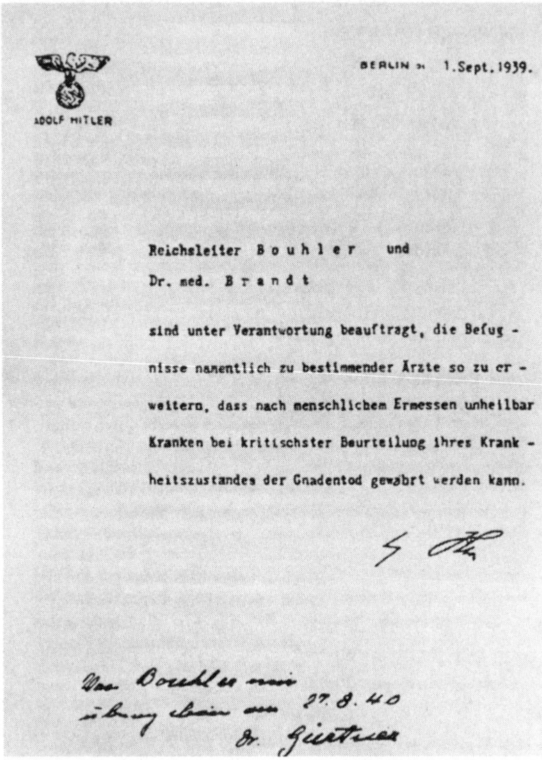
ADOLF HITLER

BERLIN, 1.Sept.1939.

Reichsleiter B o u h l e r und

Dr. med. B r a n d t

sind unter Verantwortung beauftragt, die Befug - nisse namentlich zu bestimmender Ärzte so zu er - weitern, dass nach menschlichem Ermessen unheilbar Kranken bei kritischster Beurteilung ihres Krank - heitszustandes der Gnadentod gewährt werden kann.

Von Bouhler mir übergeben am 27.8.40 Dr. Gürtner

Abb. 63: Hitlers „Euthanasie"-Erlass.

der so genannten Ostgaue, oft durch Erschießungskommandos der SS, aber auch durch stationäre Gaskammern (Fort VII in Posen, zumindest November/Dezember 1939) und mobile Gaswagen.

Doch nicht nur in den von der Wehrmacht besetzten Ostgebieten setzte mit dem Krieg ein massenhafter Patientenmord ein. Denn schon während der Planungen zur „Kindereuthanasie" waren in der Kanzlei des Führers Überlegungen zur Tötung erwachsener Psychiatriepatienten angestellt worden.

Hitler hatte wahrscheinlich Ende Oktober 1939 in einem auf den Kriegsbeginn rückdatierten Geheimerlass seinen Begleitarzt Karl Brandt und Reichsleiter Philipp Bouhler „beauftragt, die Befugnisse namentlich zu bestimmender Ärzte so zu erweitern, dass nach menschlichem Ermessen unheilbar Kranken bei kritischster Beurteilung ihres Krankheitszustandes der Gnadentod gewährt werden kann".

Zur Organisation des Massenmords wurden noch 1939 Tarnorganisationen gegründet. Im April 1940 entstand in der Villa Berliner Tiergartenstraße 4 die wichtigste Planungsstätte. Nach ihr wurde die Euthanasieaktion zunächst nur intern „T 4" genannt. Über Leben und Tod entschieden etwa vierzig Ärzte, die Meldebögen aus den Heil- und Pflegeanstalten begutachteten. In der Praxis ausschlaggebend war die Arbeitsfähigkeit der Kranken. Mit einem Meldebogen befassten sich drei Gutachter, die ein Pluszeichen für Tötung, ein Minuszeichen für Verschonung und ein Fragezeichen für offene Fälle notierten. Die letzte Entscheidung lag bei einem Obergutachter. Auf dieser Basis erstellte die Gemeinnützige Kranken-Transport-GmbH (Gekrat), eine der erwähnten Tarnorganisationen, Transportlisten, auf denen die Namen derjenigen verzeichnet waren, die – zeitweilig über Zwischenstationen – in eine der Tötungsanstalten verbracht werden sollten. Vernichtungszentren waren Grafeneck (bei Reutlingen, Januar bis Dezember 1940), Brandenburg (Januar bis September 1940), Hartheim (bei Linz/Oberösterreich, ab Mai 1940), Sonnenstein (bei Pirna/Sachsen, ab Juni 1940), Hadamar (an der Lahn, ab Januar 1941) und Bernburg (an der Saale, ab September 1940).

Widerstand gegen die Tötung unproduktiver Menschen

Bischof Clemens August Graf von Galen erklärte in seiner Predigt vom 3. August 1941:

„In dem am 6. Juli dieses Jahres in allen katholischen Kirchen Deutschlands verlesenen gemeinsamen Hirtenbrief der deutschen Bischöfe vom 26. Juni 1941, heißt es unter anderem: ‚[...] Nie, unter keinen Umständen darf der Mensch außerhalb des Krieges und der gerechten Notwehr einen Unschuldigen töten.' Ich hatte schon am 6. Juli Veranlassung, diesen Worten des gemeinsamen Hirtenbriefes folgende Erläuterung hinzuzufügen: ‚Seit einigen Monaten hören wir Berichte, dass aus Heil- und Pflegeanstalten für Geisteskranke auf Anordnung von Berlin Pfleglinge, die schon länger krank sind und vielleicht unheilbar erscheinen, zwangsweise abgeführt werden. Regelmäßig erhalten dann die Angehörigen nach kurzer Zeit die Mitteilung, der Kranke sei verstorben, die Leiche sei verbrannt, die Asche könne abgeliefert werden. Allgemein herrscht der an Sicherheit grenzende Verdacht, dass diese zahlreichen unerwarteten Todesfälle von Geisteskranken nicht von selbst eintreten, sondern absichtlich herbeigeführt werden, dass man dabei jener Lehre folgt, die behauptet, man dürfe so genanntes lebensunwertes Leben vernichten, also unschuldige Menschen töten, wenn man meint, ihr Leben sei für Volk und Staat nichts mehr wert. Eine furchtbare Lehre, die die Ermordung Unschuldiger rechtfertigen will, die die gewaltsame Tötung der nicht mehr arbeitsfähigen Invaliden, Krüppel, unheilbar Kranken, Altersschwachen grundsätzlich freigibt!'

Wie ich zuverlässig erfahren habe, werden jetzt auch in den Heil- und Pflegeanstalten der Provinz Westfalen Listen aufgestellt von solchen Pfleglingen, die als so genannte unproduktive Volksgenossen abtransportiert und in kurzer Zeit ums Leben gebracht werden sollen. Aus der Anstalt Marienthal bei Münster ist im Laufe dieser Woche der erste Transport abgegangen. [...]

Wenn man den Grundsatz aufstellt und anwendet, dass man den unproduktiven Mitmenschen töten darf, dann wehe uns allen, wenn wir alt und altersschwach werden! Wenn man die unproduktiven Mitmenschen töten darf, dann wehe den Invaliden, die im Produktionsprozess ihre Kraft, ihre gesunden Knochen eingesetzt, geopfert und eingebüsst haben! Wenn man die unproduktiven Mitmenschen gewaltsam beseitigen darf, dann wehe unseren braven Soldaten, die als schwer Kriegsverletzte, als Krüppel, als Invalide in die Heimat zurückkehren."

Quelle: Ludger Grevelhörster, Kardinal Clemens August Graf von Galen in seiner Zeit, Münster 2005, S. 179 ff.

Waren die Betroffenen in einer der Vernichtungsanstalten eingetroffen, wurden sie in der Regel sofort in einen vermeintlichen Duschraum geführt und dort mit Kohlenmonoxyd vergiftet. Nachdem mehr als 70.000 Menschen auf diese Weise getötet worden waren, ließ Hitler die Aktion T 4 am 24. August 1941 abbrechen. Als ausschlaggebend gilt dafür primär die Unruhe in der Bevölkerung, die durch die Verbreitung der Predigten des Münsteraner Bischofs Clemens August Graf von Galen entstanden war. Propagandaminister Joseph Goebbels reagierte zutiefst besorgt. Gerade die von Galen vorgenommene Verknüpfung von „Geisteskranken" mit anderen Personengruppen wie verwundeten Soldaten wertete er als so gefährlich für das NS-Regime, dass er den Abbruch der öffentlich bekannt gewordenen Aktionen zur „Euthanasie" bei Hitler erfolgreich erwirken konnte. Hitler hatte indes auf ein Verborgenbleiben der Krankenmorde gehofft und zeigte sich über die Entwicklung empört. Dieses Beispiel zeigt, dass das NS-Regime durchaus zurückwich, wenn es breiteren Widerstand vermutete. Ähnliches war im kleinen Maßstab bereits Ende 1940 in Grafeneck geschehen. Hier wurde das Morden 1940 eingestellt, weil eine deutliche Unruhe in der örtlichen Bevölkerung aufgekommen war.

„Euthanasie" nach Ende der Aktion T 4

Vom Stopp der Aktion T 4 waren weder die „Kindereuthanasie" noch die nach einem Aktenzeichen so benannte „Sonderbehandlung 14 f13" betroffen. Die „Sonderbehandlung 14 f13" hatte im Frühjahr 1941 begonnen und betraf KZ-Insassen. SS-Ärzte sonderten für arbeitsunfähig erachtete Häftlinge aus. Deren Entscheidung wurde von „Euthanasie"-Ärzten überprüft, die endgültig die Verbringung in eines der Vernichtungszentren Bernburg, Sonnenstein oder Hartheim anordneten. Seit dem 3. Oktober 1942 besuchten „Euthanasie"-Ärzte außerdem Heil- und Pflegeanstalten, um dort „kriminelle Geisteskranke" aufzuspüren und deren Transport in Konzentrationslager zu veranlassen. Mindestens 90.000 Menschen starben während des Zweiten Weltkriegs, also auch noch nach dem Ende der Aktion T 4, in den Heil- und Pflegeanstalten, weil sie unterversorgt oder durch Überdosierungen von Medikamenten vergiftet wurden. Dabei gab es große regionale Unterschiede.

Todesfälle innerhalb der Rheinischen Provinzialanstalt Bonn

In der Rheinischen Provinzial-Heil- und Pflegeanstalt starben in den zwanziger und dreißiger Jahren jährlich etwa 150 Patienten, „so dass davon ausgegangen werden kann, dass die Lebensbedingungen in diesen Jahren in etwa gleich blieben". Nimmt man die Sterberate des Jahres 1936 von 6,5 % als Anhaltspunkt, so war diese für eine Anstalt der Bonner Größenordnung nicht auffällig. Die Erhebungen haben ergeben, dass 1939 „mit einem Mal" die Zahl der Sterbefälle deutlich anstieg. 1939 überstieg sie erstmals die Marke von 200 und 1941 – im August 1941 wurde die T 4-Aktion abgebrochen – die von 300. 1944 starben 443, 1945 sogar 648 Patienten. Allein im Januar 1945 kamen 158 Menschen ums Leben, „so viele wie zuvor in einem ganzen Jahr". Weder erhöhte Patientenzahlen noch eine veränderte Altersstruktur können den Anstieg der Todeszahlen erklären. Auch den äußeren Rahmenbedingungen kann kein ausschlaggebender Einfluss zugemessen werden. Setzt man für 1939 die Todeszahlen in Stadt und Anstalt gleich (100 %), erreichen sie 1944 in der Stadt mit etwas über 150 % einen Höchststand, während sie in der Anstalt deutlich über 200 % liegen. Am größten ist die Diskrepanz 1945 (140 % gegenüber 300 %). Die allgemeine Sterblichkeitsentwicklung hätte, gemessen am Extremjahr 1944, allenfalls eine Erhöhung der Todeszahlen in der Anstalt um etwa 50 % erklären können, also von etwa 150 auf etwa 225. Schon 1940 wurde dieser Extremwert überschritten. Der

Tod von weit mehr als eintausend Patienten ist allein in der Bonner Anstalt auf die spezifischen Bedingungen des „Dritten Reichs" zurückzuführen und insofern typisch für die Behandlung psychisch Kranker.

Quelle: Raimund Antonius Klaus Hillebrand, Untersuchungen zu den Todesfällen in der Rheinischen Provinzial-Heil- und Pflegeanstalt Bonn in den Jahren 1933–1945, Diss. med. Bonn 2002.

Menschenversuche

Gerade in den Konzentrationslagern wurde nach der nationalsozialistischen Maxime verfahren, menschliche Arbeitskraft auszunutzen und arbeitsunfähige Menschen zu töten. Die medizinische Versorgung eines erkrankten Häftlings stand nur dann im Vordergrund, wenn mit einer baldigen Wiederherstellung seiner Arbeitskraft gerechnet werden konnte. Die Hauptaufgaben der Lagerärzte waren das Selektieren, Vergasen, Hinrichten, Prügeln, das Töten durch Phenolinjektionen und das Ausstellen von falschen Totenscheinen. Hinzu kamen insgesamt etwa siebzig unterschiedliche Versuchsanordnungen für Humanexperimente in den Konzentrationslagern. Der bekannteste Lagerarzt ist heute Josef Mengele, der im Vernichtungslager Auschwitz einer von dreißig SS-Ärzten und keinesfalls der ranghöchste war. Seine Experimente hatten die Bestätigung der nationalsozialistischen rassenhygienischen und erbbiologischen Vorstellungen zum Ziel. Mengele konnte die faktisch unbeschränkten Möglichkeiten des totalitären Staates und seines Lagersystems nutzen, um Daten, die an lebenden Menschen erhoben worden waren, mit den Befunden zu korrelieren, die nach der Tötung dieser Menschen gewonnen wurden.

Es handelte sich nicht um das abseitige, sadistisch motivierte Tun eines Einzelnen, sondern um exemplarisches Vorgehen im Kontext der NS-Gesundheitsideale. Mengeles Forschungen wurden von der Deutschen Forschungsgemeinschaft finanziert; von ihnen profitierten, etwa durch die Zusendung von Gewebeproben, andere Wissenschaftler, zum Beispiel in den später nach Max Planck benannten Kaiser-Wilhelm-Instituten.

Von der genetischen Forschung, für die Mengeles Humanexperimente beispielhaft stehen, können vier andere Bereiche unterschieden werden, nämlich Forschungen zur Militärchirurgie, zur Prävention oder Therapie von Seuchen, zur Herstellung biologischer und chemischer Kampfstoffe und zur Luftfahrtmedizin (Volker Roelcke).

Militärchirurgisch motiviert waren die Versuche, bei denen 74 polnischen Widerstandskämpferinnen im brandenburgischen Frauen-KZ Ravensbrück tiefe Fleischwunden zugefügt und diese durch „Erdkeime" verunreinigt wurden. Anschließend wurde unter Leitung des Sauerbruch-Schülers Karl Gebhardt die Wirkung von Sulfonamiden zur Wundbehandlung erprobt. Bekannt ist, dass sechs Frauen unmittelbar an den Versuchen starben und fünf weitere erschossen wurden.

Seuchentherapeutisch begründet waren die Fleckfieberversuche von Gerhard Rose in dem bei Weimar gelegenen KZ Buchenwald. Mindestens 450 Personen wurden mit Fleckfieber infiziert, ein Teil wurde geimpft, eine Kontrollgruppe nicht. 158 Menschen starben. Weitere etwa einhundert Personen wurden allein deshalb infiziert, damit in ihnen die Bakterienstämme am Leben bleiben konnten. Fast alle von diesen Opfern sind gestorben. Später wurden ähnliche Versuche durchgeführt, als es um die Erprobung von Medikamenten ging.

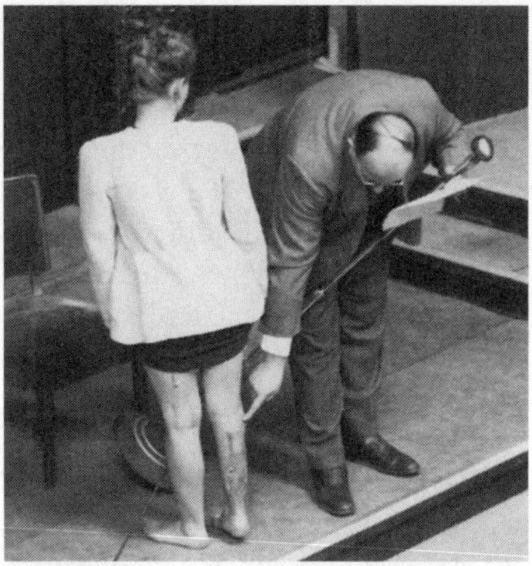

Abb. 64: Eine polnische Zeugin zeigt ihre vernarbten Wunden, Folgen der Sulfonamid-Versuche, während des Nürnberger Ärzteprozesses 1946/47.

Im Konzentrationslager Sachsenhausen wurden in Anwesenheit von KZ-Arzt Alois Gaberle sowjetische Häftlinge mit vergifteter Munition beschossen. Bei zwei Opfern durchschlugen die Geschosse die Beine, so dass die Wirkung des Eisenhutgifts nicht mehr überprüft werden konnte. Die Häftlinge wurden durch Genickschuss getötet. Die anderen drei Opfer starben laut Protokoll „121, 123 und 129 Minuten nach Erhalt des Schusses“.

Um die Belastbarkeit von Menschen in Militärflugzeugen zu testen, setzte Sigmund Rascher in Dachau Experimente in Druckkammern an. Vor seinen Augen starben in der Unterdruckkammer mindestens siebzig Menschen.

Auch außerhalb der Konzentrationslager gab es Menschenversuche. Im Oktober 1942 berichtete der psychiatrische Genetiker Ernst Rüdin dem Reichsforschungsrat: „Rassenhygienisch von ganz hervorragender Wichtigkeit [...] wäre die Erforschung der Frage, welche Kinder (Kleinkinder) können [...] klinisch und erbbiologisch so einwandfrei als minderwertig eliminationswürdig charakterisiert werden, dass sie mit voller Überzeugung und Beweiskraft [...] sowohl im eigenen Interesse als auch in demjenigen des deutschen Volkes zur Euthanasie empfohlen werden können.“ Tatsächlich kam ein entsprechendes Forschungsprojekt an der Psychiatrischen Klinik der Universität Heidelberg unter Carl Schneider zustande. 52 Kinder und Jugendliche wurden hochgefährlichen und extrem schmerzhaften Untersuchungen unterzogen. Zwei Kinder starben an einer Pneumenzephalographie, bei der Luft in den Rückenmarkskanal injiziert wird. Mindestens 22 der untersuchten Kinder sind anschließend in der Anstalt Eichberg durch Giftspritzen getötet wurden (Volker Roelcke).

NS-Medizinverbrecher nach dem Ende des „Dritten Reichs"

Exemplarische Bedeutung für den Umgang mit der Medizin während des „Dritten Reichs" haben der Nürnberger Ärzteprozess und dessen Nachwirkung erlangt. Vor dem zwischen dem 9. Dezember 1946 und dem 19. Juli 1947 tagenden Gericht hatten sich zwanzig Militärärzte und drei hohe Beamte zu verantworten. Ihnen wurden schwere Verstöße gegen die Menschlichkeit und Kriegsverbrechen vorgeworfen. Das Verfahren war einer der zwölf großen Prozesse, die bis 1949 vor dem Militärgerichtshof der USA in Nürnberg stattfanden. Sieben der Angeklagten wurden am 20. August 1947 zum Tode verurteilt, darunter Karl Brandt. Neun Angeklagte erhielten Haftstrafen. Sieben wurden freigesprochen.

Im März 1947 hat der spätere Frankfurter Psychoanalytiker Alexander Mitscherlich gemeinsam mit dem Studenten Fred Mielke den Prozess dokumentiert und damit die grausamsten Medizinversuche bekannt gemacht. Ihre Publikation „Das Diktat der Menschenverachtung" erscheint seit 1960 unter dem Titel „Medizin ohne Menschlichkeit".

Auf dem Stuttgarter Ärztetag 1948 löste die Dokumentation weniger Trauer um die Opfer als Empörung über die vermeintliche Nestbeschmutzung durch Mitscherlich und Mielke aus. Die oft kolportierte Behauptung, die Westdeutsche Ärztekammer, die Vorgängerin der Bundesärztekammer, habe sich bemüht, eine Verbreitung des Buches zu verhindern, gilt heute als unwahrscheinlich. Rasch aber wurde die Zahl von 350 Haupttätern als entlastend empfunden und die Erinnerung an die Mitläufer verweigert. Dabei hatte es auch andere Ansätze zur Beschäftigung mit den Medizinverbrechen gegeben. Der Medizinhistoriker Werner Leibbrand verbreitete schon 1946 einen schmalen Sammelband „Um die Menschenrechte der Geisteskranken". 1948 legte die Ärztin Alice Gräfin von Platen-Hallermund – neben Mitscherlich und Mielke die einzige aus der von der Ärzteschaft eingesetzten Beobachtergruppe des Ärzteprozesses, die sich nachhaltig um Aufklärung bemühte – eine Abhandlung über „Die Ermordung der Geisteskranken in Deutschland" vor. Auch erste Deutungsversuche, etwa die aus der Feder Viktor von Weizsäckers, erschienen noch vor 1950. Doch weder die organisierte Ärzteschaft noch die medizinhistorische Forschung, etwa die „Deutsche Gesellschaft für Geschichte der Medizin, Naturwissenschaft und Technik", griffen die offenen Fragen auf. Im

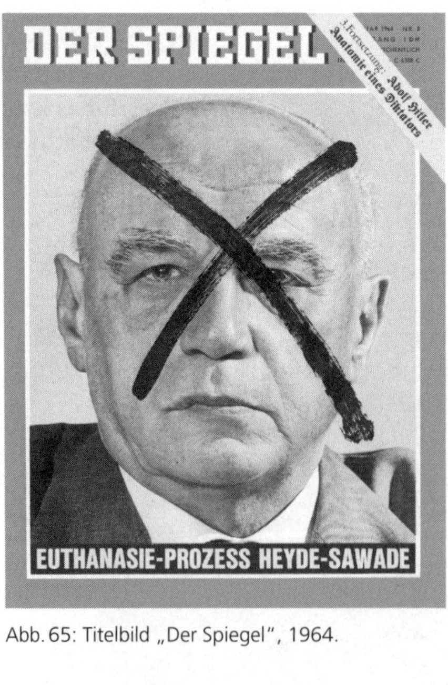

Abb. 65: Titelbild „Der Spiegel", 1964.

Gegenteil wurde in verharmlosender Weise das Grauen der NS-Zeit instrumentalisiert, um ärztliche Standesinteressen durchzusetzen.

Es war keinesfalls eine Ausnahme, dass in der jungen Bundesrepublik ehemalige NSDAP-Mitglieder den Medizinischen Fakultäten als Dekane vorstanden. Viele schwer belastete Mediziner konnten weiter praktizieren. T-4-Gutachter, die per Aktenstrich über Leben und Tod geurteilt hatten, konnten Professuren (wieder) übernehmen, so Kurt Pohlisch in Bonn, der den hoch angesehenen NS-Gegner Hans Gruhle verdrängte, und Friedrich Panse in Düsseldorf. Der maßgeblich an der „Euthanasie" beteiligte Arzt Werner Heyde, der sich den Tarnnamen Sawade gegeben hatte, wurde erst 1959 verhaftet; er entzog sich durch Suizid einem Prozess. Seit den siebziger Jahren gerieten die Medizinverbrechen und das Wirken der Medizinverbrecher nach 1945 verstärkt in das Blickfeld von Journalismus und Geschichtswissenschaft. An vielen Stätten des Grauens entstanden nun auch Orte des Gedenkens.

Auf internationaler Ebene haben die NS-Verbrechen zur Ausbildung medizinethischer Kodices geführt. So entwickelten die Richter des Nürnberger Ärzteprozesses 1947 den „Nürnberger Codex". Im Mittelpunkt dieser Reaktionen auf das NS-Unrecht standen die Humanexperimente. Die Inhumanität anderer nationalsozialistischer Verbrechen wie der Zwangssterilisierungen wurde vielfach erst spät erkannt (vgl. Kap. 13).

Grundsätzlich als inhuman zu bezeichnende Leitlinien der NS-Medizin spielen auch in den gesundheitspolitischen Debatten der Gegenwart noch ein Rolle. In den Diskussionen um den Beginn und das Ende des Lebens, um Abtreibung, Präimplantationsdiagnostik und embryonale Stammzellenforschung sowie um Sterbehilfe („Euthanasie") wird darüber gestritten, ob der Gebrauch des historischen Arguments angesichts der veränderten, nunmehr demokratisch-rechtsstaatlichen Verhältnisse legitim ist. In Zeiten, in denen die Existenz einer ökonomisch begründeten Mehrklassenmedizin kaum noch zu bestreiten ist, wird zudem auch die Erinnerung an die Ungleichbehandlung von Kranken im „Dritten Reich" wieder wach. Hier liegen die ganz unmittelbaren Gegenwartsbezüge einer Medizin, die ihre Maßstäbe verloren hat.

R. F.

Kapitel 10
Arzt und Patient heute: Aufgaben und Methoden der Medizinethik

Bei der Analyse der Arzt-Patient-Beziehung lassen sich weitgehend zeitübergreifende von spezifisch modernen Fragen unterscheiden. Dabei zeigt die medizinische Handlungstheorie die grundsätzliche Untrennbarkeit der Ethik von der Medizin, denn ärztliches Handeln wird immer normiert, durch Ethos, Moral, Ethik und Recht.

In der systematischen Reflexion der Medizin kann Medizinethik als entweder angewandte Ethik (Anwendungsfall philosophischer Ethik) oder aber Bereichsethik (medizinspezifische ethische Diskussion unter Hinzuziehung u. a. philosophischer Ansätze) verstanden werden.

Die heutige Form der Medizinethik hat sich neben den Auswirkungen des gesellschaftlichen Wertewandels v. a. infolge neuer medizinischer Möglichkeiten entwickelt. An deren Anfang standen Intensiv- und Transplantationsmedizin mit ihren Fragen nach Therapieabbruch und Lebensende.

Als philosophische Ansätze zur Medizinethik werden heute u. a. Deontologie, Konsequentialismus bzw. Utilitarismus, Tugendethik, Care ethics und Vier-Prinzipien-Ethik vertreten.

Medizinische Handlungstheorie

Obwohl ethische Fragen die Arzt-Patient-Beziehung in allen Zeiten berühren (vgl. Kap. 3), viele Regelwerke dazu entstanden und entsprechende Themen schon immer auch in der Ausbildung und im kollegialen Disput behandelt wurden, ist die Etablierung der Medizinethik als eines eigenen Gegenstandes für Unterrichtsveranstaltungen, Zeitschriften, wissenschaftliche Gesellschaften und Forschungsprojekte erst eine Entwicklung der letzten Jahrzehnte. Wenn man den Gründen dafür nachgeht, gibt dies bereits einen Einblick in Aufgaben und Arbeitsweisen der Medizinethik. Deshalb wird zunächst betrachtet, worum es Ethik geht, sodann, warum ihre Fragen für die Medizin immer drängender wurden, und schließlich ausführlich, welche Formen, insbesondere welche philosophisch inspirierten Versuche, mit dieser Problematik umzugehen, sich entwickelt haben.

Will man verstehen, welche Rolle Ethik für Entscheidungen spielt, muss man sich zunächst mit der Handlungstheorie beschäftigen, also der Frage, wodurch Handeln an sich bestimmt wird, woraus es sich zusammensetzt. Medizin als Behandlung von

Kranken ist wie jedes menschliche Handeln von zwei Dimensionen bestimmt, nämlich von den Handlungsmöglichkeiten, dem, was man rein pragmatisch tun kann, und ihrer Orientierung, dem, wozu eine Handlung dienen soll, welchen Anforderungen sie gerecht werden muss. Mit dieser Orientierung insgesamt beschäftigt sich die Ethik, d.h. nicht nur mit den spektakulären Fragen von ungeborenen Babies hirntoter Schwangerer, dem Klonen von Menschen oder der Stammzellforschung. Es geht im Gegenstand der Ethik um alle Ziele, die Medizin zu verwirklichen sucht, auch die alltäglichen und nicht umstrittenen. Die Ethik fragt ganz allgemein nach dem Guten und Rechten. Doch selbstverständlich gibt es bei solchen Fragen wie der Sterbehilfe oder dem Einsatz von Therapien ohne echte Heilungschance mehr Klärungsbedarf als bei der Versorgung von Kranken und Verletzten mit guter Prognose.

In medizinischen Handlungsregeln, wie sie in Lehrbüchern und klinischer Ausbildung vermittelt werden, sind beide Dimensionen – die pragmatische und die ethische – immer schon miteinander verbunden. Wenn es etwa heißt, dass man bei einer akuten Appendizitis eine Appendektomie durchführen soll, so ist damit vorausgesetzt, dass man das einerseits (mit genügender Erfolgswahrscheinlichkeit) kann und dass es andererseits im Hinblick auf die Handlungsziele gut ist, einen Menschen durch die Entfernung eines nicht dringend benötigten Organteils vor lebensbedrohlichen Folgen zu bewahren. In komplizierten Krankheitsfällen mit risikoreichen und belastenden Behandlungsmethoden mag auch schon ethisch umstritten sein, ob eine genügende Erfolgswahrscheinlichkeit gegeben ist. Die pragmatisch-technische Seite, also etwa, ob ein noch unerfahrener Operateur einen bestimmten Routine-Eingriff oder ein Experte ein neues, unerprobtes Verfahren durchführen kann, lässt sich von der ethischen nie trennen, wohl aber unterscheiden. Die Erfolgswahrscheinlichkeit ist eine technisch-wissenschaftliche Frage, die oft mangels Daten auch nur aus kollektiver oder individueller Erfahrung zu beantworten ist. Die Frage, ob diese Erfolgswahrscheinlichkeit akzeptabel ist oder nicht, stellt dagegen eine ethische dar. Glücklicherweise braucht man dafür zumeist keinen eigenen Ethik-Experten, denn der Erwerb der entsprechenden ethischen Kompetenz geht – sicher mehr oder weniger erfolgreich – mit der Weiterbildung und Berufspraxis einher, ohne dass dies unter dem Schlagwort Ethik verhandelt werden muss. Ein guter Chirurg zeichnet sich nicht nur durch geschicktes Operieren aus, sondern dadurch, dass er weiß, wann er operieren soll und wann nicht, was nie eine rein technische Angelegenheit ist, sondern immer die Frage danach beinhaltet, was gut und richtig ist.

Ethos, Moral und Ethik

Die Verankerung solcher Handlungsorientierungen, die unser gutes Handeln ermöglichen sollen, erfolgt auf vielfältige Weise. Sie geschieht durch das persönliche Ethos und das ärztliche Berufsethos, also wirksame Werthaltungen, für deren Ausbildung wir neben dem oft eher unbewussten Lernen an Vorbildern auch selbst durch entsprechende Auseinandersetzung und Entscheidungen verantwortlich sind.

In diesem Bereich, der nicht von außen erzwungen werden kann, gibt es entsprechend auch die größten Unterschiede in den tatsächlich beobachtbaren Verhaltensweisen. Selbstverständlich bestimmt auch das Ethos einer Gesellschaft ärztliches Verhalten, denn es macht einen Unterschied, in welchem Maße Profitstreben oder Pflichterfüllung, Spaß oder gegenseitige Fürsorge das gesellschaftliche Klima prägen.

Unter Moral versteht man dagegen üblicherweise zusätzlich – und manchmal sogar im Gegensatz zur wirksamen Einstellung – die gehaltenen und geäußerten, zumeist auch in Regeln formulierten Überzeugungen davon, was richtiges und gutes Handeln ist, wie also gehandelt werden sollte. Moral als ein Set von geltenden Normierungen des Handelns ist damit zunächst gruppenspezifisch, denn verschiedene weltanschauliche oder religiöse, sozioökonomische oder berufliche, ethnische, kulturelle, nationale oder Altersgruppen unterscheiden sich in den Regeln für menschliches Verhalten nicht selten beträchtlich. Universal zu beobachtende Regeln wie das Verbot von Tötung oder bestimmten Sexualbeziehungen weisen im Hinblick auf den jeweils geschützten Personenkreis erhebliche Unterschiede auf. Auf Feinde, Fremde, Behinderte, Kinder, Ungeborene, Kranke oder Alte wurde und wird z. B. das Tötungsverbot häufig als nicht anwendbar gesehen. Deshalb hat der Begriff Moral, und mehr noch das Adjektiv moralisch, eine Doppelfunktion: einerseits verweist er auf faktisch geltende Moral, andererseits stellt seine Verwendung aber nicht selten einen Appell an eine höhere oder ideale Moral dar. Hinter dieser idealen Moral, die zur Unterscheidung auch Moralität genannt wird, bleibt die reale Moral einer Gruppe immer und oft sogar sehr weit zurück. Der Prüfung faktischer Moral mit dem Ziel ihrer Verbesserung dient das Nachdenken, das man in einer methodischen Ausformung häufig Ethik nennt.

Bis zu einem gewissen Grade kann die so verstandene Ethik die wirksamen und gültigen Verhaltensorientierungen beeinflussen, z. B. durch den Nachweis von Diskrepanzen zwischen der faktisch herrschenden Moral und den eigentlich vertretenen moralischen Grundsätzen. Ethik wäre damit eine kritische Instanz, und wird als solche auch von entsprechenden Disziplinen in Philosophie und Theologie dargestellt. Im englischen Sprachraum sprechen wir statt von philosophischer Ethik oder *ethics* auch von *moral philosophy*, im evangelischen Bereich wird das Fach theologische Ethik, im katholischen Bereich eher Moraltheologie genannt. Aber wie an der neuen engen Verbindung von Bioethik und Recht zu sehen ist, gelingt eine entsprechende Beeinflussung der Moral und des tatsächlichen Verhaltens durch ethische Diskussionen und Beschlüsse offenbar nicht in befriedigender Weise. Denn verschiedene zentrale Werte müssen durch das Recht geschützt und so die entsprechenden Verhaltensweisen auch bei denjenigen erzwungen werden, bei denen privates und berufliches Ethos, Moral und ethischer Diskurs dies nicht sicherstellen.

Die Regelung ärztlichen Handelns

Betrachtet man auf welche Weise das Handeln von Ärzten zum Guten reguliert wurde und wird – durch Ethos, Moral, Ethik oder Recht –, ergibt sich ein vielfältiges Bild. Bis heute hat sich die Ärzteschaft eine gewisse moralische und rechtliche Eigenständigkeit gegenüber Gesellschaft und Staat bewahrt. Ihre Regeln werden besonders durch die Berufsordnung der Ärztekammern als Standesrecht entwickelt, vermittelt und ihre Einhaltung überprüft. Sie finden Eingang in Aus-, Weiter- und Fortbildung und gehören so selbstverständlich zur ärztlichen Praxis. Aber gegenüber Hippokrates' Zeiten hat sich trotzdem Grundlegendes geändert. Denn weil der Staat diese Funktionen der Ärztekammern berufsrechtlich anerkennt, ja sie quasi an die Ärztekammern delegiert hat, können Verstöße gegen diese Regeln nun auch rechtliche Konsequenzen haben.

Zu diesem Standesrecht kommen Bereiche des Rechts, die nicht von Ärzten gestaltet werden, aber unmittelbar ihre Tätigkeit bestimmen. Selbstverständlich hat der Arzt nämlich zu beachten, was sein Behandlungsvertrag mit dem Patienten im *Zivilrecht* an Haftung beinhaltet, welche Bedingungen im *Strafrecht* verhindern, dass ein ärztlicher Eingriff strafbare Körperverletzung ist, und was die Solidargemeinschaft im *Sozialrecht* den Krankenversicherten gewährleistet und was nicht.

Bisheriges ärztliches Standesrecht und staatliches Zivil-, Straf- und Sozialrecht sehen sich jedoch Herausforderungen gegenüber, die einen neuen und breiteren gesellschaftlichen Diskurs und Konsens verlangen. Denn in beiden Dimensionen des Handelns, in den Möglichkeiten wie in der Orientierung, sind schwerwiegende Veränderungen eingetreten. Sowohl die Handlungsmöglichkeiten der Medizin als auch die gesellschaftlichen Wertorientierungen haben sich seit dem Zweiten Weltkrieg um ein Vielfaches erweitert, denn innovative Medizintechnologien einerseits und Wertewandel sowie Wertepluralismus andererseits haben neue Probleme geschaffen und die alten erheblich verschärft. Bei einem rasanten Zuwachs an Handlungsoptionen gibt es gleichzeitig immer weniger allgemein verbindliche, gemeinsame Werte.

Ärztekammern

Alle in Deutschland gemeldeten Ärztinnen und Ärzte – mit Ausnahme aufsichtsführender Ministerialbeamter – sind Pflichtmitglieder in den jeweiligen Landesärztekammern, Körperschaften des öffentlichen Rechts, deren berufsrechtlich unverbindlicher Zusammenschluss die Bundesärztekammer ist. Nur das bevölkerungsreichste Bundesland Nordrhein-Westfalen hat zwei Ärztekammern. Diese staatlich vorgeschriebene „Verkammerung" der freien Berufe erfolgt also bei den deutschen Ärzten nicht zentral, sondern bereits seit dem 19. Jahrhundert föderal, ausgenommen die Zeit der gleichgeschalteten „Reichsärztekammer" im Nationalsozialismus.

Die Ärztekammern sind neben der ärztlichen Fort- und Weiterbildung, Interessensvertretung und sozialen Absicherung ihrer Mitglieder auch für die Überwachung der ärztlichen Berufsausübung üblich, so dass Verstöße gegen die Berufsordnung vor Ehrengerichten verhandelt und sanktioniert werden können, bis hin zum Verlust der Approbation.

Medizinethik als Folge gesellschaftlicher Veränderungen

Da angesichts dieser Situation von zugleich wachsendem Wertepluralismus und zunehmenden Handlungsmöglichkeiten viele Probleme entstehen, die sich mit der traditionellen Arzt-Patient-Beziehung und der auf sie bezogenen Ethik alleine nicht mehr angemessen diskutieren lassen, hat sich die Diskussion medizinethischer Probleme seit den 1960er Jahren stark ausgeweitet. Nach der Moraltheologie, die sich schon immer auch medizinischen Fragen gewidmet hatte, entdeckte nun die Moralphilosophie die Medizin als Themenfeld. Dies ist nicht zuletzt eine Folge der gerade beschriebenen Pluralisierung, da immer mehr Menschen ihre Wertvorstellungen nicht mehr durch die Theologien der Großkirchen vertreten sahen und daher auch auf dem Markt der Philosophien nach dem angemessenen Ausdruck ihrer Weltanschauung suchen.

Dabei sind trotz der weltweiten Anerkennung der naturwissenschaftlich orientierten Medizin große nationale Unterschiede zu beobachten. In den USA, als dem Mutterland des heute international dominierenden Typs von Medizinethik, war die Bürgerrechtsbewegung seit den 1960er Jahren, bei der es immer auch um ökonomische Freiheiten des Individuums ging (vgl. Kap. 13), maßgeblich für die Entwicklung der Biomedizinischen Ethik (*Biomedical Ethics*) und des Medizinrechts. Entsprechend entstand ein Ansatz, der sich stark am Modell des Konsumentenschutzes orientiert. Im westlichen Kontinentaleuropa und insbesondere in der Bundesrepublik Deutschland, wo christliche Soziallehren, Gewerkschaften und die Studentenbewegung von 1968 einflussreich waren, wurde die geforderte Humanisierung des Gesundheitswesens zunächst eher von der Übernahme sozialer Verantwortung erwartet. Dies beinhaltete die praktische Umsetzung sozialwissenschaftlicher Erkenntnisse und gelegentlich auch sozialtechnologische Steuerungsbemühungen. Erst Mitte der 1980er Jahre führten hier nicht zuletzt die Vorgaben aus dem englischsprachigen Raum dazu, dass über Medizin weniger unter dem Gesichtspunkt Sozialreform und stärker unter dem Titel Ethik diskutiert wurde.

Wenn man nun aus all diesen Gründen auf die Philosophie zurückgreift und nach ihrem Verhältnis zur Medizin fragt, lassen sich zwei entgegengesetzte Annäherungen an Medizinethik ausmachen. Zumeist können sie sich ergänzen und befruchten, gelegentlich aber auch Irritationen auslösen. Mangels anderer, etablierter Begriffe sollen sie hier „Bereichsethik" und „angewandte Ethik" genannt werden. Selbst wenn verschiedene Autoren betonen, dass diese beiden Begriffe auf dasselbe zielen, lassen sich ihnen doch unterschiedliche Ausgangspunkte zuweisen. Bei einer Medizinethik als einer „Bereichsethik" ginge es demnach darum, von den Erfahrungen und Überzeugungen innerhalb der Gesundheitsberufe auszugehen, wenn es zu ethischen Problemen kommt. Damit wird der Eigenlogik des Bereichs Medizin, ihrer „Systemrationalität" größerer Wert beigemessen, obwohl der Rückgriff auf das Potential philosophischer oder theologischer Ethik bei Bedarf erfolgen kann und soll. Von „angewandter Ethik" dagegen würden wir eher reden, wenn umgekehrt die allgemeine ethische Diskussion auf praktische Entscheidungsfelder wie die der Medizin angewandt wird, also die Prinzipien oder Analyseverfahren der Ethik im Vordergrund stehen. Das wäre insbesondere dann erforderlich, wenn ein gesellschaftlicher Bereich wie die Medizin in eklatanten Widerspruch zum Kernbereich der sittlichen Überzeugungen einer Gesellschaft gerät, also etwa Menschenrechte oder -würde verletzt oder zu verletzen droht. Unterhalb dieser Schwelle wäre „Einmischung" von Außen gelegentlich sogar kontraproduktiv, denn ein allzu hohes Maß an fremdartiger Reflexion kann praktische Entscheidungen, die ja immer unter einem gewissen Zeitdruck stehen, auch behindern. Deshalb muss es in einer verantwortlichen Medizinethik auch darum gehen, eine angemessene Balance zwischen selbstverständlichem Handeln und ethischer Problematisierung zu finden.

So halten übrigens nicht nur Ärzte, sondern auch manche Philosophen die überlieferten Einstellungen, die aus den Erfahrungen in der Konsultation oder am Krankenbett und eben nicht am Schreibtisch entstanden sind, für den wichtigsten Bestand medizinischer Ethik. Es gehört zu den Eigenheiten solcher Verhaltensweisen, die aus besonderen Erfahrungen erwachsen, dass sie sich von den Meinungen der Allgemeinbevölkerung gelegentlich unterscheiden. Das gilt, wie schon im „Hippokratischen Eid" gesehen (vgl. Kap. 3), z. B. im Hinblick auf die aktive Sterbehilfe. Hier nimmt die deutsche Ärzteschaft mit ihren Erfahrungen in der Palliativmedizin eine andere Position ein als die Bevölkerungsmehrheit in Meinungsumfragen, obwohl in diesem Fall z. B. die historische Erfahrung, dass Krankenmorde mit Mitleid begründet wurden, für alle Deutschen gleich wäre. Es fällt sogar auf, dass die Ablehnung aktiver Sterbehilfe statistisch zunimmt, je stärker Ärztinnen und Ärzte beruflich mit Sterbenden zu tun haben. Wegen solcher Unterschiede ärztlicher Urteile von der Volksmeinung erfuhr die hippokratische Tradition in den letzten Jahrzehnten wachsende Kritik, sie sei elitär und bevormundend („paternalistisch"). Diese ärztliche Standesethik, so die Forderung, müsse durch eine allgemeine Ethik ersetzt werden, eine „nachhippokratische Medizinmoral" sei gefragt. Zahlreiche der historischen Fälle, in denen Ärzte die ethischen Traditionen ihres Berufsstandes zugunsten anderer gesellschaftlicher und politischer Vorgaben über Bord warfen (vgl. Kap. 9), gemahnen hier allerdings zu größter Vorsicht.

Medizinethik am Lebensende als Folge neuer medizinischer Möglichkeiten

Zur Profilierung der Medizinethik als eines eigenen Fragenkreises haben jedoch nicht nur gesellschaftliche Anfragen an die ärztliche Standesethik, sondern auch neue medizinische Möglichkeiten beigetragen. Hier sind vor allem zwei Entwicklungen der Medizin zu nennen, nämlich die Entstehung der Intensiv- und der Transplantationsmedizin seit dem Zweiten Weltkrieg. Während zuvor besonders die Forschung am Menschen und die alte Frage der Abtreibung durch Ärzte (vgl. Kap. 13) heftige Kontroversen in Ärzteschaft und Gesellschaft ausgelöst hatten, waren es nun die neuen Möglichkeiten, Vitalfunktionen durch Apparate, zunächst Beatmungsgeräte und Dialyse, zumindest vorübergehend aufrecht zu erhalten und durch Organe von anderen Menschen zunehmend dauerhaft zu ersetzen.

Durch die Intensivmedizin gab es nun Menschen, bei denen Kreislauf und Atmung apparativ aufrechterhalten wurden, obwohl das Gehirn schon „abgestorben" war. Dieser Zustand wurde von französischen Neurologen 1959 als *„coma dépassé"* bezeichnet, wobei das Interesse offenbar war, ein klares Kriterium für das Abschalten der Beatmung zu gewinnen. Später wurde diese Definition eines „Hirntodes" durch ein *Harvard Ad hoc committe* 1968 in feste Kriterien gefasst, die sich in ständigen Aktualisierungen seit 1982 auch in den „Entscheidungshilfen" zur Hirntoddiagnostik der Bundesärztekammer finden.

Trotz dieser medizinisch-naturwissenschaftlich zuverlässigen Feststellung des unwiderruflichen Ausfalls von Gehirnfunktionen – die sogenannte Hirntoddiagnostik gilt als eine der sichersten Diagnosestellungen in der Medizin – gibt es aus ethischen Gründen weiterhin Streit um die Definition des Todes. Die einen identifizieren den Menschen mit empirisch nachweisbarem Bewusstsein und sehen ihn deshalb bereits bei Ausfall nur der dafür zuständigen Gehirnregionen, selbst wenn basalere Hirnfunktionen erhalten sind, als tot an. Sie fordern deshalb, auch schon sogenannte „Teilhirntote" für tot zu erklären. Andere sehen nicht bloß das beobachtbare Bewusstsein, sondern die Integration des Menschen durch das Zentralnervensystem als entscheidend an und wollen nur den irreversiblen Ausfall des ganzen Gehirns als Tod des Menschen anerkennen. Diese letztere Lösung haben die Gesetzgeber der meisten Staaten, darunter auch Deutschlands, gewählt. Wieder andere, die Gegner des Hirntodkonzepts, wollen an den klassischen akuten Todeszeichen festhalten –

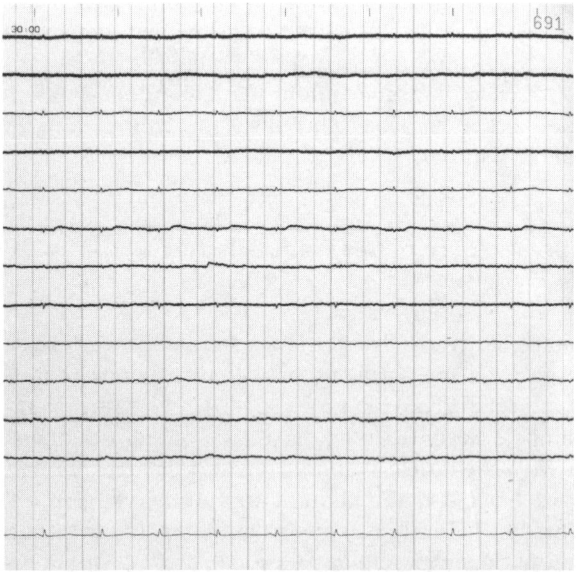

Abb. 66: Hirntoddiagnostik: Null-Linien im (12 Kanal) EEG bei erhaltenen Herzstromkurven mit Herzschlag-synchronen Artefakten, Bonn 2003.

wobei zumindest der bloße Stillstand von Atmung und Kreislauf ja auch viele Reanimationsfähige für tot erklären könnte und bei spitzfindiger Auslegung bereits zur umstrittenen Praxis der Organentnahme unmittelbar nach Herzstillstand geführt hat. Gelegentliche Fälle wie die Problematik von Schwangerschaften bei Hirntoten belegen die Komplexität der Frage. Auch bei naturwissenschaftlich schon recht weitgehend geklärten Sachverhalten bestimmt also die Frage nach dem, was der Mensch ist, die Diskussion. Dabei lässt sich das ursprüngliche Anliegen der französischen Neurologen, wann man die Intensivbehandlung abbrechen dürfe, inzwischen auch ohne Rückgriff auf das Hirntod-Konzept in konsensfähiger Weise lösen. In Übereinstimmung mit den Religionsgemeinschaften hat sich die Auffassung durchgesetzt, dass man beim Sterbenden nicht um jeden Preis Leben und damit eventuell auch Leiden verlängern müsse. Dieser Grundsatz findet sich auch in den mehrfach, zuletzt 2004 überarbeiteten „Grundsätzen der Bundesärztekammer zur ärztlichen Sterbebegleitung".

Ihre Brisanz gewann die Hirntodfrage besonders deshalb, weil das Konzept in derselben Epoche entwickelt wurde, in der auch die Transplantationsmedizin ihren Durchbruch feierte. Seit 1950 gab es erfolgreiche Nierentransplantationen, wobei die Lebendspende Risiken für den Spender und die Verwendung von Leichen Qualitätsverluste der Organe mit sich brachten. Ende der sechziger Jahre kam die Herztransplantation hinzu, die wegen des unpaaren, nicht nachwachsenden Organs keine Lebendspende erlaubt. So behaupten verschiedene Gegner des Hirntodkonzepts und manche Historiker, dass diese Neuerung der Todesdefinition nur wegen der Gewinnung von Spenderorganen eingeführt wurde. Gerade in der späten Entwicklung des Konzepts und auch im deutschen Transplantationsgesetz von 1997 ist das Interesse an der Organgewinnung unbestreitbar vorherrschend, denn der Abbruch intensivmedizinischer Maßnahmen in unzweifelhaft aussichtslosen Fällen wie dem irreversiblen Ausfall des ganzen Gehirns kann nach allgemein akzeptierten Grundsätzen auch ohne eine Feststellung des Hirntodes erfolgen.

Während die Frage aktiver Sterbehilfe als Tötung auf Verlangen oder des ärztlich assistierten Suizids – wie schon das entsprechende Verbot im „Hippokratischen Eid" zeigte (vgl. Kap. 3) – unabhängig vom medizintechnischen Fortschritt ist, aber offenbar erst nach der Debatte um die schmerzlose Geburt durch Chloroform und im darwinistischen Zeitgeist der zweiten Hälfte des 19. Jahrhunderts (vgl. Kap. 7) öffentlich diskutiert wurde, gewann die passive Sterbehilfe ihre Brisanz erst durch jüngere Möglichkeiten künstlicher Lebensverlängerung. Bis zur Ära der Antibiotika, der Infusionen und der künstlichen Ernährung beendeten interkurrente Infektionen, Verdursten und Verhungern das Leben bewusstloser Patienten zumeist in einem überschaubaren Zeitraum. Mit der Einführung der Intensivmedizin entstand nicht nur die Frage, wie lange man beatmete Patienten am Leben erhalten soll, sondern durch Reanimation und Intensivtherapie stieg auch die Zahl Überlebender mit schwersten neurologischen Ausfällen bis hin zum Wachkoma und zum Locked-in-Syndrom, wobei der Fall der Karen Ann Quinlan 1975/76 besondere Aufmerksamkeit erregte und für Ethik und Recht bahnbrechend wurde.

Karen Ann Quinlan (1954–1985)

Nachdem die amerikanische Studentin 1975 in ein Koma fiel – möglicherweise durch Aspiration unter Alkohol und Beruhigungsmitteln bei *Anorexia nervosa* – und unter Beatmung monatelang keine Verbesserung zu beobachten war, bat der Adoptivvater, ein praktizierender Katholik, die Beatmungsmaschine abzustellen. Die Ablehnung des Krankenhauses führte zu einem Rechtstreit mit gegensätzlichen Entscheidungen und großer, auch internationaler öffentlicher Aufmerksamkeit. Nach dem Urteil in letzter Instanz, bei dem der Oberste Gerichtshof von New Jersey sich auf Papst Pius' XII. Erklärung von 1957, in hoffnungslosen Fällen dürfe man auf „außerordentliche Mittel" der Behandlung verzichten, berief, wurde die Beatmung 1976 eingestellt. Die Patientin lebte noch neun Jahre im Koma, bis sie an Lungenentzündung verstarb.

Da die deutsche Rechtsprechung die Rechtfertigung einer Therapie bei Einwilligungsunfähigen an den mutmaßlichen Patientenwillen bindet, konzentriert sich die Diskussion in den letzten Jahren um die Möglichkeiten, diesen Willen zu rekonstruieren. Dabei wird von einem allgemeinen Lebenswillen ausgegangen, der für den Arzt eine Garantenstellung zugunsten des Lebens verlangt. Nur wenn verlässliche Anhaltspunkte vorliegen, dass in einer konkreten Situation keine lebensverlängernden Maßnahmen gewünscht werden, ist entsprechender Therapieverzicht gerechtfertigt. Eine Beweislastumkehr, nach der nur eine ausdrückliche Einwilligung in eine Behandlung dem Arzt die Therapie Einwilligungsunfähiger erlauben würde und die Unterlassung der Regelfall wäre, ist aus verschiedenen Gründen nicht praktikabel und nicht im Blick. Deshalb geht es um die Frage, wie für die konkrete Ablehnung bestimmter Maßnahmen der mutmaßliche Patientenwillen rekonstruiert werden könnte. Dazu gehört die Befragung Angehöriger zur *value history* („Wertanamnese") des Patienten, d. h. seiner allgemeinen Einstellung in religiösen, weltanschaulichen und moralischen Fragen, aber auch seinen zufällig oder gezielt geäußerten Einstellungen zu einzelnen medizinischen Maßnahmen in bestimmten Situationen. Zunehmend spielen aber auch formale Instrumente eine Rolle: die Benennung eines Bevollmächtigten (durch eine Vorsorgevollmacht) oder eines zukünftigen Betreuers (früher „Vormund", durch eine Betreuungsverfügung) und die Patientenverfügung (*advance health directive*, früher missverständlich *living will* oder „Patiententestament" genannt). Insbesondere die Patientenverfügung wird nach derzeitigen Plänen in Zukunft gesetzlich klarer geregelt werden.

Moralphilosophische Ansätze

Wenn sich angesichts der komplexen Fragestellungen auch universitäre Vertreter der philosophischen und theologischen Ethik an der Suche nach Klärung und Entscheidung beteiligen, bringen sie ihre fachlichen Interessen und Ansätze ein. Die neuere ethische Diskussion im englischsprachigen Bereich, wie sie auch in Deutschland einflussreich wurde, ist durch den Gegensatz von zwei konträren ethischen Ansätzen bestimmt, die seit dem 18. Jahrhundert entwickelt wurden und in der jüngeren Moralphilosophie als Konsequentialismus und Deontologie bezeichnet werden. Zunehmend gibt es auch wieder Versuche, den anscheinend unversöhnlichen Gegensatz zwischen diesen beiden Position durch andere, z. T. ältere Ansätze zu umgehen bzw. aufzuheben.

Konsequentialismus, Utilitarismus

Einziges nennenswertes Beispiel des Konsequentialismus, also derjenigen ethischen Auffassung, dass man bei der moralischen Bewertung von Handlungen letztlich nur auf die Konsequenzen, die Folgen, schaut und schauen soll, ist der Utilitarismus.

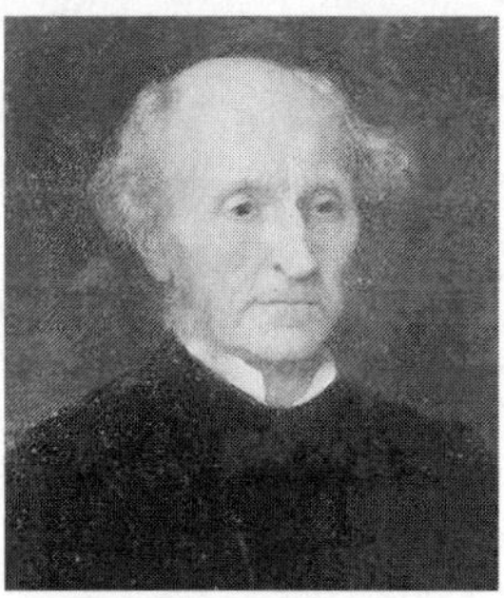

Abb. 67: Stich nach einem Gemälde von George Frederic Watts, 1873.

John Stuart Mill (1806–1873)

Kolonialökonom und Philosoph, war ein Wunderkind, das schon im Vorschulalter die alten Sprachen gelernt hatte. Nach umfassender Lektüre der antiken Literatur in der Jugend wollte er, als Vollendung des durch den Juristen und Philosophen Jeremy Bentham (1748–1832) begründeten und von seinem Vater, dem Historiker und Theologen, National- und Kolonialökonomen James Mill (1773–1836) fortgeführten Utilitarismus, das gesamte moralische Denken auf dieses neue Prinzip gründen.

John Stuart Mill sieht die einzige Grundlage der Moral in der Nützlichkeit, der *utility*, verstanden als *greatest happiness principle.* Dieses einzige Prinzip besagt, dass die moralisch richtige Handlung diejenige ist, die ein größtmögliches Übergewicht von guten gegenüber schlechten Folgen bringt. Gut ist dabei für Mill in Fortführung des hedonistischen Kalküls bei Bentham das, was *happiness* verursacht. Diese Formel klingt unmittelbar plausibel, denn wer wollte nicht Glück mehren und Leid verhindern? Doch dieser Ansatz hat in seiner Ausschließlichkeit einige grundlegende Probleme, die besonders in der Medizin deutlich werden können.

Da ist zunächst die Abschätzbarkeit der Folgen, deren Problematik gerade die Medizin mit ihrer Jahrtausende alten Bemühung um sichere Prognosen nur allzu gut kennt. Reicht der utilitaristische Ansatz angesichts der Unabsehbarkeit und der Unumkehrbarkeit von Folgen wirklich aus, oder muss es nicht feste Regeln in der Unsicherheit all der möglichen Situationen geben?

Der zweite Einwand kommt vor allem in der Ethik medizinischer Forschung zum Tragen. Wenn der (mögliche) Nutzen für die gesamte Menschheit überwältigend wäre, kann es leicht dazu kommen, dass das Wohl einzelner Menschen demgegenüber wenig wiegt. Verbrecherische Menschenversuche, nicht nur im „Dritten Reich", sind dieser Logik gefolgt. Diese Problematik tritt allerdings auch schon im Hinblick auf nur zwei Menschenleben bei der gerade erwähnten Transplantationsmedizin auf: Wenn einem Menschen durch ein Spenderorgan ein neues Leben ermöglicht werden kann, rechtfertigt dies dann nicht die Organentnahme bei einem anderen Menschen, der sich ohnehin im Sterbeprozess befindet? Überwiegt da, so argumentieren Utilitaristen tendenziell, nicht der Nutzen für den Lebenden?

Ein dritter Einwand betrifft die Arzt-Patient-Beziehung. Obwohl der Arzt sicher zur Ehrlichkeit gegenüber den Krankenkassen und dem Staat als Vertretern der Solidargemeinschaft verpflichtet ist, besteht doch die Frage, ob nicht sein aktueller Einsatz für seinen Patienten gegenüber der Verantwortung für die Menschheit, die der Utilitarismus ihm letztlich auferlegt, im Vordergrund stehen muss. Sollte er nicht die bestmögliche Therapie für diesen Patienten anstreben, unabhängig davon, ob mit denselben Mitteln nicht anderswo mehr gute Folgen, also ein größerer Nutzen zu erzielen wären? Das klassische Fallbeispiel aus der moralphilosophischen Diskussion um den Utilitarismus ist die Rettung einer Person aus einem brennenden Haus. Wenn nur entweder ein für die Menschheit wichtiger Politiker oder aber die eigene alte Mutter gerettet werden könnte, müsste der Utilitarist den Politiker herausholen, die meisten Menschen würden jedoch die Verpflichtung aus der Beziehung zur Mutter für höher als den Nutzen für die Menschheit einschätzen.

Auf Einwände solcher Art haben Utilitaristen viele Antworten gefunden, aber bei der Mehrzahl der Moralphilosophen blieben die Zweifel größer als die Zustimmung.

Deontologie

Gegenüber dem Utilitarismus setzen deontologische Ansätze nicht bei den Folgen von Handlungen an, sondern betonen unverletzliche Verpflichtungen (griech. *déonta* = Pflichten). Diese können z.B. die Heiligkeit des Lebens, die Achtung der Menschenrechte oder die Respektierung der Selbstbestimmung („Autonomie") eines Menschen sein. Demnach darf auch bei noch so großen Nachteilen nicht von der Erfüllung solcher Verpflichtungen abgewichen werden. Für die Medizin wäre so der Schutz von Zuständen wie der Embryonal- und Fötalzeit, des Wachkomas oder der Sterbephase vor Tötung, der Schutz aller Menschen vor riskanten Humanexperimenten oder der Schutz von Patienten vor Bevormundung zu sichern. Allerdings sind auch hier Konflikte zwischen diesen Verpflichtungen offenkundig: Der Schutz des Lebens kollidiert in der Abtreibungsfrage mit verbreiteten Auffassungen vom Selbstbestimmungsrecht der Frau, der Patientenwille gelegentlich mit der ärztlichen Verpflichtung auf Erhalt und Wiederherstellung der Gesundheit.

Der klassische deontologische Ansatz ist der kategorische Imperativ des Königsberger Philosophen Immanuel Kant (1724–1804). Eine der verschiedenen Formulie-

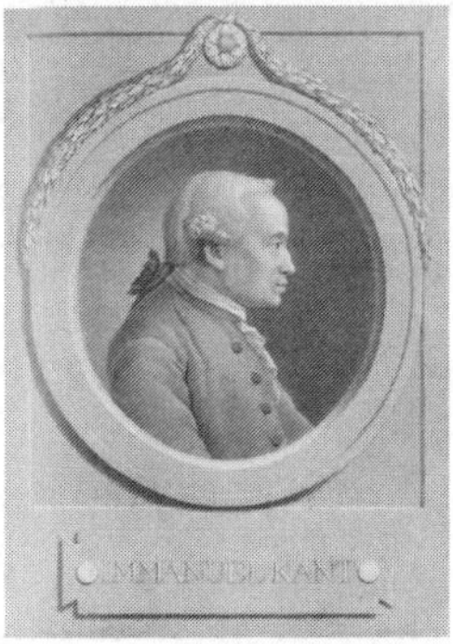

Abb. 68: Kupferstich von F. G. Bause, nach einer Zeichnung von Schnorr von Carolsfeld, 1791.

Immanuel Kant (1724–1804)

Professor in Königsberg, Philosoph und Universalgelehrter, verlegte in seiner Transzendentalphilosophie die Kriterien für richtiges Denken und Handeln aus der Außenwelt (Autoritäten, positive Normen, Erfahrung, „a posteriori") in die Grundbedingungen des menschliches Geistes selbst („a priori"). Seine als „Kritik" der Vernunftbetätigung betitelten Schriften begründeten die moderne Philosophie.

rungen lautet: „Der kategorische Imperativ ist also nur ein einziger, und zwar dieser: Handle nur nach derjenigen Maxime, durch die du zugleich wollen kannst, daß sie ein allgemeines Gesetz werde." Kategorisch bedeutet unbedingt, also auch nicht abhängig von den möglich Folgen. Die altertümliche Sprache mag dabei verdecken, dass es sich zum einen Teil um die philosophisch ausgefeilte Formulierung der simplen Goldenen Regel handelt: „Was Du nicht willst, dass man Dir tu, das füg' auch keinem anderen zu!" Man darf demnach nicht eigene und fremde Handlungen mit unterschiedlichem Maß messen, universale moralische Standards müssen akzeptiert werden. Das bedeutet, dass man nicht in jedem Einzelfall entscheiden kann, was man selber gerne hätte, sondern festen Grundsätzen treu bleiben muss.

Eine andere Formulierung dieses Imperativs besagt deshalb auch, dass man einen anderen Menschen nicht als bloßes Mittel zum Zweck benutzen darf. Denn dann würde man ihn in eben diesem Augenblick gerade nicht so wie sich selbst behandeln, man selbst nimmt für sich ja die eigene Entscheidung in Anspruch. Damit ist beim mündigen Menschen, der sich keines Unrechts schuldig gemacht hat oder gerade macht, ausgeschlossen, dass man an ihm gegen seinen Willen handelt. Hier liegt also auch eine philosophische Begründung des *informed consent*, wie er in unserer Rechtsordnung geschützt ist: Nur wenn ein entscheidungsfähiger Patient informiert zustimmt, darf ein ärztlicher Eingriff vorgenommen werden, ansonsten handelt es sich um strafbare Körperverletzung.

Auch deontologische Ansätze sind nicht unumstritten, denn wie gesehen besteht Uneinigkeit darüber, welche Verpflichtungen bestehen, Vorrang haben und wie strikt sie eingehalten werden müssen. Kant selbst etwa hat hierzu heute kaum noch einleuchtende Vorgaben gemacht. Er hielt z. B. die Verpflichtung zur Wahrheit, also das Verbot der Lüge für so unverletzlich, dass man auch zugunsten eines unschuldig

Verfolgten, dessen Verfolger nach seinem Versteck fragen, nicht lügen darf. Wer wollte aber so rigoros und gnadenlos sein? Letztlich handelt es sich bei Kant, ganz im Sinne starker Strömungen der Aufklärungszeit, um ein allzu sehr auf den Verstand und das selbständige Individuum verengtes Menschbild, das andere moralische Faktoren wie Emotionen oder zwischenmenschliche Beziehungen zu wenig berücksichtigt.

Jenseits der Alternative „Pflichten oder Folgen"

Aus der Kritik an Utilitarismus und Deontologie wird offenkundig, dass eine Verbindung der Anliegen beider Ansätze erforderlich wäre, dass nämlich ihre Ausschließlichkeit mehr Probleme mit sich bringt als löst. Eine Möglichkeit ist daher, auf einen älteren Ansatz zurückzugreifen, indem Folgen und Pflichten noch zusammen, ohne den absoluten Vorrang des einen vor dem anderen berücksichtigt wurden. Dieser Ansatz, der vor allem über seine Bearbeitung durch den Kirchenlehrer Thomas von Aquin (1225–1274) das Abendland bis Kant und Mill bestimmt hat, ist der des Aristoteles.

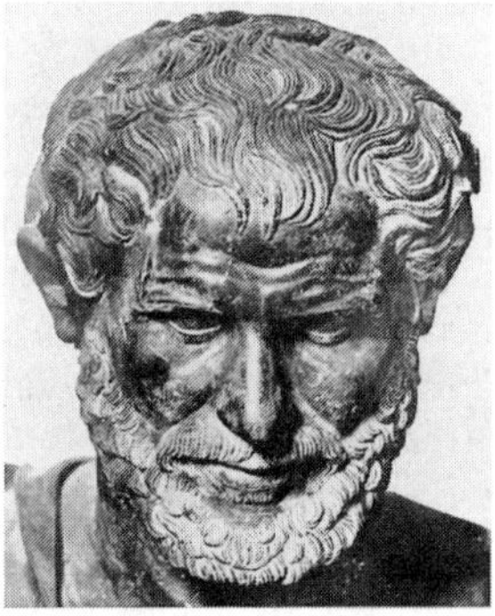

Abb. 69: Büste aus Herculaneum, wahrscheinlich 4. Jh. v. Chr.

Aristoteles (384–322 v. Chr.)

Sohn eines königlichen Leibarztes und Schüler Platons, beeinflusste als Philosoph und Universalgelehrter fast alle Wissenschaften des Abendlands. Er prägte mit seinen Schriften zur Physik und Biologie die Entwicklung der Naturwissenschaften bis in die Neuzeit, ebenso wie mit seiner Politik die Staatskunst und mit seiner Poetik Dichtkunst und Literaturwissenschaft. Für den Horizont des griechischen Stadtstaates entwarf er mit seinen Büchern über Ethik, der er damit den auch heute üblichen Namen gab, eine Lehre des richtigen Verhaltens, das gelingendes Leben ermöglichen soll.

Aristoteles ging davon aus, dass moralische Verpflichtungen die entscheidenden Werte schützen und deshalb verbindlich sind, aber dass sie es angesichts der unvollkommenen Regelungsmöglichkeit jedes Einzelfalls nicht absolut können. Der Schutz des unschuldig Verfolgten ist so ein Beispiel, wo das strikte Befolgen des Lügeverbots kontraproduktiv wäre. Im Bereich der Medizin stellt die Abtreibung bei Lebensgefahr für die Mutter eine ähnliche, klassische Problemlage im Schutz des Lebens dar. Aristoteles würde in solchen Konfliktlagen sagen, dass das, was die Verpflichtung eigentlich gewährleisten soll, hier nur durch den Bruch der Verpflichtung gerettet werden kann. Er nennt dies Epikie (*epikeia*) oder Billigkeit, und wir sprechen ja auch noch heute von recht und billig, wenn wir ausdrücken wollen, dass es nicht nur um das bloße Recht, sondern auch um die Angemessenheit einer Entscheidung geht. Unbillige Härten müssen vermieden werden, und das gilt auch für die Entscheidungsfindung in der Medizin.

Es gibt verschiedene Möglichkeiten, die Berücksichtigung von sowohl Regel als auch Billigkeit praktisch zur Geltung zu bringen. Klassisch ist die Tugendethik, ein etwas altmodisch klingendes, aber höchst aktuelles Konzept. Tugenden sind nämlich im ethischen Sprachgebrauch nicht bestimmte Weisen von sittsamem Verhalten wie häufig in der Alltagssprache, etwa im Hinblick auf Kleidung oder Freizeitbeschäftigung, sondern Verhaltensdispositionen zum sittlich Richtigen und Guten. Man tut also das Gute und Richtige nicht oder nicht nur, weil es irgendwo als Pflicht geschrieben steht, sondern weil man es so internalisiert hat, weil man eine Neigung zum Guten und Rechten entwickelt hat. Man tut es deshalb auch nicht dauernd widerwillig und zögernd, was ja das Leben zu einer einzigen moralinsauren Qual machen würde, sondern automatisch, selbstverständlich und oft sogar ausgesprochen gerne. Das ist nicht idealistische Utopie, sondern beschreibt, wie wir größtenteils ohnehin leben und arbeiten, denn anders würde eine Gesellschaft nicht funktionieren. Wenn ein Arzt immer nur bewusst an seine Pflichten gegenüber dem Patienten denken würde und sich auch noch zu ihrer Erfüllung überwinden müsste, würde er kaum gut und effektiv arbeiten. Wenn man aber bestimmte Handlungsweisen verinnerlicht hat und sie damit auch emotionalen Wert besitzen, erfüllt man sie ohne ständige intellektuelle und moralische Anstrengung. Man würde dann kaum leichtfertig anders handeln, so dass die entsprechenden Handlungsregeln sehr weitgehend geschützt würden und trotzdem ein angemessenes Urteil über mögliche, schweren Herzens zu machende Ausnahmen gewährleistet wäre.

In ähnlicher Weise versucht auch die *care ethics*, die sich aus feministischen Ansätzen entwickelt hat, die Gefühle mit ins Spiel zu bringen. Entstanden ist diese jüngere ethische Richtung, als Carol Gilligan, eine Mitarbeiterin des führenden Moralpsychologen Lawrence Kohlberg, auf ein grundlegendes Problem der Moraltheorien à la Kant stieß. Wenn man aus einer solchen Theorie ein moralisches Stufenschema entwickelt, wie es Kohlberg tat, erreichen in den USA fast nur weiße Männer die höchste Stufe 6, bei der man sich für die reine Pflicht unabhängig von persönlichen Beziehungen, Gefühlen und Neigungen entscheiden muss. Frauen und Angehörige ethnischer Minderheiten tun dies zumeist nicht. Will man diesen Gruppen nicht moralische Minderwertigkeit zuschreiben, so bleibt nur der Schluss, dass die Moraldefinition von Stufe 6 offensichtlich zu einseitig ist, also zu viele moralisch wichtige Aspekte außer Acht lässt. Deshalb sollen nun in einer entsprechend erweiterten Ethik nicht nur allgemeine Rechte und abstrakte Gerechtigkeit, sondern konkrete menschliche Bedürfnisse und Beziehungen die Entscheidungen bestimmen. Vieles, was ansonsten nur abstrakt vorrausgesetzt wird, so etwa die Selbstbestimmungsfähigkeit (*autonomy*) des ja immer beeinträchtigten Patienten, soll durch Fürsorge überhaupt erst ermöglicht werden. Die Sorge – *care* – soll anstatt eines falschen, künstlich aufgebauten Gegensatzes von Wohl und Wille des Patienten im Vordergrund stehen.

Ein weiterer Versuch der Verbindung von Regel und Ausnahme ist die so genannte Kasuistik, also die Erörterung von Fällen (*casus*) aus der klinischen Medizin. Im Vergleich mit ähnlichen, bereits entschiedenen Fällen sollen neue Fälle auf relevante Unterschiede und Gemeinsamkeiten untersucht werden, um so ohne Rückgriff auf abstrakte Theorien zu Entscheidungen zu kommen.

Entsprechend ihrem Ausgang von faktischer Moral heben alle moralphilosophischen Ansätze jeweils etwas besonders hervor, was für uns zu Moral und Ethik gehört. Es ist deshalb auch durchaus möglich, dass in unterschiedlichen Bereichen jeweils einer dieser Ansätze besonders leistungsfähig ist, aber trotzdem alle berücksichtigt werden müssen. Einen Versuch, eine Vereinbarkeit all dieser Ansätze ohne ein letztes, einziges Prinzip (wie das Nutzen-Prinzip oder den Kategorischen Imperativ) zu erreichen, stellt der führende US-amerikanische Ansatz der „Principles of Biomedical Ethics" dar. In diesem mehrfach grundlegend veränderten Werk haben zwei Anhänger unterschiedlicher Ethik-Theorien, ein Utilitarist und ein Deontologe, versucht, im Rückgriff auf mehrere allgemein akzeptierte Prinzipien medizinethische Fragen zu thematisieren. Diese mittleren Prinzipien sind

„Principles of Biomedical Ethics"

- *respect for autonomy*
- *non-maleficence*
- *beneficence*
- *justice*

Quelle: nach Beauchamp/Childress.

- *respect for autonomy*, was wir aus der deontologischen Menschenrechtstradition als Selbstbestimmungsrecht kennen.
- *non-maleficence*, also das Verbot, Schaden zuzufügen. Dieses Prinzip lässt sich auf die hippokratische Tradition zurückführen, in der mit dem Grundsatz *primum nil nocere* („als Erstes: nicht schaden"), für den Patienten schädliche Maßnahmen ausgeschlossen werden sollten. Natürlich ist jede Maßnahme aufgrund von nie ganz auszuschaltenden Risiken potentiell schädlich, aber dieses Prinzip soll ungerechtfertigte Schäden, Belastungen und Risiken ausschließen und im Zweifelsfall zur Schadensvermeidung raten. Vielfach wird dieses Prinzip auch als selbstverständlicher Bestandteil des folgenden gesehen und deshalb nicht eigens aufgeführt.
- Denn *beneficence* soll die ärztliche Verpflichtung auf das Wohl des Patienten ausdrücken, was selbstverständlich grundsätzlich Schadensvermeidung enthält.
- Schließlich soll mit dem Prinzip *justice* Gerechtigkeit auch im Gesundheitswesen angesprochen werden. Dieses Prinzip reicht damit über die unmittelbare Arzt-Patient-Beziehung hinaus und zeigt so am deutlichsten, dass das hippokratische Ethos alleine in der modernen Welt tatsächlich nicht mehr ausreicht, um alle ethischen Fragen von Gesundheit und Krankheit anzugehen.

Das Verdienst dieser Vier-Prinzipien-Ethik, die wegen ihrer Herkunft und ständigen Zitierung etwas despektierlich auch „Georgetown-Mantra“ genannt wird, stellt dar, dass sich mit ihrer Hilfe fast alle medizinethischen Konflikte als Konflikte zwischen diesen Prinzipien beschreiben lassen. Wenn z. B. der Arzt eine Maßnahme für indiziert hält, der Patient sie aber ablehnt, so liegt ein Konflikt zwischen *beneficence* und *autonomy* vor. In den lateinischen Grundsätzen wäre dies ein Konflikt zwischen *Salus aegroti* (Wohl, Heil bzw. Gesundheit des Kranken) und *Voluntas aegroti* (Wille des Patienten) gewesen (vgl. Kap. 3).

Aber mit der Benennung und Beschreibung der Konflikte ist keineswegs schon ihre Lösung erreicht. Denn was man in konkreten Entscheidungen unter diesen Prinzipien versteht, hängt doch wieder allzu häufig davon ab, welchen weltanschaulichen Hintergrund man einbringt. Insofern vermögen die vier Prinzipien kaum den Konsens zu verbreitern, der zwischen den Vertretern verschiedener moralischer und moralphilosophischer Positionen zu erreichen ist. Immerhin kann aber die philosophische Ethik oder Moralphilosophie zur Klärung von Konflikten beitragen, wenn auch nicht ihre Lösung bestimmen. Und das kann in komplizierten Fragen schon ein erheblicher Beitrag sein.

W. B.

Kapitel 11
Gesundheit und Gesellschaft: Soziale Herausforderungen der Medizin

Der moderne Staat greift auf vielfältige Weise in das Gesundheitswesen ein: so durch die Regulierung von Gesundheitsberufen, in der Seuchenbekämpfung, im Umgang mit psychisch Kranken, in der Forschungsförderung und -kontrolle sowie durch die Krankenpflichtversicherung.

Gesundheitspolitik und Ressourcenverteilung (Allokation) werden auch Thema der Ethik, wenn über den Einsatz von Mitteln (Geld, Personal, Zeit etc.) auf Makro-, Meso- und Mikroebenen entschieden werden muss. Solche Fragen weiten Medizinethik von der Individual- zur Sozialethik aus.

Dabei konkurrierten verschiedene Modelle der Verteilungsgerechtigkeit, nämlich ganz grundlegend deontologische mit konsequentialistischen Ansätzen, wenn es um die Frage Chancengleichheit oder akkumulierter Nutzen geht.

Schon in nationaler Perspektive ist ein deutlicher Zusammenhang zwischen Gesundheitszustand und sozialer Lage in Form der erhöhten Korrelation von Armut und Krankheit festzustellen, woraus sich eine große sozialethische Herausforderung ergibt. Aber auch unabhängig von sozio-ökonomischer Ungleichheit bestehen für den Einsatz öffentlicher und privater Mittel auf allen Ebenen grundsätzliche Entscheidungsalternativen, wenn es um die Ziele „Gutes Leben", Gesundheit, Krankheitsbekämpfung und Krankheitsbehandlung geht.

Darüber hinaus stellt die Globalisierung auch eine moralische Herausforderung für die europäische Medizin dar und lädt zum verstärkten Einsatz für die Gesundheitsversorgung in der Not- und Entwicklungshilfe ein.

Staat und Gesundheit in der Moderne

Ob und wie ärztliche Behandlung für alle erschwinglich sein kann, war schon in der Antike eine Frage, die bis in unsere Gegenwart reicht (vgl. Kap. 3). Mit der Einführung sozialer Sicherungssysteme seit Ende des 19. Jahrhunderts in Westeuropa, insbesondere der Krankenkassen bzw. Pflichtversicherungen, wurde die Behandlung durch universitär ausgebildete Ärzte für einen immer größeren Personenkreis zugänglich. Denn der Staat, der sich bisher seit dem Mittelalter durch Zulassungsordnungen und Aufsicht lediglich an einer Art von Qualitätskontrolle der Gesundheitsberufe beteiligt hatte, mischte sich nun auch in die Finanzierung medizinischer Behandlung ein. Zuvor war er nur dort mit eigenen Mitteln eingeschritten, wo er ein Gesundheitsproblem nicht des Einzelnen, sondern der Bevölkerung sah. Die Anstellung von Stadtphysici durch mittelalterliche Stadträte oder von beratenden Leibärzten absolutistischer Fürsten im 18. Jahrhundert, die Seuchenbekämpfung und die „Irrenfürsorge" per Wegsperren sind Beispiele dafür, wie öffentliche Mittel, nämlich Finanzen und Zwang, in medizinischer Zielrichtung eingesetzt wurden. Bis heute einflussreich wurde dabei das Konzept der „medicinischen Policey", dessen Hauptvertreter der Arzt Johann Peter Frank (1745–1821) war. Als Berater an verschiedenen Fürstenhöfen Europas und in einem fünfbändigen Werk versuchte er die Einsicht durchzusetzen, dass aufbauend auf aktuellem medizinischen Wissen um Krankheitsursachen Maßnahmen zum Schutz der Volksgesundheit zu treffen seien. Dies betraf alle Bereiche menschlichen Lebens, von Schwangerschaft, Geburt und Wochenbett bis zur Totenbestattung, von der Nahrungsmittelproduktion über die Genussmittel bis hin zur Gestaltung des Arbeitsplatzes.

Mit der Ausweitung von Besteuerung und öffentlichen Aufgaben im modernen Sozialstaat hat sich dieses Engagement erheblich gesteigert. Da staatliche Maßnahmen auf wissenschaftlich gesicherter Grundlage erfolgen sollen, die Gewinnung entsprechender medizinischer Erkenntnisse aber eine immer aufwändigere Forschung verlangt, entstanden auch hier weitere Herausforderungen für die Regierungen. Neben den größtenteils staatlich finanzierten Universitäten wurden auch Einrichtungen auf nationaler Ebene zu Stätten einflussreicher medizinischer Forschung. Dazu gehören das Kaiserliche Gesundheitsamt (gegründet 1876, später Reichsgesundheitsamt und dann bis zu seiner Auflösung 1994 Bundesgesundheitsamt) und das Institut für Infektionskrankheiten (gegründet 1891, später Robert-Koch-Institut) in Berlin. Einige der zunehmend auf Statistiken beruhenden Arbeiten, die nicht zuletzt verschiedene Zweige der Hygiene und insbesondere die Sozialhygiene begründeten, wiesen dem Staat neue Wege auf, die Allgemeinheit durch Impfen, Wasser- und Lebensmittelüberwachung oder sanitäre Maßnahmen und besonders gesundheitlich beeinträchtigte Gruppen wie Mütter und Kinder, Teile der Industriearbeiterschaft, Konsumenten von Drogen und Prostitution durch eigene Vorbeugungsprogramme zu schützen.

Wo so der Blick von der individuellen Gesundheit auf die Volksgesundheit verschoben wurde, trat zur Bekämpfung der gesellschaftlichen Ursachen von Krankheit auch die Gesellschaft als Objekt gesundheitlicher Verbesserung hinzu. Das geschah grundsätzlich mit demokratischer und oft sozialistischer Orientierung in der neuen Sozialhygiene, wie sie mit dem Namen des Arztes Alfred Grotjahn (1869–1931) verbunden ist. Gelegentlich und sogar zunehmend verband sich dieses Anliegen jedoch auch mit der Rassenhygiene (vgl. Kap. 9), wofür Grotjahn selbst ein Beispiel ist.

Wie so Hygienegesetzgebung und Sozialversicherung zu wichtigen Instrumenten des modernen Nationalstaates geworden waren, kamen auch aus der internationalen Politik entscheidende Impulse für staatliches Engagement. Die Konferenzen während der Cholerapandemien im 19. Jahrhundert führten zu den ersten weltweiten Vereinbarungen in Gesundheitsfragen. Nachdem die Gesundheitsorganisation des

Völkerbundes in der Zeit zwischen den Weltkriegen vorwiegend Seuchenbekämpfung koordiniert hatte, erhob die nach dem dem Zweiten Weltkrieg gegründete Weltgesundheitsorganisation (WHO) einen Anspruch auf freilich immer politisch auszuhandelnde Stellungnahmen zu allen Bereichen von Medizin und Gesundheitspolitik.

Aus diesem breiten Spektrum des möglichen staatlichen Einflusses auf Gesundheitsprobleme ergeben sich Fragen der Vorrangigkeit oder Priorisierung, die letztlich auf Wertentscheidungen beruhen.

Allokation und Gesundheitspolitik als ethische Probleme

Deshalb gehören zu den wichtigsten Themen der Medizinethik seit einigen Jahren nicht nur Fragen aus der individuellen Arzt-Patient-Beziehung und neuen Medizintechnologien, sondern aus dem Gesundheitswesen insgesamt oder sogar noch allgemeiner aus der Verteilung von Mitteln der Gesellschaft für Gesundheit. Die Wirtschaftswissenschaft nennt die Entscheidung über den Einsatz von Mitteln für die verschiedenen möglichen Zwecke Allokation, und dieser Begriff hat sich deshalb auch in der Medizinethik eingebürgert. Dabei lässt sich eine Ebene der Mikroallokation, auf der z. B. bei knappen Spenderorganen, Beatmungsplätzen oder OP-Kapazitäten zwischen einzelnen Patienten entschieden werden muss, von der Makroallokation unterscheiden, wo unabhängig von konkreten Personen Verteilungsentscheidungen zwischen verschiedenen Aufgabenbereichen in Staat und Gesundheitswesen zu treffen sind.

Natürlich nehmen Allokationsfragen zu, wenn die verfügbaren Mittel knapper werden und der Bedarf oder zumindest die Möglichkeiten, Mittel einzusetzen, wachsen. In einer solchen Situation befinden wir uns immer mehr, denn neue Behandlungsmöglichkeiten und längere Lebenserwartung steigern die Kosten für medizinische Leistungen, während die wirtschaftliche Basis nicht im selben Maße wächst. Bei der Frage, wie die knapperen Mittel eingesetzt werden sollen, gehören wieder Sachwissen einerseits und Wertentscheidungen andererseits untrennbar zusammen, wobei sich die hier behandelte Perspektive, anders als in Gesundheitsökonomie, *Public Health* oder Sozialmedizin, auf die ethische Seite dieser Problematik konzentriert. Die Mittel, um die es in politischen Verteilungsentscheidungen geht, sind in erster Linie finanzielle, aber man muss bedenken, dass durch Geld unerlässliche Ressource wie qualifiziertes, engagiertes Personal, verfügbare Zeit oder bestimmte natürliche Rohstoffe nicht immer beliebig zu vermehren sind.

Zu den zentralen Aufgaben der ethischen Reflexion gehört es, unsere unmittelbaren Intuitionen von gerechter Verteilung zu überprüfen. Das geschieht auch mit Hilfe der theoretischen Modelle, wie sie durch die philosophische Ethik zur Verfügung gestellt und im vorigen Kapitel erläutert wurden. Allerdings ergibt sich durch die Verschiebung der Perspektive von der individuellen Arzt-Patient-Beziehung auf die Ebene von Institutionen und Gesellschaften auch ein Wechsel der ethischen Disziplinen, nämlich von der Individualethik hin zur Sozialethik. Während sich erstere auf die Verpflichtungen von Individuen untereinander konzentriert, wofür idealtypisch eine Zweierbeziehung wie die zwischen Arzt und Patient steht, bezieht sich letztere auf Gruppen oder auf Gruppen gegenüber Einzelpersonen. Damit hat es die Sozialethik mit Verteilungsfragen zu tun und ist so eine ethische Reflexion von Politik, die sich als geregelter Kampf der Verteilung knapper Güter verstehen lässt. Während bei Aristoteles Ethik und Politik getrennte Disziplinen für die Frage nach dem guten oder richtigen Handeln waren, geht die Tendenz seitdem zunehmend dahin, ausdrücklich ethische Maßstäbe nicht nur an individuelles, sondern auch an politisches Handeln anzulegen. Umgekehrt bestimmt aber die Form, in der Politik Entscheiden und Verhalten regelt, nämlich Recht und Gesetz, zunehmend auch den eher individualethischen Raum, der zuvor von ärztlichem Ethos, Standesethik und religiös oder gesellschaftlich bestimmter Moral geregelt wurde. Insofern gleichen sich Individual- und Sozialethik einerseits zunehmend an, weil etwa bestimmte weitgehend unstrittige Positionen zur Entscheidungsfreiheit des Patienten gegenüber dem Arzt unmittelbar auf Umsetzung in staatliches Recht drängen. Andererseits führt die Pluralisierung von Lebensentwürfen und Ethosformen, sei es durch Migration, sei es durch Wandel oder Emanzipation von Traditionen und Autoritäten, vermehrt dazu, dass immer weniger moralische Positionen durch staatliches Recht erzwungen werden können.

Konsequentialistische und deontologische Modelle der Verteilung: Volksgesundheit und Menschenrechte

Die grundlegende Unterscheidung von folgen- und pflichtenorientierten ethischen Ansätzen, also Konsequentialismus und Deontologie (vgl. Kap. 10), gilt auch für die Sozialethik, wobei hier eine gewisse institutionelle Trennung deutlicher hervortritt, ebenso eine eindeutige Rangordnung. Wenn die politischen Entscheidungsträger allzu sehr die Folgen ihrer Maßnahmen im Blick haben, erinnert sie die höchste Rechtsprechung an das in der Verfassung verbriefte Recht. Dieses kann zwar auch durch entsprechende politische Mehrheiten verändert werden, doch im Prinzip mit Ausnahme eines Kernbereichs, nämlich der Menschenrechte. Damit steht ein deontologisches Modell, nämlich unumgängliche Verpflichtungen aufgrund unveräußerlicher Rechte, an oberster Stelle, wobei allerdings die Eingriffe in Grundrechte bei bestimmten Bedrohungsszenarien brisante Themen darstellen.

Angelegt in stoischen und christlichen Vorstellungen von der gleichen Würde aller Menschen, wurden die Menschenrechte in Aufklärung, amerikanischer Unabhängigkeitserklärung und Französischer Revolution zu Grundlagen moderner Gesellschaften, die insbesondere aus den Erfahrungen ihrer Verletzung in totalitären Regimen universale Geltung beanspruchen. Doch nicht nur ihre Anerkennung und Einhaltung, sondern auch ihre Formulierung, Ausgestaltung und Interpretation begegnen bis heute großen Problemen. Denn während die klassischen Menschenrechte sogenannte „negative“ Rechte des Verbots bestimmter Eingriffe, also Abwehr- oder Freiheitsrechte gegenüber dem Staat und anderen waren, z.B. das Recht auf Eigentum oder körperliche Unversehrtheit, entwickelte sich zunehmend die Überzeugung, dass auch bestimmte „positive“ Rechte, insbesondere als Teilhaberechte an der Gesellschaft und ihren Gütern, universale Menschenrechte darstellen. Der Staat hätte damit nicht nur Respektierungs- und eventuelle Schutzpflichten, sondern auch Gewährleistungsverpflichtungen. Diese neueren Rechte betreffen für menschliches Leben unerlässliche Minimalstandards, darunter auch ein Recht auf Gesundheit, zunehmend nicht nur verstanden als Freiheit von Gesundheitsgefährdungen, sondern als Anrecht auf eine Basisgesundheitsversorgung. Damit wird ein grundsätzlicher Konflikt zwischen den „negativen“ und den „positiven“ Menschenrechten deutlich: Da Mittel für die Gesundheitsversorgung von Menschen, die sich diese nicht selber leisten können, von anderen kommen müssen, bedeutet die entsprechende erzwungene Solidarität einen weiteren Eingriff in das Recht auf Eigentum.

Als es nach dem Zweiten Weltkrieg um die Erklärung der Menschenrechte durch die neuen Vereinten Nationen ging, hat diese unauflösliche Spannung zwischen den beiden Typen von Menschenrechten dazu geführt, dass der Internationale Pakt über Wirtschaftliche, Soziale und Kulturelle Rechte erst 1966 und von einigen eher marktwirtschaftlich orientierten Staaten nicht, später oder mit Vorbehalten unterzeichnet wurde. Er enthält in Artikel 12 ein „Recht auf den besten erreichbaren Gesundheitszustand“. Während sich also Europa und Nordamerika in ihren Katalogen eher auf die Abwehrrechte konzentrieren, nicht zuletzt auch, weil der notwendigerweise große Auslegungsspielraum bei den „positiven“ Rechten die Gefahr einer Aufweichung bei den besser definierbaren „negativen“ Rechten mit sich bringt, betont man etwa bei der Organisation für afrikanische Einheit (OAU) die Rechte auf minimale Lebensstandards.

Welche Art von Gleichheit?

Die Idee der Gleichheit aller Menschen, wie sie sich in den Menschenrechten ausdrückt, ist also für verschiedene Interpretationen offen. Philosophische Vertreter einer absoluten Geltung der Freiheitsrechte finden sich vor allem in den USA. Robert Nozick gilt als wichtigster Vertreter eines *Libertarianism*, nach dem der freie Markt allein, d.h. das Wechselspiel von Angebot und Nachfrage, über Verteilungsfragen zu entscheiden hat. Aus einer solchen Gleichheit lediglich vor dem Gesetz resultierende extreme Ungleichheiten in den Lebensverhältnissen sind demnach akzeptiert, weil Ergebnis gerechter Freiheit. In einem solchen Ansatz beschränkt sich die Rolle des Staates weitgehend auf Verhinderung von Betrug, Vertragsbruch und Gewalt, was für das Gesundheitswesen mit einer enormen Ausweitung von Verbraucherschutz durch Information und Haftungspflicht einhergehen kann. Die hohen Versicherungsprämien, die Ärzte wegen der dortigen Entschädigungssummen zu zahlen haben, machen medizinische Versorgung für viele Patienten immer unerschwinglicher und gefährden z.B. die geburtshilfliche Versorgung, weil hier für angebliche Kunstfehler regelmäßig besonders hohe Entschädigungen zugesprochen werden und Gynäkologen deshalb diesen Tätigkeitsbereich einstellen.

Vielleicht am besten lassen sich die unterschiedlichen Vorstellungen von Gleichheit und Gerechtigkeit an einem vom Philosophen John M. Taurek eingeführten fiktiven Beispiel einer Mikroallokation, die über Leben und Tod entscheidet, illustrieren: Von einem lebensrettenden Medikament sind nur fünf Einheiten vorhanden. A würde 5 Einheiten zum Überleben benötigen. B, C, D, E und F jeweils eine.

Für einen radikalen *Libertarianism* würde sich diese Frage kaum als eine sozialethische stellen, denn der Besitzer des Medikaments, bei der in diesem Ansatz gebotenen staatlichen Enthaltung von eigener Forschung und Gesundheitsversorgung wahrscheinlich ein pharmazeutisches Unternehmen, dürfte nach seinen Interessen entscheiden, d. h. bei Verzicht auf freiwilliges karitatives Engagement die Frage über den Preis regeln. Wenn A aus eigenen Mitteln, mit Hilfe einer Versicherung oder auch privater Spendenbereitschaft, mehr als B bis F zusammen zahlen kann und will, würde er so die gesamte Menge erhalten können.

Unmittelbar zu entscheiden wäre die Verteilung nur im utilitaristischen Kalkül, wo bei etwa gleichen Voraussetzungen in „sozialem Wert", Erfolgswahrscheinlichkeit und anschließender Lebenserwartung die Rettung der fünf Kranken Vorrang vor der eines einzelnen hätte. Auch eine radikale Gleichheitsideologie, die aber in dieser Frage kaum jemand vertreten würde, böte noch eine klare Entscheidung: damit es allen gleich erginge, dürfte keiner das Medikament bekommen (Ergebnisgleichheit), oder aber, damit alle das Gleiche bekämen, mit entsprechend leicht verminderten Überlebenschancen für B bis F und kaum vorhandener für A, jeder die gleiche Dosis, also etwa 0,83 Einheiten (Verteilungsgleichheit).

In den westlichen Gesellschaften mit stärker sozial- und rechtsstaatlicher Tradition ist das angestrebte Ziel jedoch weder radikale Regelung durch Markt, Gesamtnutzen oder Ergebnis- bzw. Verteilungsgleichheit, sondern das einer Chancengleichheit. Die wäre in diesem Fall nur durch Losen zu erreichen, doch auch dafür stehen zwei Modelle zur Auswahl: im ersten durch Würfeln, bei dem jeder der sechs Kranken eine Würfelseite zugeordnet bekäme, hätten B bis F eine fünfmal höhere Chance auf Überleben als A. Deshalb würde nur die Verwendung einer Münze, bei der jede Seite für eine der beiden Entscheidungen stünde, echter Chancengleichheit, in diesem Fall von fünfzig Prozent für jeden, entsprechen. Zahlen zählen also nicht, wenn es um Chancengleichheit als Modell gerechter Verteilung geht.

Verteilung medizinischer Risiken: Forschung am Menschen und Impfung

Die Verteilungsproblematik der Politik beinhaltet nicht nur, solche Güter wie medizinische Therapien und solche Lasten wie finanzielle Kosten zu verteilen. Es geht auch um die Verteilung solcher Belastungen wie Dienstpflichten, räumliche Nähe zu störenden oder risikoreichen Einrichtungen (Verkehrswegen, Produktionsstätten) und im Bereich des öffentlichen Gesundheitswesens um Risiken wie die von neuen

Medikamenten oder Impfungen, also alles tatsächliche oder mögliche Beeinträchtigungen, die sich nicht angemessen finanziell kompensieren lassen. Aus diesem Grund sieht das Gesundheitswesen demokratischer Staaten hier gewöhnlich Freiwilligkeit und umfassende Aufklärung vor.

Das war nicht immer so, weder bei der Erprobung neuer Verfahren noch bei der Routineimpfung. Bevor einschlägige Skandale, wie etwa die Einspritzung von Serum Syphiliskranker bei Prostituierten ohne deren Einwilligung durch den Bakteriologen Albert Neisser (1855–1916), öffentliche Aufmerksamkeit erregten, waren häufig nicht aufgeklärte und zwangsweise behandelte bzw. untergebrachte Personen wie Gefängnisinsassen oder Heimbewohner für Menschenversuche herangezogen worden. Obwohl es etwa im Deutschen Reich Anweisungen und Reichsrichtlinien gab, die solchen Missbrauch verhindern sollten, war es erst die einhellige Verurteilung der Menschenversuche an KZ-Insassen im Nationalsozialismus, die durch den Nürnberger Kodex und die Deklaration von Helsinki die Forschung am Menschen zunehmend wirksam an Freiwilligkeit und Information im *informed consent* band.

Die nationale Perspektive: Verteilung von Gütern und Gesundheit

Wenn gemäß des Ziels der Weltgesundheitsorganisation „Gesundheit für Alle" beabsichtigt ist, muss die Frage im Vordergrund stehen, was denn Gesundheit verhindert. Dabei fällt in allen statistischen Studien, wie sie seit dem 19. Jahrhundert immer wieder, auf nationaler Ebene seit den 1970er Jahren besonders in Großbritannien („Black Report") und jüngst für Europa (nach Großstudie „Social Variations in Health Expectancy in Europe" der European Science Foundation, Siegrist et al) durchgeführt wurden, die hohe Korrelation zwischen Armut und schlechter Gesundheit auf. Dabei könnten vier Hypothesen diesen Zusammenhang erklären, nämlich dass

- Krankheit sozialen Abstieg bedeutet, also „social drift" besteht,
- Ärmere aus verschiedenen Gründen eine schlechtere Gesundheitsversorgung haben,
- Ärmere unter gesundheitsschädlicheren Lebensbedingungen leben und
- Ärmere gesundheitsschädlichere Lebensweisen haben.

Selbstverständlich können alle vier Prozesse gleichzeitig wirksam sein, was nach den empirischen Untersuchungen auch der Fall ist, allerdings in sehr unterschiedlichem Umfang. In einem modernen Sozialstaat ist der soziale Abstieg durch Krankheit nur zu fünf bis zehn Prozent an der Korrelation zwischen Armut und schlechtem Gesundheitszustand beteiligt, und – für Ärzte sowohl irritierend als auch entlastend – der schlechtere Zugang von Ärmeren zur Gesundheitsversorgung nur zu zehn bis fünfzehn Prozent. Auch die gesundheitsschädlicheren Lebensbedingungen der Ärmeren machen beim heutigen Standard von Wohnen, Wasserversorgung, Entsorgung und berufsgenossenschaftlicher Aufsicht am Arbeitsplatz nur einen kleineren

Anteil aus. Den Löwenanteil an dieser Korrelation haben die gesundheitsschädlicheren Lebensweisen, die sich bei den Ärmeren finden, vor allem gesundheitsschädliche Ernährung, Bewegungsmangel und Genussmittel.

Auch wenn es aus einer Perspektive, die durch Studium oder Beruf hauptsächlich auf Medizin ausgerichtet ist, nicht nahe liegt, ist es doch konsequent, dass sich nach solchen Befunden die Gesundheitspolitik keineswegs nur um medizinische Versorgung drehen kann. Im Sinne des Utilitarismus, der ja aus der Volkswirtschaftslehre entstanden ist, lehrt die Gesundheitsökonomie, dass auf verschiedenen anderen Wegen deutlich billiger mehr Gesundheit erreicht werden kann als durch die Behandlung bereits Erkrankter. Selbst Gesellschaftsbereiche, die mit Gesundheit primär nichts zu tun haben, tragen zur Gesundheit in hohem Maße bei, etwa ein allgemein hohes Bildungsniveau, ein kontrollierter Straßenverkehr und Sicherheit vor Gewalt.

Aus solchen Erkenntnissen ergibt sich eine verschiedenartige politische Konkurrenz um die knappen Mittel auf mehreren Ebenen. Eine Allokationsproblematik besteht so zwischen

- Gesundheitspolitik und anderen Politikbereichen (Ziel: „Gutes Leben"),
- Gesundheitsförderung auf der einen und Krankheitsbekämpfung auf der anderen Seite (Ziel: Gesundheit),
- präventiven und kurativen Maßnahmen (Ziel: Krankheitsbekämpfung),
- gegenwärtiger und zukünftiger Krankenversorgung, Behandlung verschiedener Arten von Krankheiten und Kranken (Ziel: Krankenbehandlung).

Diese vier Ebenen der Verteilungsproblematik sollen nun etwas näher erläutert werden.

Ziel: „Gutes Leben"

Auf dieser grundsätzlichsten Ebene konkurriert sogar der Wert Gesundheit mit z. B. sozialer wirtschaftlicher, militärischer oder ökologischer Sicherheit, aber auch Bildung. Das betrifft nicht nur die metaphysische Ebene der Frage nach dem eigentlichen Sinn des Lebens, sondern beginnt aufgrund des Zusammenhangs der Güter schon auf einer viel pragmatischern Ebene. Was nützt „Gesundheit an sich", wenn man in Armut und Hunger, Unwissenheit und Sinnlosigkeit, Krieg oder zerstörter natürlicher Umwelt lebt – denn all diese unerwünschten Zustände außerhalb des Gesundheitssektors wirken sich über kurz oder lang auch auf die Gesundheit negativ aus. Auch allgemeine Bildung beeinflusst durch das größere Verständnis für gesunde Lebensweise und Hygiene statistisch gesehen Gesundheit erheblich. Gesundheit mag für viele das höchste Gut sein, aber sie kann keineswegs das einzige sein, und beim Fehlen anderer Güter ist es auch mit ihr bald vorbei.

Wenn man sich aber für das direkte

Ziel: Gesundheit

entschieden hat, so besteht zunächst eine Konkurrenz zwischen Mitteln für Krankheitsbekämpfung und für Gesundheitsförderung (*health promotion*). Denn spätestens seit der WHO-Koferenz in Ottawa 1986 besteht in der internationalen Politik grundsätzlich Konsens darüber, dass es nicht nur darum gehen kann, mit gezielten Maßnahmen bestimmte Krankheiten gezielt und damit isoliert zu bekämpfen, sondern dass auch eine gesundheitsförderliche Lebensweise unabhängig von einzelnen Risiken gefördert werden muss.

Beim begrenzteren

Ziel: Krankheitsbekämpfung

läge nun die Konkurrenz zwischen Mitteln für Medizin (als Krankheitsbehandlung) und gezielten präventiven Aktivitäten wie Gesundheitsaufklärung, Wasser- und Lebensmittelhygiene oder Verkehrssicherheit. Gesundheitsökonomen argumentieren, dass allen Autofahrern die Aufstockung ihres PKW zum Sicherheitsstandard eines Mercedes zu finanzieren, pro gerettetes Menschenleben für die Solidargemeinschaft billiger wäre als die Ermöglichung der Herztransplantation.

Ziel: Krankheitsbehandlung

Selbst wenn auf anderen Wegen mehr Gesundheit zu erreichen wäre, muss die teure Medizin jedoch nicht allen gesundheitsökonomischen Überlegungen weichen. Denn wir verstehen im Krankheitsfall, den auch das beste öffentliche Gesundheitswesen nie weitgehend vermeiden könnte, das Recht auf Behandlung als gesellschaftliche Verpflichtung. Der Utilitarismus mit seinem nutzenmaximierenden Gerechtigkeitsverständnis erfasst auch hier nur einen Teil der moralischen Wirklichkeit, denn gegenüber allen Bemühungen um bessere „Volksgesundheit“ bestehen weiterhin auch Pflichten zugunsten eines individuellen Kranken. Die Hoffnung auf Hilfe im Notfall gehört ebenso zu unseren menschlichen Grundbedürfnissen wie die Verhütung von Notlagen.

Auch innerhalb der Medizin besteht eine vielfältige Konkurrenz in der Mittelvergabe, z. B. zwischen der unmittelbaren Behandlung und den auf Zukunft ausgerichteten Bereichen Forschung, Aus-, Fort- und Weiterbildung, zwischen chronischen und akuten Krankheiten, zwischen den Krankheiten junger und alter Menschen, zwischen den spezifischen Gesundheitsproblemen von Männern und Frauen, zwischen Krankheiten in den Tropen und in klimatisch gemäßigten Regionen oder allgemeiner zwischen Krankheiten in armen und reichen Ländern.

Krankenversorgung wäre durch weitere Forschung und Entwicklung zumeist optimierbar, was entsprechende Mittelzuteilung voraussetzt. Zudem ist Medizin auch nur durch weitere Aus-, Fort- und Weiterbildung zu sichern und zu verbessern, was auch eine Frage von Zeitmanagement auf unterer Ebene darstellt. Insbesondere Universitätsklinika haben hier zwischen ihren drei Aufgabenbereichen von Krankenversorgung, Forschung und Lehre immer wieder neu zu gewichten. Niedergelassenen Ärzten wird diese Entscheidung zwischen Krankenversorgung und Fortbildung zunehmend durch Pflichtfortbildung abgenommen.

Im Hinblick auf die zeitliche Dauer der Erkrankungen ist nicht nur das deutsche Gesundheitswesen in der Akutmedizin bisher wesentlich besser ausgebaut als für chronische Krankheiten. Sodann steht dem Normpatienten mittleren Alters eine große Gruppe mit anderen vorherrschenden Gesundheitsproblemen gegenüber, wobei die Geriatrie als Fach jüngeren Datums ist als die Pädiatrie, neuerdings Kinder- und Jugendmedizin, aber einen wachsenden Bevölkerungsanteil betrifft. Ebenso hat sich schon früh für spezifische Frauenkrankheiten ein eigenes Fach entwickelt, während erst neuerdings die Forderung eines „Männergesundheitsberichts" analog zum „Frauengesundheitsbericht" erhoben wird, da Männer in Industrienationen das kränkere Geschlecht sind.

In weltweiter Perspektive fällt ein erhebliches Ungleichgewicht in der Berücksichtigung von Infektionskrankheiten verschiedener Klimazonen auf. Die Malaria-Forschung ist im Hinblick auf die Größe des Problems weitaus geringer gefördert als die Erforschung von Gesundheitsproblemen in Industrienationen. Viele in Entwicklungsländern vorherrschende Krankheiten sind allerdings nicht durch das Klima, sondern durch die Armut verursacht, was neben der Prävention auch eine bisher wenig berücksichtige „Medizin unter einfachen Bedingungen" verlangt.

Neben der Steuerung staatlicher Mittel für verschiedene gesundheitspolitische Aufgaben besteht für die Krankheitsbehandlung die grundsätzliche Frage, wie man den Zugang zu medizinischen Leistungen regeln soll. Nach eher

- egalitärem Modell („Jedem das Gleiche", z.B. bei extremer Knappheit in Entwicklungsländern, wo sich dann inzwischen die Reichen eine privat organisierte Maximalversorgung erkaufen können.)
- bedürfnisorientiertem Modell („Jedem nach seinen Notwendigkeiten", z.B. Sozialstaat. Bisher wäre „Deutschland" hier einzuordnen, aber seit einigen Jahren tendiert es auch eher zu einer Kombination aus Basisversorgung für alle und dem dritten Modell.)
- marktwirtschaftlich-liberalem Modell („Jedem nach seinen Möglichkeiten", z.B. USA, wobei auch hier zahlenmäßig eine Grundabsicherung über MEDICAID zunimmt).

Im Gegensatz zu einer menschlichen Ausgestaltung der Arzt-Patient-Beziehung können einzelne Ärztinnen und Ärzte in sozialethischen Fragen unmittelbar wenig ändern. Aber sie sollten trotzdem ein Verständnis dafür entwickeln, unter welchen Rahmenbedingungen sie arbeiten. Inzwischen sehen sich auch diejenigen, die sich bisher wenig um gesundheitspolitische und gesundheitsökonomische (Fehl-)Entwicklungen gekümmert hatten, hierdurch in ihrer ärztlichen Tätigkeit zum Wohl des Patienten spürbar beeinträchtigt.

Die globale Perspektive: Gesundheitsversorgung in der Not- und Entwicklungshilfe

Die Frage, ob die medizinischen Möglichkeiten allen Bedürftigen zu Gute kommen, macht nicht an nationalen Grenzen halt. Mit der Expansion des europäischen Einflusses durch Eroberung, Handel und christliche Mission kamen seit dem späten 19. Jahrhundert Vorgehensweisen der naturwissenschaftlichen Medizin in alle Weltgegenden und Gesellschaften. Krankenversorgung in Missionsstationen durch Missionare, Schwestern und zunehmend Missionsärzte ebenso wie die Seuchenbekämpfung durch Impf- und Aufklärungsprogramme, Massenbehandlung und Zwangsmaßnahmen der Kolonialverwaltungen schufen dabei einen neuen medizinischen Pluralismus, von dem im nächsten Kapitel noch die Rede sein wird.

Gesundheitsversorgung für die ganze Bevölkerung wurde für koloniale und später nationale Regierungen nicht nur zu einem Mittel, Arbeitsproduktivität und politisches Ansehen zu sichern, sondern durch internationale Vereinbarungen auch zu einer Verpflichtung. Angesichts der großen Unterschiede, die zwischen Industrie- und Entwicklungsländern im Zugang zu Gesundheitsdienstleistungen bestehen, wurde der Gesundheitssektor zu einem Schwerpunkt der staatlichen Entwicklungszusammenarbeit und des religiös bzw. humanitär motivierten nicht-staatlichen Engagements. Allerdings zeigte sich gerade hier, wie bereits an den diskutierten Beispielen der Allokationsproblematik allgemein aufgewiesen, dass mehr kurative Dienste nicht der beste, sicherste und vor allem kostengünstigste Weg zu weniger Krankheit sind. Entsprechend hatten schon Kolonialverwaltungen neben der kampagnenartigen Seuchenbekämpfung längerfristige Maßnahmen wie Verbesserung der sanitären Verhältnisse, Hygieneunterricht in den Schulen, Ernährungssicherung und Kontrolle der Überträger von Krankheiten begonnen. Größtes Defizit dieser Ansätze war die mangelnde Beteiligung der Bevölkerung.

Aus den Erfahrungen über die unterschiedliche Effizienz der einzelnen Ansätze und der Notwendigkeit, die Bevölkerung aktiv in die Verbesserung ihrer eigenen Gesundheitssituation einzubinden, entstand in den 1970er Jahren unter Federführung von WHO und UNICEF das Programm Primary Health Care (PHC). Die Reihenfolge der acht Elemente dieses Programms entspricht ihrer abnehmenden Bedeutung, die allgemeine Behandlung von Krankheiten nimmt die letzten beiden Plätze ein.

Die acht Elemente von Primary Health Care (PHC), WHO/UNICEF 1978

1. Aufklärung/Beratung (*health education*) über Erkennung und Bekämpfung der vorherrschenden Gesundheitsprobleme
2. Nahrungsmittelversorgung und -sicherheit
3. Trinkwasserversorgung und sanitäre Maßnahmen
4. Mutter- und Kind-Gesundheitsversorgung einschließlich Familienplanung
5. Impfungen
6. Verhütung und Bekämpfung der örtlichen endemischen Krankheiten
7. angemessene Behandlung gewöhnlicher Erkrankungen und Verletzungen
8. Versorgung mit essentiellen Medikamenten

Umgesetzt werden sollen diese Maßnahmen durch intersektorale Zusammenarbeit mit außermedizinischen Bereichen wie Bauwesen, Bildungswesen oder Landwirtschaft, durch Integration in den gesamtgesellschaftlichen Entwicklungsprozess, durch Einbindung der betroffenen Bevölkerung und ihrer Vertreter auf allen Ebenen und durch Nutzung lokaler Ressourcen, wozu auch die Autoriät „traditioneller“ Heiler und Hebammen gehört.

In der Ressourcenknappheit von Entwicklungsländern bestehen besonders harte Verteilungsfragen, so in der AIDS-Therapie in Afrika. Sie kostet auch im Fall einer Medikamentenproduktion ohne Lizenzgebühr mindestens 500 Euro pro Patient und Jahr bei einem staatlichen Gesundheitsbudget dieser Länder von oft nur fünf Euro pro Kopf und Jahr. Die WHO peilte ein Programmbudget für ca. fünfzig Prozent der Behandlungsbedürftigen an. Daraus ergab sich zwangsläufig die Frage, wer behandelt werden soll und wer nicht. Als Zulassungskriterien wurde insbesondere diskutiert:

- Gesellschaftlich wichtige Berufsgruppen (Politiker, Beamte, Lehrer, Militär, Polizei, Gesundheitspersonal etc.)
- Personen, die häufig HIV weiterverbreiten (Schwangere, Prostituierte, LKW-Fahrer, Soldaten)
- „Unschuldig“/iatrogen Infizierte (Neugeborene, Transfusionsempfänger, Vergewaltigungsopfer, Gesundheitspersonal).

Gegenüber solchen theoretischen Überlegungen spielt allerdings in der Praxis die räumliche und persönliche Nähe zu denen, die die Behandlung durchführen, die ausschlaggebende Rolle.

Neben der langfristigen Aufbauarbeit, deren Erfolge bis heute begrenzt blieben, verlangt internationale Solidarität in der Gesundheitsversorgung aber auch Unterstützung im Katastrophenfall, die sich angesichts ihrer schnellen Wirksamkeit bei Spendern und Regierungen, in medialer Öffentlichkeit und in den Kreisen potentiellen Hilfspersonal zunehmenden Interesses erfreut. Katastrophen sind dabei definiert als Schadensereignisse (im Gegensatz zu andauernd bestehenden Situationen), die vor Ort, d.h. unmittelbar lokal oder auch national verfügbare Ressourcen überschreiten und rasche Hilfe verlangen. Kriegerische Auseinandersetzungen mit ihren zivilen Opfern, Flüchtlingsströmen und zerstörten Gesundheitseinrichtungen sowie Naturkatastrophen wie Erdbeben und -rutsche, Vulkanausbrüche, Wirbelstürme und Fluten sind die entsprechenden Ereignisse, deren konkrete Erfahrung oft am Anfang von international tätigen Organisationen der medizinischen Nothilfe standen (s. Tabelle).

Während die klassischen Hilfsorganisationen des Roten Kreuzes, der religiösen Gemeinschaften und der *Charities* in anglophonen Ländern schon immer, neben anderen Aufgaben, bei ihrer Hilfe im Ausland auch die Gesundheitsversorgung im Blick hatten, ist seit den 1970er Jahren eine auffällige Benennung von Organisationen der Humanitären Hilfe mit dem Begriff „Ärzte“ zu beobachten, auch wenn deren Teams oft – im Hinblick auf die Bedürfnislage zu Recht – kaum oder gar keine Ärzte umfassen und die Medizin nur den kleineren Teil ihrer Aufgaben darstellt. Offenbar kann das Prestige der Medizin als unmittelbarer und besonders qualifizierter Hilfe auch beim Bemühen um Anerkennung und Spenden dienlich sein.

Tabelle 5:
Organisationen der internationalen medizinischen Not- und Katastrophenhilfe

Gründungsjahr	Organisation
1863	Internationales Komitee der Hilfsgesellschaften für die Verwundetenpflege, später in Internationales Komitee vom Roten Kreuz (IRRK in Genf) umbenannt, nationale Rotkreuz-Gesellschaften auch in deutschen Ländern
1919	Liga der Rotkreuz-Gesellschaften, später Internationale Föderation der Rotkreuz- und Rothalbmond-Gesellschaften (ebenfalls in Genf)
1942	Oxford Committee for Famine Relief (OXFAM), seit 1995 Oxfam Deutschland e.V.
1945	Care, zunächst zur Hilfe für das kriegszerstörte Europa, seit 1980 auch Care Deutschland e.V.
1950	World Vision, seit 1979 World Vision Deutschland e.V.
1956	Malteser Auslandsdienst, zuerst in der Hilfe für Ungarnflüchtlinge, seit 2005 Malteser International aus 46 nationalen Assoziationen des Malteserordens
1971	Médecins sans Frontières (MSF)/Ärzte ohne Grenzen, nach Biafra- und Bangladesh-Hilfe, seit 1993 Deutsche Sektion
1979	Médecins du Monde (MDM)/Ärzte der Welt als Abspaltung von MSF, später auch Büro in Deutschland
1979	Komitee Cap Anamur/Notärzte zur Hilfe für vietnamesische Bootsflüchtlinge („boat people")
1980	Johanniter-Auslandshilfe, in der Erdbebenhilfe um Neapel, seit 2000 Johanniter International (JOIN) aus den Enterprises of St. John
1981	Deutsche Afghanistan-Hilfe auf Initiative von Bundestagsabgeordneten, später HELP. Hilfe zur Selbsthilfe e.V.
1983	Ärzte für die Dritte Welt e.V., zunächst in Südasien tätig

Gesundheit als globale Aufgabe

Ähnlich wie in den Bereichen Energie und Klima, Wohlstand und Migration ist auch für Gesundheit und Krankheit offenkundig, dass schon im Eigeninteresse keine nationale oder kontinentale Lösung ohne den Rest der Welt möglich ist, dass die Probleme nicht an politischen Grenzen und inzwischen nicht einmal mehr an natürlichen Grenzen Halt machen. So wie die Erfahrung weltweiter Seuchenzüge im 19. Jahrhundert Anlass zur Gründung internationaler Einrichtungen der Krankheitsbekämpfung war, beweist sich auch heute die Bedeutung der Weltgesundheitsorganisation besonders in den Zeiten von HIV, SARS oder Vogelgrippe. Doch darüber hinaus ist Gesundheit auch ein Thema des besonders in unseren Längengraden extremen Nord-Süd-Gefälles im Wohlstand. Die so unterschiedlichen Lebensbedingungen zwischen Europa und Afrika wirken sich auf Mortalität und Morbidität, wie gesehen, stärker aus als das Klima – denn wie Beispiele in Lateinamerika oder Asien zeigen, sind bei entsprechenden politischen oder ökonomischen Verhältnissen auch in subtropischen und tropischen Regionen annähernd europäische Krankheits- und Sterberaten möglich. Es spricht jedoch Einiges dafür, die Verbesserung etwa der Gesundheitssituation in Afrika nicht einfach dem allgemeinen wirtschaftlich-politischen Fortschritt zu überlassen. Denn zum einen wird dieser nach derzeitiger Schätzung noch allzu lange auf sich warten lassen, zum zweiten gibt es genügend Belege, dass bessere Gesundheit auch die wirtschaftliche Produktivität erhöht, Gesundheitsmaßnahmen also einen Teufelskreis durchbrechen können, und zum dritten ist es eine moralische Frage, in wie weit man den einzelnen und sein Wohlergehen an das Schicksal seines Staates binden will. Deshalb hat die Weltgemeinschaft Programme zur Verbesserung der Gesundheit ausdrücklich in ihre vorrangigen „Millenium Development Goals“ (MDG) aufgenommen, neben Maßnahmen zur Bekämpfung extremer Armut, mangelnder Bildung und Benachteiligung von Frauen. „Gesundheit und Gesellschaft“ ist somit offiziell eines der weltweit wichtigsten Themen.

W. B.

Kapitel 12
Alternativen (in) der Medizin: Westlicher und weltweiter medizinischer Pluralismus

Krankheit und Heilung werden aus der Perspektive gegenwartsbezogener Kulturwissenschaften wie Ethnologie und Volkskunde vor allem in der *Medical Anthropology* bzw. Ethnomedizin thematisiert.

Dabei werden gegenüber dem oft üblichen verengten Sprachgebrauch des Begriffs Kultur für die schönen Künste umfassendere Konzepte von Kultur verwendet: Kultur fungiert als Gegenbegriff zu Natur, also als Inbegriff des vom Menschen Gemachten. Damit bezieht sich der Begriff auch z. B. auf Wirtschaft, Technik und Wissenschaft. Oder Kultur meint – etwas enger – das Zeichensystem einer Gruppe, d. h. als Raum der symbolisch vermittelten Bedeutungen.

Als medizinischen Pluralismus bezeichnen wir das Nebeneinander verschiedener Medizinformen mit den möglichen Reaktionen des Ignorierens, der Abgrenzung, der Bekämpfung und der Vermischung.

Zwischen den Kulturen verschiedener geographischer Räume bestehen auffallende interkulturelle Unterschiede in der Medizin; selbst zwischen westlichen Industrienationen, die weitgehend von der modernen naturwissenschaftlichen Medizin geprägt sind, lassen sich in Arztpraxen und Kliniken überraschende Verschiedenheiten zwischen Regionen und Nationen finden.

Eine grundlegende, wenngleich selten trennscharfe und letztlich auch innerhalb jeder Medizin vertretene Unterscheidung ist die zwischen internalisierenden und externalisierenden Erklärungsmustern von Gesundheit und Krankheit.

Als Charakteristika einheimischer Medizinformen („traditionelle Medizin") lassen sich für Afrika und Lateinamerika Vorstellungen von Geistern und Verhexung sowie Nutzung halluzinogener Substanzen und für die Schrifttraditionen Süd- und Ostasiens der Humoralpathologie ähnliche Harmoniekonzepte hervorheben. Bei den im weiteren Mittelmeerraum entstandenen Traditionen von Judentum, Christentum und Islam fällt die weitgehende Vereinbarkeit mit säkularer Medizin auf.

Im Europa des 19. Jahrhunderts entstand auf der Basis antiker Humoralpathologie und Diätetik die Naturheilkunde als Konkurrenz und Ergänzung naturwissenschaftlicher Medizin.

Die aktuelle Bedeutung der *Medical Anthropology* für die Gesundheitsversorgung in Deutschland liegt darin, Sensibilität für inter- und intrakulturelle Unterschiede zu erzeugen, ohne dem Risiko der Stereotypisierung zu verfallen.

Medizin als kulturelles System

Die Medizin, die heute an deutschsprachigen Universitäten gelehrt und von ihren Vertretern wie von Kulturwissenschaftlern oft „Biomedizin" genannt wird, unterscheidet sich nicht nur von der Medizin in früheren Zeiten, sondern auch von dem, was in anderen Regionen der Welt oder in anderen Gruppen von Menschen zur Erhaltung der Gesundheit, zum Verhalten im Krankheitsfalle oder zur Heilung gedacht und getan wird. Mit solchen Unterschieden beschäftigt sich im Medizinstudium des englischen Sprachraums die *Medical Anthropology.* In Deutschland werden entsprechende Fragestellungen unter dem Namen Ethnomedizin nur an wenigen Orten akademisch verfolgt, sie finden sich aber auch in der Medizinethnologie als Disziplin der Ethnologie, in der Volkskunde und innerhalb der Medizinsoziologie. Praktische Anwendungen betreffen besonders die medizinische Entwicklungszusammenarbeit und die Gesundheitsversorgung von Kranken mit Migrationshintergrund, darin schon als Fach etabliert die „transkulturelle Krankenpflege". Eine solche Auseinandersetzung mit fremden Vorstellungen von Krankheit und Heilung ist wichtig, denn die sehr verschiedenen medizinischen Traditionen, in die hinein Menschen sozialisiert wurden, prägen in einer tiefgehenden Weise, die oft erst durch Konflikte bewusst wird.

Um abzugrenzen, was zum Gegenstand der *Medical Anthropology* und nicht der naturwissenschaftlichen Forschung gehört, bedarf es einer grundlegenden Unterscheidung. Diese Unterscheidung wurde durch einen sehr weiten, letztlich den denkbar weitesten Begriff von Kultur getroffen. Kultur umfasst in diesem Sinne nicht nur, wie bei der Kulturpolitik, die schönen Künste und vielleicht noch Sprache und Bildung, sondern alle menschlichen Institutionen, die nicht durch die Natur vorgegeben sind. Kultur ergänzt also beim Menschen, der als „Mängelwesen" (Arnold Gehlen) durch seine natürliche Ausstattung allein nicht zum Leben befähigt wäre, die angeborenen Möglichkeiten. Zur Kultur gehören damit z. B. auch Politik, Religion, Wirtschaft einschließlich der Landwirtschaft, Wissenschaft, Technik und nicht zuletzt die Medizin. Selbstverständlich ist aber wiederum nicht alles daran Kultur, denn dass verschiedene Aspekte dieser Bereiche, z. B. Pflanzen, physikalische oder biologische Vorgänge, auch außerhalb von Kultur existieren, ist offenkundig. Kultur bezieht sich dabei also auf den Anteil menschlichen Denkens und Handelns.

Die Art und Weise, wie dabei Kultur das Verhalten der Menschen bestimmt, lässt sich in Anlehnung an den „genetischen Code", der als chemisch-biologisches Zeichensystem definiert ist, auch als „kultureller Code", „kulturelles Zeichensystem" oder „symbolisches System" bezeichnen. So wie Gene als Zeichen bestimmte Proteine und dadurch auch angeborene Reaktionen kodieren, so werden bestimmte kulturelle Zeichen – Worte, Gedanken, Gesten, Symbole, Werkzeuge – bestimmten Erfahrungen zugeordnet und führen häufig (und d. h. eben nicht völlig zwangsläufig) zu bestimmten Gedanken und Handlungen. Wie ein bestimmtes biologisches Geschehen verstanden und bewältigt wird – ob als krank, normal oder angenehm, als zu vermeiden, zu tolerieren oder zu beseitigen – hängt damit in einem gewissen Maße von den jeweiligen kulturellen Voraussetzungen ab.

Mit diesem fruchtbaren Denkansatz, dass menschliches Verhalten neben gewissen genetischen Vorgaben durch die jeweilige Kultur bestimmt ist, geht jedoch auch eine Gefahr einher. Es kann im Extremfall dazu kommen, den individuellen Menschen auf ein bestimmtes Denk- und Verhaltensrepertoire festzulegen, ihn zum „Gefangenen seiner Kultur" zu erklären. Dies würde einen „ethischen Relativismus" beinhalten, für den der Mensch gar nicht anders kann, als den Normen „seiner" Kultur zu folgen. „Beschneidung der Frau", von vielen ihrer Gegner „female genital mutilation" genannt, „Ehrenmorde" an weiblichen Familienmitgliedern, die gegen die Sitten verstoßen, oder andere Verletzungen der universellen Menschenrechte werden immer wieder mit einer solchen Abhängigkeit von der eigenen Kultur erklärt und entschuldigt. Demgegenüber ist festzustellen, dass Kultur ein zwar wirkmächtiges Zeichensystem, aber eben keinen starren Verhaltensautomatismus bedeutet. Neue Erfahrungen und Beziehungen zwingen hier zur beständigen Revision. Dies kann gelegentlich so ausgeprägt sein, dass es als zu starke Bedrohung der eigenen Identität empfunden wird, was zur Abschottung in Form von traditionalistischen oder fundamentalistischen Haltungen führt.

Kulturelle Identität, Ablehnung und Übernahme

Es kann nicht überraschen, dass gerade in der Medizin die Frage kultureller Identität häufig besonders drängend wird. Denn zum einen ist der Körper, wie auch immer verstanden, zentraler Bestandteil des Menschseins, so dass die Umgangsweise mit ihm das menschliche Selbstverständnis zutiefst berührt. Von daher ist der in Geschichte und Gegenwart teilweise starke Widerstand gegen Sektionen und Amputationen, „Apparatemedizin" und gentechnische Veränderung zu verstehen. Und zum anderen stellen Krankheit und Leid existenzielle Krisen dar, in denen man besonders auf die stabilisierende Wirkung von Vertrautem zurückgreifen möchte. Der wenig anheimelnde Charakter von Krankenhäusern wird mehr kritisiert als der von Industrieanlagen, von den Patienten wird der arbeitszeitbedingte Wechsel des Gesundheitspersonals mehr beklagt als der des Verkaufspersonals von Kunden in Geschäften.

Auf der anderen Seite bildet die Erfahrung von Schmerz und Leid ebenso ein starkes Motiv, kulturelle Barrieren zu überwinden. Die meisten Menschen lassen ihren Körper notfalls trotz aller inneren Widerstände aufschneiden oder Teile entfernen, werdende Mütter mit geburtshilflichen Komplikationen gehen auch in Entwicklungsländern in die für sie oft abschreckende Welt des Krankenhauses, bisher abgelehnte Therapien werden bei lebensbedrohlichen Erkrankungen nicht selten akzeptiert. Die vereinzelten Beispiele einer Ablehnung lebensrettender Behandlungen, wie die Verweigerung von Bluttransfusionen durch Zeugen Jehovas, sind gerade wegen ihres Ausnahmecharakters so spektakulär.

Dort wo es weniger akut lebensbedrohlich zugeht, nämlich in der Vorbeugung und bei leichteren Erkrankungen, sind dementsprechend auch die Widerstände größer. Prinzipielle Impfgegnerschaft sowie die Ablehnung von propagierten Verhaltensänderungen, z. B. in Ernährung (weniger Fett, Zucker und Alkohol), Kleidung (Schuhmode), Sexualleben (Geschlechtskrankheiten) und Freizeitverhalten (Fernsehkonsum, Risikosportarten), werden aus präventivmedizinischer und gesundheitsfördernder Sicht als Probleme gesehen. Ebenso bestehen verbreitete Widerstände bei Standardtherapien nicht unmittelbar lebensgefährlicher Krankheitszustände, insbesondere gegen die angebliche „Unnatürlichkeit" pharmazeutischer Präparate.

Eine solche Abwehr gegenüber Veränderungen und Neuem ist dann nicht mehr der alte, selbstverständliche Zustand, sondern eine völlig neue Haltung. Die Anwendung pflanzlicher Mittel zu einer Zeit, als es keine Alternativen gab, ist etwas anderes als eine ähnliche Behandlung mit denselben Heilkräutern, wenn sie z. B. statt einer ärztlich empfohlenen Antibiotika-Therapie bei bakteriellen Infektionskrankheiten durchgeführt werden soll. Das eine ist eine Nutzung der verfügbaren Mittel, das andere eine bewusste Auswahl und damit auch Ablehnung. Was früher keine Frage der Identität darstellte, weil es alternativlos war, wird nun zu einer Chance oder Notwendigkeit der Absetzung von Anderem und gerät in den Rang einer „Glaubensfrage".

Interessant ist in diesem Zusammenhang die Frage, ob die Einführung eines medizinischen Denk- und Handlungsmusters in einer Gruppe – sei es durch Transfer aus anderen Regionen, sei es als eigene Neuentwicklung – aufgrund von theoretischer Plausibilität oder von praktisch erwiesener Wirksamkeit erfolgt. Es gibt für viele Transfersituationen und Innovationen aus der Medizingeschichte Hinweise darauf, dass der jeweilige neue Zeitgeist die theoretischen Grundannahmen bereits akzeptieren ließ, bevor sich das Neue in der Praxis zu bewähren hatte. Das war so bei der „rationalen" hippokratischen Medizin oder bei der naturwissenschaftlichen Medizin der Neuzeit, die beide das geistesgeschichtliche Phänomen einer „Aufklärung" voraussetzten. Ebenso haben Vorstellungen von „Natürlichkeit" und „Ganzheitlichkeit" die Forderung nach bestimmten Therapien unabhängig von deren belegbarer Wirksamkeit gestützt. Andererseits machen Menschen offenbar weltweit auch unabhängig von kulturellen Denkmustern die Erfahrung, dass bestimmte Verfahren in bestimmten Situationen anderen offensichtlich darin überlegen sind, das fraglos erwünschte Ziel, nämlich das Freiwerden von entsprechenden Beschwerden, zu erreichen. Anders wäre z. B. die weltweit beschriebene bevorzugte und oft sehr selektive Nutzung „biomedizinischer" Verfahren bei akuter Notlage und Operationsbedürftigkeit kaum zu erklären.

Medizinischer Pluralismus

In wohl allen Gesellschaften weist der Bereich der Medizin eine gewisse Vielfalt auf. Selbst in sehr kleinen Gruppen lebende Menschen dürften gelegentlich erleben, dass jemand von der Meinung ihres Heilungsexperten abweicht, dass divergierende Ansichten zwischen Heilungsexperten auftreten und dass der Kontakt mit benachbarten Gruppen und deren Vorstellungen auch andere Behandlungsmöglichkeiten eröffnet. Diese Vielfalt nimmt mit der Vergrößerung und Differenzierung von Gesellschaften und ihrem Austausch erheblich zu, mit wachsender Intensität durch neue Weltreiche, Entdeckungs- und Handelsreisen. Inzwischen ist der Trend zu einer Weltgesellschaft unumkehrbar. Politische, ökonomische und kulturelle Beziehungen durch Kolonialismus, Kommerz und Kooperation, Missionierung, Migration und Massentourismus haben auch zu Globalisierungsphänomenen in der Gesundheitsversorgung geführt. Medizinformen und gesundheitsbezogene Vorstellungen sehr unterschiedlicher kultureller Herkunft finden sich dadurch in jeder Gesellschaft, ein Phänomen, das die *Medical Anthropology* als „medizinischen Pluralismus" bezeichnet. Aber gerade in der Medizin bleibt es auf Dauer nirgends bei einem bloßen kulturellen Nebeneinander, sondern es entstehen vielfältige Situationen, in denen Personen oder Medizinelemente aus verschiedenen Kulturen miteinander in intensive Berührung kommen und dadurch Beeinflussung bis hin zur Vermischung entsteht.

Schon alleine deshalb ist die Bewältigung dieser interkulturellen Begegnungen keineswegs so einfach, wie es die zunehmende populärwissenschaftliche und medizinische Literatur über außereuropäische Therapien erscheinen lässt. Es geht nämlich um weit mehr als nur um vermeintlich sachliche Informationen über die Denk- und Handlungsweisen in fremder Heilkunde. Schon der europäische Blick auf den Umgang fremder Völker mit Gesundheit, Krankheit und Heilung kann nicht unbelastet sein. So wie heute die esoterische Verklärung angeblich naturwüchsiger Heiltraditionen einerseits und die naturwissenschaftliche Reduktion auf die Wirkstoffe traditioneller Heilpflanzen andererseits die Wahrnehmung fremder und früherer Medizinformen verzerren, so hat zu allen Zeiten die Befangenheit in den eigenen Idealen jede Darstellung anderer und auch eigener Heilkunde beeinflusst. Entsprechend muss die verantwortungsvolle Beschäftigung mit der heutigen Vielfalt von Medizin auf dem Hintergrund eines Bewusstseins für die Entwicklungen und Berührungen, grundlegenden Unterschiede und Gemeinsamkeiten von Medizintraditionen erfolgen.

„Andere Länder, andere Leiden", ein viel beachtetes Buch der Journalistin Lynn Payer über eigene Erfahrungen mit Ärzten in den USA und verschiedenen europäischen Ländern, hat ein gewisses Bewusstsein für die großen nationalen Unterschiede geweckt, wie sie im Umgang mit Krankheit schon innerhalb der Gruppe westlicher Industrienationen zu beobachten sind. Um wie viel mehr müssen sich dann in weltweiter Perspektive Vorstellungen und Verhaltensweisen zu Gesundheit, Krankheit und Heilung unterscheiden. So unzulässig es nach den oben angestellten Überlegungen zu Individuum und Kultur ist, idealtypische Nationalcharaktere zu konstruieren oder gar zu identifizieren, so offenkundig ist es doch ebenso, dass kulturell bedingte Eigenheiten bestehen, die gewissen Mustern folgen. Und nur um solche Muster, nicht um eine Zuschreibung zum jeweiligen Einzelfall, kann es bei einer Übersicht über medizinisch relevantes Denken und Handeln in verschiedenen Traditionen gehen.

„Moderne" und „traditionelle" Medizin

Wenn man sich im Hinblick auf die vermeintlichen Gegensätze von „modern" und „traditionell" verschiedene alt-, alternativ- und außereuropäische Medizinformen ansieht, erscheint die im 19. Jahrhundert begründete naturwissenschaftlich orientierte „Biomedizin" in ihren Vorstellungen nicht mehr als ganz so einzigartig. Bei aller angeblichen Einzigartigkeit geht es vor allem um zwei Vorwürfe, die sich immer wieder finden: statt ganzheitlich zu sein, habe die „Biomedizin" ein mechanistisch-materialistisches Körperbild und Therapieverständnis; und statt harmonisierenden Ausgleich zur Wiedererlangung von Gesundheit zu betreiben, erkläre sie Krankheit zum Feind, den es zu bekämpfen gilt. Doch beide Tendenzen sind verschiedenen „traditionellen" Medizinkulturen ebenfalls nicht fremd. Auch die Vorstellungen von Dämonen oder schwarzer Magie als Krankheitsursache, wie sie in vielen Zeiten und Kulturen zu finden sind, beruhen auf der Vorstellung feindlicher Kräfte, gegen die zumeist nur Gegengewalt hilft. Materialisierende Krankheitsinterpretationen und mechanistische Therapieoptionen liegen nicht nur in der Antibiose bei mikrobiologischen Erregern oder der operativen Entfernung von Tumoren vor, sondern auch dann, wenn Krankheit als ein eingedrungenes Objekt gefühlt und beseitigt wird. Viele „traditionelle" Heiler entfernen nach ihrem Bekunden und dem optischen Eindruck von Patienten und Zuschauern durch Aussaugen Krankheitsmaterie: Würmer, Pfeilspitzen, Haarknäuel, Steine. Auch drastische Therapien setzen sie ein: Auslösen von Erbrechen, Durchfall und Bluten gehören zu ihrem Repertoire ebenso wie einst zur europäischen Humoralpathologie. Selbst in der chinesischen Medizin, die im Konzept des *Qi (Chi)* und in der Akupunktur vielen Europäern als Inbegriff einer sanften, harmonisierenden und anti-substanzialistischen Weise des Umgangs mit Gesundheitsstörungen erscheint, gibt es eine militärische medizinische Terminologie.

Tatsächlich aber ist die Einzigartigkeit der „Biomedizin" trotz solcher Parallelen mit „traditioneller" Medizin nicht sinnvoll zu bestreiten. Denn sie stellt bei allen lokalen Variationen eine Medizinform dar, die sich durch interne Kritik, Technisierung und Standardisierung, aber auch staatliche Unterstützung, wirtschaftliche Macht und internationale Koordination vergleichsweise stabil reproduzieren und dynamisch weiterentwickeln lässt. Zumindest hierin unterscheidet sie sich bisher von allen anderen Medizinformen. Dass aber die Betonung der Einzigartigkeit der naturwissenschaftlich orientierten Medizin den Blick auf andere Medizintraditionen verstellte, ist vielfach festzustellen. Denn gerade auch von Seiten der „Biomedizin" aus wurde fremde Heilkunst zur „traditionellen" Medizin, die man zusammen mit „vorwissenschaftlichen" europäischen Heiltraditionen der „modernen" wissenschaftlichen Medizin gegenüber stellte. Alle mit den Naturwissenschaften unvereinbaren Vorstellungen galten als gleichermaßen irrelevant – sofern sie nicht gesundheitsschädlich waren, denn dann waren sie sogar zu bekämpfen.

Erklärungsmuster für Krankheit und Heilung

Der Vergleich von „biomedizinischen“ und „traditionellen“ Medizinformen hat gezeigt, dass auch dort, wo auf materieller oder sprachlicher Ebene große Unterschiede bestehen, kulturelle Muster sehr ähnlich sein können. Muster medizinischen Denkens und Verhaltens lassen sich, wie alle theoretischen Abstraktionen, unterschiedlich weit von konkreten Situationen entfernt konstruieren. Zu den abstraktesten Konstruktionen im medizinischen Kulturvergleich gehört die Unterscheidung zwischen externalisierenden Vorstellungen, die das krankmachende Geschehen außerhalb des Menschen ansiedeln und zu beeinflussen versuchen, und internalisierenden Konzepten, die den Vorgang im Körper des kranken Menschen lokalisieren und bekämpfen (s. Tab.).

Tabelle 6: Typologie von Krankheitsvorstellungen

	internalisierend	**externalisierend/personalisierend**
Behandlungsansatz	im Kranken	außerhalb des Kranken
Ursachen	Ungleichgewicht, Funktionsstörung	Dämonen, Magie soz. Beziehungen
Behandlungsmittel	z. B. Massagen, Arzneien	z. B. Beschwörungen, Abwehrzauber
Orientierung	„naturalistisch"	„spiritualistisch"
„Prototyp" im Westen	Biomedizin, antike Humoralpathologie	Exorzismus, systemische Psychotherapie

Die naturwissenschaftlich orientierte Medizin, aber bis zu einem gewissen Grad auch schon die antike Humoralpathologie, wären ausgeprägte Beispiele für internalisierende Auffassungen, bei denen Krankheitssymptome auf eine innere Störung verweisen. Die Pathogenese, der krankhafte Prozess, steht im Vordergrund des Interesses, während die Ursache häufig nur im Hinblick auf eventuelle Vorbeugung interessiert. Für externalisierende Konzepte dagegen verweisen Beschwerden des Kranken auf anhaltend störende äußere Ursachen, ohne deren Bewältigung es keine Heilung gibt. Beeinträchtigungen durch Hexen und Hexer oder durch Geister gehören zu solchen Krankheitsursachen. Vorstellungen zu eventuellen Vorgängen im Körper existieren oder zumindest interessieren dabei nicht. Diese unterschiedlichen Interessen von internalisierenden und externalisierenden Medizinformen erklären auch, warum viele Menschen deren Kombination keineswegs als problematisch, ja sogar als vorteilhaft ansehen. Während für sie die naturwissenschaftlich basierte Medizin

Beschwerden oft schnell und effektiv beseitigen kann, gehen Geisterbeschwörung oder Hexenbekämpfung die wahren Ursachen an. Eine solche Unterscheidung von Behandlung des Schadens und der Ursache kann man oft bei der üblichen gleichzeitigen Nutzung von „biomedizinischen“ Einrichtungen und „traditionellen“ Heilern in Afrika sehen, aber auch bei einem Dämonenexperten in Deutschland, der zusätzlich zum Exorzismus eine Psychotherapie für die bereits entstandene Schädigung empfiehlt.

Häufig in dieselbe Richtung wie diese lokalisierende Dichotomie, aber eher am Geschehen als am Ort orientiert, geht die Unterscheidung von Krankheit als Störung von Gleichgewicht und als Aggression. Sie stellt ebenfalls ätiologisch keinen kontradiktorischen Gegensatz dar – Gleichgewichtsstörungen können selbstverständlich auch durch äußere Aggression entstehen –, hat aber therapeutisch unterschiedliche Konsequenzen. Eine gestörte Harmonie müsste durch Vermehrung oder Verminderung, d.h. Kräftigung oder Schwächung und Zu- oder Abführung von Fehlendem bzw. Überschüssigem wiederhergestellt werden. Bei Angriffen dagegen, durch in den Kranken eingedrungene Geister, Kräfte oder Substanzen, wäre abzuwehren, auszutreiben oder zu neutralisieren. Die Harmonie, die gestört sein kann, betrifft nicht nur in stark internalisierender Sichtweise die Balance und Verteilung von flüssigen oder flüchtigen Stoffen im Körper, sondern nach einem Mikrokosmos-Makrokosmos-Entsprechungsschema auch die Beziehung zur Umwelt bis hin zum Kosmos. Deshalb bestehen mögliche Therapien der Harmoniestörungen neben der physischen Entfernung von Überschüssigem durch Aderlass oder Schröpfen, Erbrechen oder Abführen und der Zuführung durch Mund, Nase, Haut oder After auch in „sympathetischen Kuren“ (vgl. Kap. 2 und 6). Dabei lassen sich aufgrund des Ähnlichkeits- und des Zugehörigkeitsprinzips die inneren Organe oder Flüssigkeiten durch äußerlich ähnliche Heilmittel (z.B. gleichfarbige Edelsteine oder gleichgeformte Pflanzen) bzw. durch mit dem Patienten verbundene Objekte (abgelegte Kleidung, abgeschnittene Haare oder Fingernägel) beeinflussen. Auch die Astrologie gehört in diesen Bereich, bietet allerdings keine unmittelbaren Therapien, sondern nur Erklärungen und die Wahl von Zeitpunkten.

Da beide Muster, Krankheit als Gleichgewichtsstörung und als Aggression, innerhalb einer Medizintradition oder einer Gesellschaft vorkommen, ist die Vorstellung vom homogenen Charakter „traditioneller“ Medizin den vielen europäischen Mythenbildungen zuzurechnen. So lassen sich die beiden Muster als zwei verschiedene „Denkstile“ auch in der Geschichte chinesischer Medizin bis heute unterscheiden. Die „ontische“ Sichtweise sieht, in Fortführung des Dämonenglaubens, Krankheit als eindringende, zu bekämpfende Aggression an. Der andere Denkstil ist eine auf zunächst magischen Entsprechungen basierende Konzeption von Krankheitsursachen und Heilungsmöglichkeiten, eine „Entsprechungsmedizin“, wie sie sich in vergleichbarer Weise auch im Viererschema der europäischen Humoralpathologie findet.

Die Systembildungen der *yin-yang*-Lehre und der Fünf-Phasen-Lehre (siehe Abbildung) stellen solche Korrespondenzen zwischen Organen, Stimmungen, Umwelt-

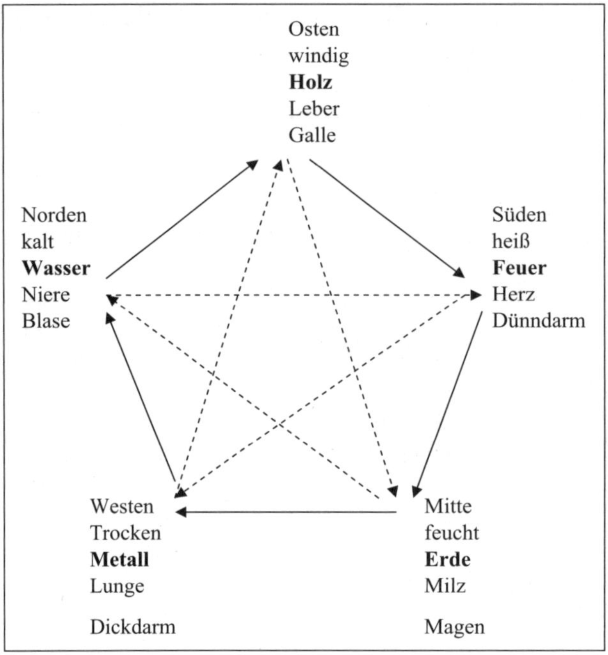

Abb. 70: Chinesische Medizin: Fünf-Phasen-Lehre.

bedingungen und Heilmitteln her. Ähnlich gibt es für Indien in der Hindu-Tradition des Ayurveda, das sich im Kontakt mit der europäischen Medizin zunehmend von der Weisheitslehre zur Medizin wandelte, als Krankheitsursache sowohl die Disharmonie der drei mit „Störungen" oder „Fehler", „Humores" oder „Körpersäfte" übersetzten (*tri*)*doshas* als auch das Moment der Aggression, nämlich Gottheiten und Dämonen als Auslöser dieses Ungleichgewichts.

Eine spezifische Form von internalisierenden wie von Harmonie-bezogenen Konzepten ist die weltweit nachzuweisende Einteilung von Krankheiten und Heilmitteln in heiß und kalt. Als Unterscheidungsmöglichkeit findet sich dieser Gegensatz in der antik-europäischen Humoralpathologie und bei ihren Erben ebenso wie in klassischen indischen und chinesischen Konzepten, aber auch unabhängig von schriftgelehrten Traditionen. Gewöhnlich ist das Heilmittel aus der Gruppe, die derjenigen der Krankheit entgegengesetzt ist, zu wählen, also „heiße" Mittel für „kalte" Krankheiten und umgekehrt. Inzwischen werden auch pharmazeutische Produkte in dieses Schema eingeordnet, so dass in Ostafrika Aspirin® und Chinin als „kalte" Medikamente gegen den „heißen" Zustand Fieber wirken oder in Indien Penicillin als „heißes" Mittel gegen die „Kältekrankheit" Bronchitis wirkt, was in diesen Fällen die „biomedizinische" Verwendung in anderer Codierung abbildet.

Aus naturwissenschaftlicher Perspektive besonders schwer zu akzeptieren sind Erklärungsmuster, die in die Dimensionen von Moral und von „Magie", von Geist und Geistern hinein reichen. So kann man sich nach verbreiteten Vorstellungen Krankheit zuziehen, weil man Tabus missachtet oder verstorbene Familienangehörige erzürnt hat. Grundsätzlich sind solche Denkmuster aber auch uns geläufig, in Form von Übertretungen wie Diätfehlern oder zu riskantem Verhalten und von schwerwiegenden Verstößen gegen Überich-Ideale, die nicht zuletzt aus Familie und eigener Tradition stammen. Wenn man Konzepte in dieser Weise „entmythologisiert" lassen sich Vorstellungen von bösen Geistern analog auch im heutigen Denken wieder finden. Das setzt allerdings voraus, das man die Phänomene als Erfahrungen ernst nimmt und nicht gleich als „Aberglauben" abtut, wie es die Tradition der Aufklärung zu tun pflegt. Was, z.B. mit der antiken Vorstellungswelt auch im Neuen Testament und bei den Mönchsvätern, als bedrängende Dämonen erlebt und geschildert wird, kann heutige Psychologie als intrapsychische Konflikte deuten. Das Gefühl, verhext zu sein, wird als psychosomatisches Leiden an störenden Mitmenschen uminterpretiert. An diesen Beispielen wird allerdings auch in besonderem Maße deutlich, wie sehr Verweise auf Muster nicht nur ein Mittel zur Formulierung und Erläuterung fremder Vorstellungen sind, sondern den Versuch beinhalten, das Fremde durch das Eigene für uns verständlich zu machen, und dem Fremden damit Einiges von seinem Eigenen nehmen.

Die Abgrenzung der Medizin von anderen Gesellschaftsbereichen

Zu den Irritationen beim Blick auf außereuropäische Gesellschaften gehört die Beobachtung, dass die Zuständigkeit von Heilungsexperten und ihren Mitteln oft weit über das hinausgeht, was wir der Medizin zuordnen. Glück in Geschäft und Landwirtschaft, Lösen von Eheproblemen, Jagd- und Kriegszauber, Regenmachen oder Wahrsagen zu nicht-medizinischen Problemen gehört häufig ebenso zu seinen Aufgaben wie die Behandlung von Kranken. Natürlich führt eine stärkere berufliche Differenzierung in Großgesellschaften dazu, dass sich Experten stärker spezialisieren. Doch eine kulturelle Variabilität darin, was nach dem Modell von Gesundheit und Krankheit und was unter Kategorien von Recht, Moral, Religion oder Erziehung verhandelt wird, ist auch nach professioneller Spezialisierung zu beobachten. Als Verschiebung findet sich diese variable Grenzziehung ja auch in der europäischen Geschichte, wo z.B. Homosexualität bis vor kurzem psychiatrisch klassifiziert wurde. So lassen sich auch viele Rituale, wie etwa solche zur Versöhnung erzürnter Ahnen, sowohl als religiöser Akt wie als Psychotherapie deuten. Dann hängt es vom jeweiligen Interesse ab, z.B. christliche Mission oder medizinische Entwicklungshilfe, welche Deutung bestimmend ist.

Zur Illustration der Vielfalt kultureller Muster im Hinblick auf Krankheit, Gesundheit und Heilung werden nun Beispiele aus ganz verschiedenen Medizinräumen herausgegriffen: als besonders verkannt die Medizinwelt des subsaharischen Afrika, als heute importiert und therapeutisch geschätzt die Medizintraditionen aus

China und Indien, als exotisierte Schatztruhe der Bewusstseinserweiterung Heilweisen Lateinamerikas und als Besinnung auf die eigene Identität die medizinischen Gemeinsamkeiten der drei monotheistischen Weltreligionen.

Krankheitsvorstellungen und Heilung in Afrika

Für die schriftlosen Kulturen des subsaharischen Afrika ist man für eine Rekonstruktion der älteren Medizinpraxis auf linguistische, archäologische, botanische und ethnographische Indizien angewiesen. Gesundheit findet sich demnach mit Begriffen wie Fülle, Gleichgewicht, Reinheit und Kühle assoziiert, Krankheit dagegen mit Mangel, Chaos, Schwäche oder Überhitzung. Als Quelle von Gesundheit und Krankheit wurde ein höchstes Wesen angesehen, das man sich mehr oder weniger personal vorstellte, aber offenbar nicht direkt beeinflussen konnte. Böswillige Wesen, seien es erzürnte Ahnen oder hexende Mitmenschen, spielten schon früh eine Rolle. Heute werden Krankheiten im Wesentlichen auf drei Gruppen von Ursachen zurückgeführt: Zunächst gibt es „Krankheiten von Gott", d.h. „natürliche" oder „gewöhnliche" Krankheiten, die dem natürlichen, von Gott geschaffenen und gewollten Lauf der Welt entsprechen und deshalb durch „natürliche" Mittel, heute z.B. im modernen Krankenhaus, zu behandeln sind. Zweitens entstehen Krankheiten durch Hexerei, d.h. Beeinträchtigung durch missgünstige oder böswillige Mitmenschen, und schließlich kommen Krankheiten durch Geister, seien es die von Verstorbenen, Naturgeister oder auch künstliche Geister. Obwohl man aus den Umständen oder der Lokalisation einer Krankheit schon Vermutungen über ihren Ursprung anstellen kann, weiß man erst durch Wahrsagen oder aber letztlich durch den Erfolg einer bestimmten Behandlungsmaßnahme die wahre Ursache.

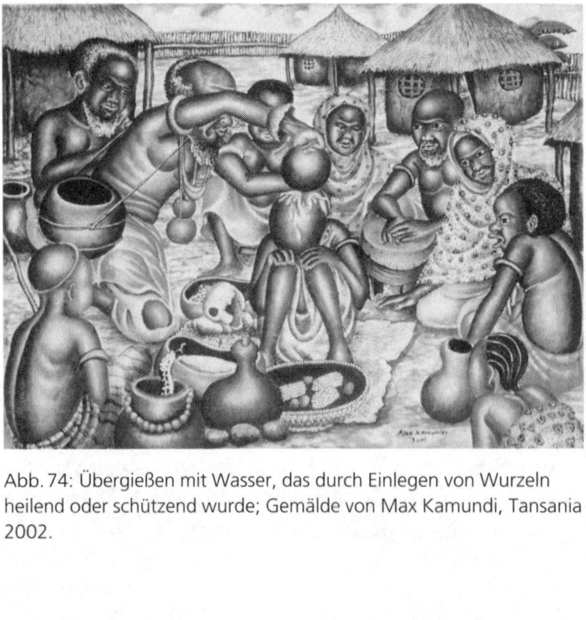

Abb. 74: Übergießen mit Wasser, das durch Einlegen von Wurzeln heilend oder schützend wurde; Gemälde von Max Kamundi, Tansania 2002.

Zur Therapie natürlicher bzw. gottgewollter Krankheiten werden besonders pflanzliche Heilmittel eingesetzt, als Umschlag, als Pulver oder Sud zur Einnahme, zum Einreiben, auch in oberflächliche Einschnitte der Haut, oder aufgelöst zum Übergießen (siehe Abbildung).

Besessenheit wird durch Kontaktaufnahme mit den

Geistern behandelt, was in exorzistischen Ritualen, in einer Art spiritistischer Séancen oder in nächtelangen Tänzen zur Trommel geschehen kann. Ergebnis ist keineswegs immer das Ausfahren des Geistes, sondern häufig auch die Berufung der Besessenen zu Heilern und besonders Heilerinnen.

Bei Hexerei sind die Schuldigen aufzuspüren und unschädlich zu machen, durch Mittel wie rituelle Enthexung, öffentliche Beichte, Auslieferung von magischen Objekten und Schadensersatz. Offenbar weitaus seltener erfolgte auch eine Bestrafung bis hin zur Tötung, was angesichts der vielfältigen Ängste und Bedrohungen durch Bürgerkrieg, wirtschaftlichen Niedergang und AIDS in den letzten Jahren, vor allem in Süd- und Westafrika, anscheinend wieder zugenommen hat. Es dient allerdings oft auch nur als Vorwand zur Beseitigung missliebiger Menschen, besonders der schutzlosen älteren und alleinstehenden Frauen, um sich deren Eigentum aneignen zu können. Versöhnung mit Geistern wie mit schädigenden Mitmenschen steht aber im Vordergrund des Umgangs mit diesen Krankheitsverursachern. Damit ist auch bei Vorstellungen, die Krankheiten auf äußere Aggression zurückführen, durchaus die Wiederherstellung von Harmonie, in diesem Fall in den sozialen Beziehungen, und nicht Vernichtung des Aggressors das Ziel. Schließlich ist vielen Beschuldigten gar nicht bewusst, dass sie Hexer oder Hexen sind und andere dadurch schädigen, und man kann selbst allzu leicht in den Verdacht der Hexerei geraten.

Traditionsverhaftung und Anpassungsfähigkeit von Afrikanern zeigen sich in bemerkenswerter Weise beim Kontakt mit anderen Medizintraditionen. Dazu gehört der anhaltende Erfolg der afro-amerikanischen Kulte wie Vodou und Santería, deren grundlegende Elemente von Sklaven aus Afrika in die Karibik mitgebracht wurden, aber auch die in Afrika häufige gleichzeitige Nutzung „traditioneller" Heiler und „biomedizinischer" Verfahren.

Fallbeispiel: Epidemiebekämpfung in Afrika

In einem afrikanischen Gesundheitsdistrikt besteht der Verdacht, dass eine Epidemie von Meningokokken-Meningitis ausgebrochen ist. Der europäische Arzt ruft dazu auf, Erkrankte umgehend ins Distriktkrankenhaus zu bringen, um sie rechtzeitig antibiotisch zu behandeln und den Nachweis des Erregers im Liquor zu ermöglichen. Doch nur sehr wenige Patienten kommen, obwohl das Krankenhaus von der Bevölkerung ansonsten gut angenommen wird. Auf intensive Nachfrage erfährt er, dass der örtliche, von der Regierung eingesetzte Verwaltungschef angeordnet hat, dass alle Kranken mit Nackensteife zuerst mit den traditionellen tiefen Schnitten im Nacken zu behandeln seien. Erst wenn man den eventuellen Erfolg dieser Maßnahme abgewartet habe, dürfe jemand ins Krankenhaus gebracht werden. Die einheimische Vorstellung ist, dass Schmerz eine Störung des gesunden Fließens im Körper anzeigt und diese „Stauung" durch Einschnitte beseitigt werden könne.

Chinas und Indiens schriftliche Medizintraditionen

Gegenüber der mündlichen Überlieferung afrikanischer Völker bedeutet die lange Schrifttradition verschiedener asiatischer Regionen, insbesondere Chinas und Indiens, eine ganz andere Grundlage für die Entwicklung und Tradierung medizinischer Lehren. Hier können wir durchaus von „Schulmedizin" sprechen, weil die Qualifikation zur ärztlichen Tätigkeit in einer langen Ausbildung mit intensivem Textstudium erworben wird. Trotzdem wäre es falsch, von ayurvedischen oder chinesischen Ärzten zu erwarten, dass sie mehrheitlich einen bestimmten Patienten gleich behandeln würden, was ja die naturwissenschaftliche Medizin bei ihren Ärzten postuliert. Die Standardisierung von Therapien, wie sie durch die Auseinandersetzung mit der westlichen Medizin besonders zu Maos Zeiten erfolgte, zur Qualitätssicherung in den europäischen Fortbildungen zur „Traditionellen chinesischen Medizin" (TCM) gefordert wird und für Ayurveda in Deutschland weitgehend durch die Maharishi-Sekte, den Konzern des Gründers Maharishi Maheesh Yogi, erfolgte, ist der chinesischen Vorkriegsmedizin und dem indischen Gelehrtentum eher fremd gewesen.

Indien ist durch einen weltweit einmaligen medizinischen Pluralismus gekennzeichnet, der in gewisser Weise seinem religiösen Pluralismus entspricht. Allein vier Medizintraditionen werden in eigenen Hochschulen gelehrt: Die auf Hindu-Traditionen gründende Ayurveda-Medizin, die islamische *(y)unani*-Medizin sowie die aus Europa importierten Medizinformen Homöopathie und naturwissenschaftlich orientierte Medizin.

Von der Vielfalt der Konzepte in der Medizin Chinas, die Dämonologie ebenso wie harmonisierende Entsprechungsmedizin umfasst, war schon mehrfach die Rede. Einen eher charakteristischen Zug stellt die mit der konfuzianischen Ordnungspolitik korrespondierende Strategie dar, schon kleinsten Störungen entschieden entgegenzuwirken. Die Idee der Selbstheilungskräfte eines Organismus ist demgegenüber nicht ausgeprägt. Dieses Handlungsmuster wird dann als Erwartung auch auf die aus Europa importierte Medizin übertragen, die aber leichtere Befindlichkeitsstörungen zumeist als nicht krankhaft und damit nicht behandlungsbedürftig ansieht. Das kann zu nicht passendem Nutzungsverhalten führen, nämlich einer zu frühen Nutzung der „westlichen" Medizin in China und einer zu späten Nutzung der TCM in Europa. Es kann sich aber auch ein entsprechend differenziertes Nutzungsverhalten herausbilden, dass nämlich Patienten „westliche" Medizin für akute und organpathologische Störungen und für schnellere Wirkung nutzen, wofür sie aber erwarten, dass viele Nebenwirkungen auftreten und sie „auch den Menschen" angreifen, während TCM für chronische und funktionelle Erkrankungen gut sei und ihre Medikamente langsamer, nebenwirkungsfreier und aufbauend wirken.

Lateinamerika und die Relikte indianischer Medizin

In Lateinamerika haben massive koloniale Erfahrung seit dem Ende des 15. Jahrhunderts, die aus Europa importierten humoralpathologischen Konzepte und die gesundheitsbezogenen Elemente katholischer Volksfrömmigkeit jede einheimische Praxis schon dermaßen lange beeinflusst, dass wenig an „unverfälschter" Medizin der vorkolonialen Zeit zu erwarten wäre. Die große Ausnahme vom fehlenden Wissen über Medizin vor Kolumbus bilden die einstigen, als „Hochkulturen" qualifizierten Gesellschaften der Inka, Maya und Azteken, bei denen archäologische Studien und frühe Aufzeichnungen kurz nach der europäischen Eroberung aussagekräftige Quellen bieten. Die Azteken beeindruckten ihre Eroberer durch ihre Körperpflege und die hygienischen Maßnahmen in ihrer Hauptstadt Mexiko, damals unter den fünf größten Städten der Welt. Auch ihre Vorstellungen von Gesundheit und Krankheit beruhten auf einem Konzept von Harmonie, nach dem ein Ungleichgewicht der drei in Gehirn, Herz und Leber angesiedelten Seelenkräfte zu vermeiden und gegebenenfalls diätetisch auszugleichen war. Ähnlich wie bei den Azteken spielten bei den Maya, und das sogar bis heute, Beziehungen zwischen Kalender und menschlichem Schicksal eine große Rolle, was sich im Wahrsagen auch für medizinische Probleme nutzen lässt. Eine kosmische Korrespondenz, ein Mikrokosmos-Makrokosmos-Schema, ist also auch hier grundlegend. Dass die Ärzte Priester waren und Krankheit mit Sünde oder feindlicher Einwirkung assoziiert wurde, schließt empirisches Vorgehen keineswegs aus. Umfassende Kenntnisse in Anatomie und Heilpflanzen, von denen dann auch der europäische Arzneischatz profitierte, belegen diese genaue Naturbeobachtung.

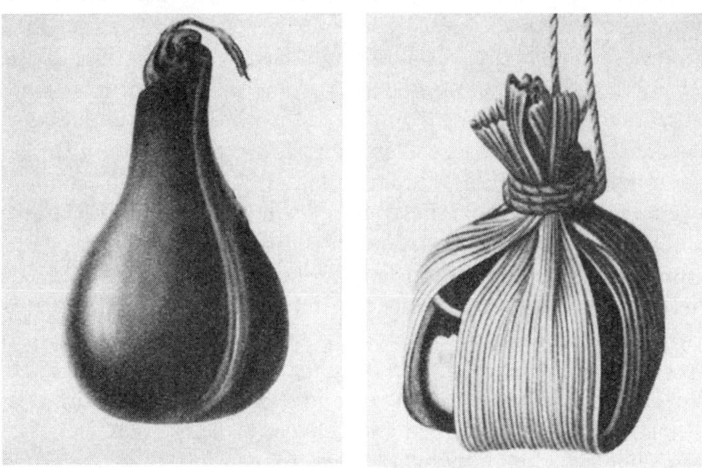

Abb. 72: Curare-Kalebasse (links), Curare-Topf (rechts), Das Pfeilgift ist eine der bekanntesten Medizinexporte aus Südamerika; Zeichnung um 1890.

Zu den Aspekten „indianischer" Medizin, die sie in den letzten Jahrzehnten zu einem Schwerpunkt exotisierender Schwärmerei in den Industrienationen werden ließ, gehören ihre Zugehörigkeit zur vieldiskutierten Welt des „Schamanismus" und der systematische Gebrauch halluzinogener Substanzen. Produkte aus Pilzen und Lianen, Liliengewächsen und Kakteen haben offenbar von den alten Reichen bis heute eine Rolle in Heilritualen gespielt. Gerade hier werden jedoch die Gefahren einer Anwendung „traditioneller" Verfahren, die sie aus ihrem kulturellen Kontext reißt, deutlich. Die Einnahme solcher Drogen im Rahmen eines gesamtgesellschaftlich und religiös eingebundenen Rituals ist sicher nicht vergleichbar mit den Experimenten europäischer Hirnforscher und Schriftsteller, Jugendlicher und Esoteriker.

Alle Kontakte von Heilern mit Geistern unter dem nordsibirischen Sprachen entlehnten Begriff „Schamanismus" zusammenzufassen, entspricht der aktuellen esoterischen Sehnsucht nach vermeintlich weltweit und überzeitlich gültigem Heilwissen. Es übersieht aber wesentliche Unterschiede in Verständnis und Funktion der Geisterkontakte, denn Animismus, Ahnenkult, Seelenverlust, Seelenreise, Besessenheit, Exorzismus oder Beschwören eines Geistes weisen häufig völlig gegensätzliche und unvereinbare Bedeutungen der Geisterwelt auf. Wenn sich trotzdem inzwischen auch schon südamerikanische Heiler „Schamanen" nennen, wird die Globalisierung selbst in der „traditionellen" Medizin deutlich.

Judentum, Christentum, Islam: Gemeinsames mediterranes Erbe

Gegenüber der großen Vielfalt gesundheitsbezogener Denk- und Verhaltensweisen in den genannten Regionen weisen die Gesellschaften, die vom mediterranen Kulturraum der Antike und von den drei als monotheistische oder abrahamitische Weltreligionen bezeichneten Traditionen aus dem Vorderen Orient geprägt sind, weitgehende Gemeinsamkeiten auf. In medizinischer Hinsicht hat die antike griechische Heilkunde die gelehrte Medizin in allen drei Religionen bestimmt. Selbst Muslime in Indien praktizieren bis heute mit der *(y)unani*-Medizin (abgeleitet von „ionisch" im Sinne von griechisch) eine fest etablierte Heilkunde, die auf die antike Humoralpathologie zurückgeht und als Bestandteil der islamischen Identität empfunden wird. In Christentum, Judentum und Islam werden im Hinblick auf die Biomedizin zumeist allenfalls einzelne Verfahren wie besonders im Bereich der reproduktiven Gesundheit, keineswegs aber der grundsätzliche Charakter dieser Medizin zum Problem. Das verweist auf gemeinsame geistige Ursprünge oder zumindest darauf, dass die drei Religionen mit der aus Griechenland stammenden Medizintradition und ihren naturwissenschaftlichen Erben eine längere gemeinsame Geschichte verbindet. Hierfür sprechen auch die zahlreichen Ausnahmen, die es von religiösen Geboten und Verboten wie der Heiligung von Fastenmonat, Sonntag bzw. S(h)abbat oder der Ernährungsregeln gerade zugunsten der Krankenbehandlung gibt.

Diese Perspektive, die als Konsequenz auch die offizielle Bekämpfung von Magie als widergöttlicher Manipulation umfasst, entstand hauptsächlich auf der Ebene der Gelehrten. Sie wirkte sich insgesamt als Förderung wissenschaftlicher Medizin aus. Allerdings gab es gelegentlich auch andere Strömungen, z. B. die Ablehnung nichtreligiöser Heilmittel oder die Akzeptanz von Leiden als Nachfolge, als Willen Gottes, als Prüfung oder als Buße. Gegenüber der amtlichen Verdammung der Magie und der Betonung von Heilung als ausschließlichem Werk Gottes hielten sich besonders in Volksfrömmigkeit und Volksmedizin ältere magische Praktiken und Vorstellungen, die oft oberflächlich, z. B. als Heiligenverehrung und Gebet um Heilung, der offiziellen Religion angepasst wurden.

Eine Alternativ- und Komplementärmedizin Europas: Naturheilkunde

Mehr noch als außereuropäische Medizintraditionen haben sich verschiedene europäische Medizinformen in direkter Auseinandersetzung mit der Biomedizin entwickelt, sei es als Abgrenzung von oder als Übernahme ihrer eher materiellen Orientierung. Was in den letzten Jahren als „Alternativ- und/oder Komplementärmedizin“, als „unkonventionelle Verfahren“ oder „besondere Therapierichtungen“ bezeichnet wird, stellt dabei alles andere als eine einheitliche Gruppe dar. Während sich große Teile in der Tradition der Naturheilkunde ähnlich der Biomedizin internalisierende Erklärungsmodelle von Krankheiten zu eigen machten, gibt es insbesondere im esoterischen Bereich viele Richtungen, die „übernatürliche“ Einwirkungen auf den Menschen am Werke sehen. Letztere stellen keineswegs immer Relikte von Volksfrömmigkeit dar, sondern sind wie der Spiritismus oft als (pseudo-)wissenschaftliche Produkte der Moderne zu verstehen.

Die klassische Naturheilkunde knüpfte vor allem an die Tradition der Humoralpathologie und Diätetik mit der schon in den hippokratischen Schriften zu findende Lehre von der Heilkraft der Natur an, meist verstanden als Selbstheilungskräfte des Körpers. Damit stellen die Grundgedanken der Naturheilkunde keineswegs das Erbe einer Volksmedizin als Gegensatz zur Medizin der universitär ausgebildeten Ärzte dar, sondern bewahrten in einer Zeit, in der die akademische Medizin zunehmend den Schritt von antiken Traditionen hin zur ausschließlich naturwissenschaftlich erklärten Therapie machte, oftmals ältere ärztliche Vorstellungen und Ansätze.

Frisches Wasser wurde im 19. Jahrhundert zum bevorzugten Mittel, Selbstheilungskräfte anzuregen. Nach verschiedenen Vorläufern erzielte hier der schlesische Landwirt Vinzenz Prießnitz (1799–1851) die größte Breitenwirkung. Menschen aus ganz Europa, darunter gekrönte Häupter und Ärzte, kamen in seine Wasserheilanstalt in Gräfenberg, um mit kalten Waschungen, Duschen, Tauchbädern und Wickeln etwas gegen ihre Krankheiten und für ihre Gesundheit zu tun. Für diese Bewegung entstand durch den Münchener Arzt Lorenz Gleich der Begriff „Naturheilkunde“, die in ihrer strikten Form alle Heilmittel außer Licht, Luft, Wasser und Bewegung ablehnte. Diese Ablehnung galt vor allem der inneren Aufnahme aller

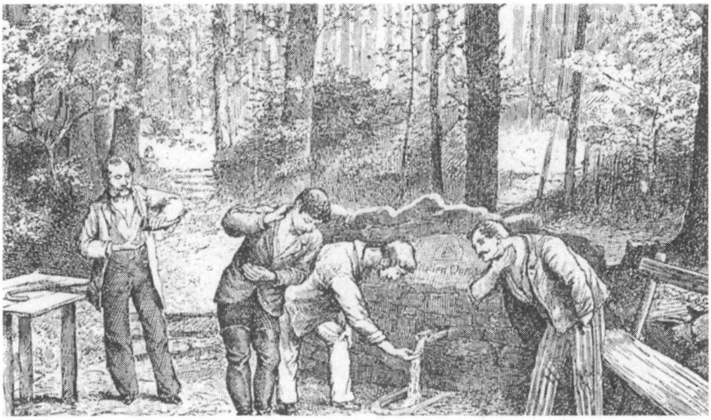

Abb. 73: Kaltes Wasser als Mittel, Selbstheilungskräfte anzuregen; Stich aus der Gedenkschrift zum 100. Geburtstag von Vinzenz Prießnitz.

Arzneien, darunter auch der homöopathischen. So wurde auch dem Wörishofener Pfarrer Sebastian Kneipp (1821–1897), der nach seiner erfolgreichen Selbstbehandlung eines Lungenleidens durch eiskaltes Wasser eigene Heilverfahren entwickelte, vorgeworfen, die Naturheilkunde zu „verheublumen“ und zu „verbrennesseln“, weil er – neben der Hydrotherapie sowie Bewegung, ausgewogener Ernährung und Ordnung des Lebens – auch pflanzliche Heilmittel aus der ländlichen Kräuterheilkunde und der Klosterheilkunde einsetzte („Fünf Säulen“ der Kneipp-Therapie).

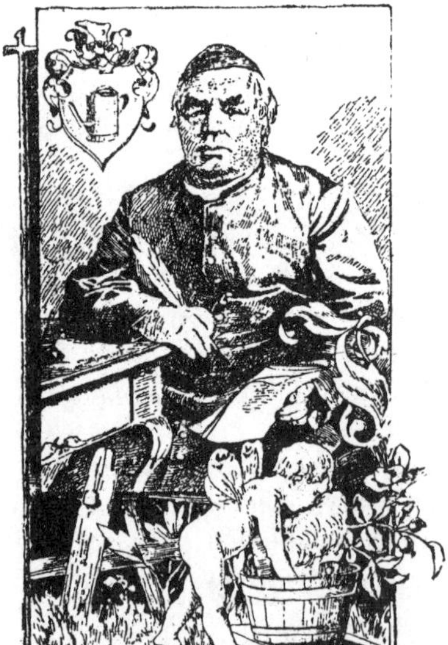

Abb. 74: Sebastian Kneipp, mit Gießkanne, Warmwasserbottich und Heilpflanzen als Attribute; Vignette aus seinem „Testament für Gesunde und Kranke“, 1895.

Dieser Vorwurf an Kneipp ist bezeichnend, denn tatsächlich lehnte Kneipp allzu strikte Lehren ab, so den Vegetarismus, völlige Alkohol- und Nikotinabstinenz, ausschließliche Kaltwasserbehandlung und Kampf gegen die „Schulmedizin“ (ein damals von ihren Gegnern geprägter Begriff). Statt dessen erlaubte er bei vorrangigem Verzehr von Vollkorn- und Milchprodukten, Gemüse und Obst auch mäßigen Fleischkonsum, Rauchen und Alkoholgenuss, nahm neben der Entwicklung verschiedener kalter Güsse auch wechselwarme Bäder und Schwitzkuren ins Programm und hatte bei seinen öffentlichen Konsultationen Ärzte mit am Tisch. Dass er bis zu 150 verschiedene Ärzte pro Jahr in seiner Sprechstunde anwesend sein ließ, diente neben ihrer Einführung in seiner Behandlungsweise wohl auch als Vorsichtsmaßnahme, neuen Kurpfuscherei-Beschuldigungen vorzubeugen. Seine ärztlichen Anhänger gründeten 1894 als „Internationalen Verein Kneippscher Ärzte“ eine bis heute aktive Kneipp-Ärzteschaft. Zahlenmäßig bedeutender waren die Laienvereinigungen, wobei die Prießnitz-Vereine im Norden und Osten Deutschlands und die Kneipp-Vereine im Westen und Süden dominierten, mit zwischen den Weltkriegen weit über hunderttausend Mitgliedern.

Die Bedeutung für die medizinische Praxis

Die erstaunliche Vielfalt von Medizinformen kann zu Missverständnissen führen, denn sie bedeutet oft sehr unterschiedliche, ja gegensätzliche Erwartungen. Das muss für Angehörige von Gesundheitsberufen die Sorge mit sich bringen, Patienten aus Unkenntnis ihrer Vorstellungen nicht gerecht zu werden. Als Beruhigung für allzu Besorgte kann dienen, dass eben kein Experte aufgrund der ethnischen, religiösen oder weltanschaulichen Zugehörigkeit von Patienten sicher vorauszusagen vermag, wie diese empfinden, denken oder reagieren werden. Denn zum einen haben ethnologische Studien nur für die tatsächlich untersuchte Gruppe eine hohe Aussagekraft und können so keine allgemeingültigen Aussagen für ganze Gesellschaften und Völker oder gar Religionen und angebliche „Kulturkreise“ machen. Und zum anderen greift jedes Individuum in seinen Entscheidungen nicht nur auf einen einzigen kulturellen Zusammenhang zurück, sondern wird auch durch Kulturen und Subkulturen außerhalb des elterlichen Milieus, durch individuelle Erfahrungen und durch höchst persönliche Dispositionen beeinflusst. Junge Türken in Deutschland sind oft mehr durch deutsches Gesundheitsverhalten als durch Traditionen Anatoliens geprägt, was z.B. durch positive Erfahrungen im Krankenhaus und durch Neugier noch stärker, durch diskriminierende Erlebnisse mit einem deutschen Arzt oder durch Scheu vor Fremdem aber geringer ausgeprägt sein kann.

Die Kenntnis der jeweiligen fremden Wahrnehmungs- und Verhaltensweisen ist trotz dieser Einschränkung wichtig und wird im Hinblick auf bedeutende ausländische Zielgruppen in der Aus- und Fortbildung für Gesundheitsberufe stärker zu integrieren sein. Einfühlungsvermögen, Lernbereitschaft und ein grundsätzliches Bewusstsein dafür, dass Menschen zu Gesundheit, Krankheit und Heilung auch anders denken und handeln können, spielen jedoch eine kaum geringere Rolle als Informationen. Die Entwicklung solcher Grundkompetenzen setzt wiederum die Erfahrung des Anderen schon voraus. Und damit bietet sich die *Medical Anthropology* nicht nur zum Erwerb bestimmter Verhaltensregeln für den Umgang mit ausländischen Patienten, sondern auch zur grundsätzlichen Sensibilisierung für unterschiedliche Anliegen und Bedürfnisse von Patienten an.

W. B.

Kapitel 13
Biomedizin und Bioethik: Entwicklungen, Diskussionen und Institutionen

Mit den Bereichen Reproduktionsmedizin, Humangenetik, Zell- und Molekularbiologie sind vor allem in den letzten Jahrzehnten neue medizinisch-technische Möglichkeiten entstanden, die Medizin und menschliches Leben sehr weitreichend beeinflussen.

Vor dem Hintergrund älterer ethischer Fragen am Lebensanfang entstanden aus einigen dieser Möglichkeiten anhaltende ethische und gesellschaftliche Konflikte, insbesondere über die reproduktionsmedizinischen Methoden zur Empfängnisverhütung und assistierten Fortpflanzung, verschiedene Anwendungen genetischer Diagnostik, gentechnische Eingriffe und verbrauchende Embryonenforschung.

Diese biomedizinischen Entwicklungen haben dazu geführt, dass der Medizinethik über die Reflexion ärztlichen Handelns hinaus, oft unter dem Namen Bioethik, neue Aufgabenfelder zuwuchsen: Politikberatung, Technikfolgenabschätzung, interdisziplinäre Fachdiskussion, Kontrolle der Forschung am Menschen durch Ethikkommissionen und klinische Ethikberatung.

Die Entwicklung der Biomedizin

Nach und neben der Entstehung von Intensiv- und Transplantationsmedizin, die unmittelbar die Versorgung von Patienten betrafen und bisher unbekannte ethische Fragen aufwarfen (vgl. Kap. 10), entwickelten sich durch Anwendung neuer Methoden aus der Biologie weitere wissenschaftlich-technische Verfahren der Medizin und ihrer Forschung, deren langfristige Auswirkungen auf Gesellschaft und Selbstverständnis des Menschen teilweise noch nicht absehbar sind. Diese Entwicklungen liegen insbesondere auf den miteinander verbundenen Feldern von Reproduktionsmedizin, Humangenetik, Zell- und Molekularbiologie und haben dazu geführt, dass Skeptiker wie Vertreter dieser Wende zunehmend von „Biomedizin“ sprechen.

Die Entwicklung der jüngeren Reproduktionsmedizin und der genetischen Diagnostik ist dabei vor dem Hintergrund ärztlicher Beschäftigung mit Schwangerschaft und Geburt zu sehen, so dass an dieser Stelle zunächst die keineswegs von neuen Medizintechnologien abhängige Abtreibungsdiskussion zu behandeln ist.

Abtreibung

Ärzte haben schon in der Antike, wie wohl Menschen zu allen Zeiten, Zeugungs- und Entwicklungstheorien erarbeitet, die u. a. Geschlecht, Missbildungen oder Komplikationen bei der Geburt erklären, vorhersagen und beeinflussbar machen sollten. In der römischen Zeit schrieb Soranos von Ephesos (um 100 n. Chr.) ein erstes Lehrbuch der Geburtshilfe und Gynäkologie, zerstückelnde Eingriffe bei geburtsunmöglichen Kindslagen (Exartikulation, Embryo- bzw. Kraniotomie, Embryulcie) wurden durchgeführt und technisch anspruchsvolle Vaginalspekula waren in Gebrauch. Im Mittelalter untersagten kirchliche Vorschriften medizinisch ausgebildeten Klerikern eine derart blutige Tätigkeit wie die Geburtshilfe, und Chirurgen wurden zumeist lediglich für Notfälle hinzugezogen, so auch zum postmortalen Kaiserschnitt an der gerade verstorbenen Schwangeren (*sectio in mortua*) zur Rettung oder Taufe des Kindes. Regelmäßig nahmen Ärzte erst im Verlauf der Frühen Neuzeit den Hebammen die umfassende Zuständigkeit in der Betreuung von Schwangerschaften, Gebärenden und Wöchnerinnen, zunächst mehr in der Hebammenüberwachung als in der ständigen eigenen Praxis.

Das Wissen um Mittel zur Verhütung und Frühabtreibung unerwünschter Schwangerschaften, letzteres als Behandlung ausbleibender Menstruation gerechtfertigt, war offenbar unter Frauen weit verbreitet. Schon alleine deshalb ist die Behauptung unhaltbar, die Hexenverfolgungen der Frühen Neuzeit hätten durch Verbrennung von Hebammen und „weisen Frauen" vor allem der Ausrottung von Verhütungswissen gedient, weil die Männer in Staat und Kirche einen Bevölkerungszuwachs wollten. Protokolle der Hexenprozesse, bei denen je nach Region übrigens bis zu einem Viertel der Opfer Männer waren, lassen keine überdurchschnittliche Häufung einer Anklage von geburtshilflich tätigen Frauen oder wegen angeblicher Delikte im Rahmen von Schwangerschaft und Geburt erkennen.

Nicht nur das einschlägige Verbot im „Hippokratischen Eid" (vgl. Kap. 3) belegt, dass Praktiken oder Absichten zum Schwangerschaftsabbruch offenbar in der antiken Bevölkerung verbreitet gewesen waren. Bis zur Erstbeschreibung der Säugetiereizelle durch Karl Ernst von Baer 1826 hatte die aristotelische Lehre von der Sukzessiv-Beseelung – trotz ihrer Ablehnung durch die Stoa sowie einzelne Theologen und Ärzte – weitgehend unbestritten gegolten. Gemäß dieser Lehre kam es erst Wochen nach der Empfängnis zum Lebensbeginn (*foetus animatus*), in der christlichen Berechnung bei Jungen Föten etwa am 40. und Mädchen am 80. Tag nach der Empfängnis. Denn man nahm an, dass das Spermium im Uterus lediglich abgelegt und ausgebrütet

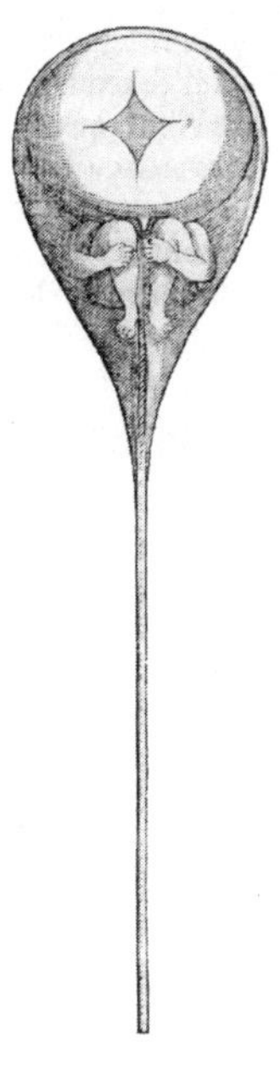

Abb. 75: Nicholas Hartsoeker, Essay de dioptrique, Paris 1694.

würde. Der ganze Embryo wäre demnach im Samen allein angelegt, was in der Frühen Neuzeit in der Präformationslehre und sogar in entsprechenden Abbildungen eines kauernden Kindes im Samenkopf (Abb. 75) ausgeführt wurde, und erst im Laufe seiner Entwicklung zum Leben erwacht.

Mit dem Wissen um die Vereinigung von Ei- und Samenzelle als Beginn des Embryos verschoben im Laufe des 19. Jahrhunderts – nach vereinzelten und vorübergehenden Vorläufern wie durch Papst Sixtus V. 1588 oder Kaiser Joseph II. 1787 – staatliches und kirchliches Recht endgültig den Beginn ihres strafbewehrten Schutzes menschlichen Lebens auf den Empfängnistermin, so in Preußen 1851 und in der katholischen Kirche 1869.

Gegen die Strafbarkeit der Abtreibung erhoben sich vor allem in der Weimarer Republik Stimmen aus der Arbeiterbewegung, weil sie in der sozialen Not kinderreicher Familien die Notwendigkeit einer staatlichen Tolerierung von Abtreibung sahen.

Sozialdemokratie und Abtreibung

Julius Moses, damaliger gesundheitspolitischer Sprecher der SPD, sagte im Reichstag der Weimarer Republik: „Die Sozialdemokratie lehnt den Abtreibungsparagraphen, trotz ihrer grundsätzlichen Gegnerschaft gegen die Abtreibung, ab, weil sie der Überzeugung ist, dass eine soziale Krankheitserscheinung – und das ist die Abtreibung – nicht durch das Strafgesetz geheilt werden kann. Die sogenannte Abtreibungsseuche ist eine Folge des sozialen Elends des Proletariats."

Zit. n. Michael Schneider (Hg.), Julius Moses. Schrittmacher der sozialdemokratischen Gesundheitspolitik in der Weimarer Republik, Bonn 2006, S. 76.

Entsprechend schafften vor allem sozialistische Staaten die Strafbarkeit der Abtreibung in den ersten Schwangerschaftsmonaten ab, die Sowjetunion schon 1917, und mit der chinesischen Ein-Kind-Politik wurde Abtreibung sogar durch staatlichen Druck gefördert. In westlichen Staaten forderten auch Frauen aus ökonomisch besser gestellten Schichten die Freigabe der Abtreibung als Mittel zur Emanzipation der Frau.

Während in solchen Kreisen medizinischer Laien, im Rückgriff auf Ernst Haeckels umstrittene Lehre von der angeblichen Gleichartig- und -wertigkeit tierischer und menschlicher Embryonen (vgl. Kap. 7), nicht selten dem Embryo und Föten menschliches Leben abgesprochen wurde, diskutierten Ärzte – Abtreibungsgegner wie -befürworter – nicht die naturwissenschaftlich weitgehende geklärte Frage des Beginns menschlichen Lebens, sondern den Umfang seiner ausnahmslosen Schurtzwürdigkeit.

In der Bundesrepublik besteht das grundsätzliche Verbot der Abtreibung bis heute weiter, wurde aber – nach Feststellung der Unvereinbarkeit einer Fristenlösung mit dem Grundgesetz durch das Bundesverfassungsgericht – unter bestimmten Bedingungen von der Strafbewehrung ausgenommen. Denn im jüngsten einschlägigen Urteil des Bundesverfassungsgerichtes von 1993 wurde dem Gesetzgeber die Möglichkeit eröffnet, seine Schutzpflicht für das ungeborene Leben auch durch Pflichtberatung statt Strafdrohung auszuüben, was sich in einer entsprechenden Reform des § 218 auswirkte.

Auszüge aus der Entscheidung des Bundesverfassungsgerichts, Karlsruhe, Zweiter Senat, vom 28. Mai 1993–2 BvF 2/90, 4/92, 5/92

1. Das Grundgesetz verpflichtet den Staat, menschliches Leben, auch das ungeborene, zu schützen. Diese Schutzpflicht hat ihren Grund in Art. 1 Abs. 1 GG; ihr Gegenstand und – von ihm her – ihr Maß werden durch Art. 2 Abs. 2 GG näher bestimmt. Menschenwürde kommt schon dem ungeborenen menschlichen Leben zu. Die Rechtsordnung muss die rechtlichen Voraussetzungen seiner Entfaltung im Sinne eines eigenen Lebensrechts des Ungeborenen gewährleisten. Dieses Lebensrecht wird nicht erst durch die Annahme seitens der Mutter begründet.

2. Die Schutzpflicht für das ungeborene Leben ist bezogen auf das einzelne Leben, nicht nur auf menschliches Leben allgemein.

3. Rechtlicher Schutz gebührt dem Ungeborenen auch gegenüber seiner Mutter. Ein solcher Schutz ist nur möglich, wenn der Gesetzgeber ihr einen Schwangerschaftsabbruch grundsätzlich verbietet und ihr damit die grundsätzliche Rechtspflicht auferlegt, das Kind auszutragen. Das grundsätzliche Verbot des Schwangerschaftsabbruchs und die grundsätzliche Pflicht zum Austragen des Kindes sind zwei untrennbar verbundene Elemente des verfassungsrechtlich gebotenen Schutzes.

4. Der Schwangerschaftsabbruch muss für die ganze Dauer der Schwangerschaft grundsätzlich als Unrecht angesehen und dem gemäß rechtlich verboten sein (Bestätigung von BVerfGE 39, 1 [44]). Das Lebensrecht des Ungeborenen darf nicht, wenn auch nur für eine begrenzte Zeit, der freien, rechtlich nicht gebundenen Entscheidung eines Dritten, und sei es selbst der Mutter, überantwortet werden.

5. Die Reichweite der Schutzpflicht für das ungeborene menschliche Leben ist im Blick auf die Bedeutung und Schutzbedürftigkeit des zu schützenden Rechtsguts einerseits und damit kollidierender Rechtsgüter andererseits zu bestimmen. Als vom Lebensrecht des Ungeborenen berührte Rechtsgüter kommen dabei – ausgehend vom Anspruch der schwangeren Frau auf Schutz und Achtung ihrer Menschenwürde (Art. 1 Abs. 1 GG) – vor allem ihr Recht auf Leben und körperliche Unversehrtheit (Art. 2 Abs. 2 GG) sowie ihr Persönlichkeitsrecht (Art. 2 Abs. 1 GG) in Betracht. Dagegen kann die Frau für die mit dem Schwangerschaftsabbruch einhergehende Tötung des Ungeborenen nicht eine grundrechtlich in Art. 4 Abs. 1 GG geschützte Rechtsposition in Anspruch nehmen. [...]

11. Dem Gesetzgeber ist es verfassungsrechtlich grundsätzlich nicht verwehrt, zu einem Konzept für den Schutz des ungeborenen Lebens überzugehen, das in der Frühphase der Schwangerschaft in Schwangerschaftskonflikten den Schwerpunkt auf die Beratung der schwangeren Frau legt, um sie für das Austragen des Kindes zu gewinnen, und dabei auf eine indikationsbestimmte Strafdrohung und die Feststellung von Indikationstatbeständen durch einen Dritten verzichtet. [...]

13. Die staatliche Schutzpflicht erfordert es, dass die im Interesse der Frau notwendige Beteiligung des Arztes zugleich Schutz für das ungeborene Leben bewirkt.

Zu den derzeit intensiv diskutierten Problemen der Neufassung des § 218 gehört die neue Möglichkeit zahlreicher Spätabtreibungen. Weil nach Wegfall der früheren, als diskriminierend empfundenen „embryopathischen Indikation“ eine zu erwartende Behinderung des Kindes per se kein Recht auf Abtreibung mehr beinhaltet, fällt diese Situation nun unter die Frage der Belastung für die physische und psychische Gesundheit der Mutter („medizinische Indikation“). Die Logik einer Rettung der Mutter aber erlaubt rechtlich Abtreibungen ohne Fristbegrenzung, theoretisch also bis zur Geburt und damit bei lebensfähigen Kindern. Hieraus entstanden Konflikte zwischen Hebammen, Kinderärzten, Gynäkologen und Juristen, die einer gesetzlichen Regelung harren.

Reproduktionsmedizin

In den Forschungen zu weiblichem Zyklus und Empfängnis, die seit Beginn des 20. Jahrhunderts mit zunehmender Intensität betrieben wurden, hingen die einander entgegen gesetzten Ziele der Verhinderung unerwünschter Schwangerschaften und der Behandlung ungewollter Kinderlosigkeit eng zusammen, so im Lebenswerk des „Vaters der Antibabypille“ Gregory Goodwin Pincus (1903–1967). Durch Anregung und finanzielle Förderung aus feministischen Kreisen erforschte Pincus nach seiner früher umstrittenen In-Vitro-Fertilisation bei Kaninchen ab 1951 zusammen mit seinem Kollegen Min-Chueh Chang (1908–1991) ein Progesteronpräparat als Ovulationshemmer. An der Einführung dieses 1960 in den USA als „Enovid 10“ zugelassenen Mittels zeigt sich die ganze Problematik moderner Erprobung von Substanzen am Menschen. Nachdem die heute eher fragwürdige Testung an abhängigen Personen, nämlich Medizinstudenten und -studentinnen und Frauen in Heimen, in Massachusetts zu Widerständen geführt hatte, wurde die Erprobung 1956 nach Puerto Rico verlegt und schließlich – wegen Bedenken des dortigen ärztlichen Leiters aufgrund der beobachteten hohen Nebenwirkungsraten – in Haiti abgeschlossen. Verschiedene Einwände gegen die künstliche Empfängnisverhütung fanden besondere Beachtung. Dazu gehört zuallererst die Enzyklika „Humanae vitae“ von Papst Paul VI. 1968, die dieser gegen die Mehrheitsempfehlung seiner bischöflichen Berater verfasste und die von den deutschen Bischöfen in der „Königsteiner Erklärung“ durch den Hinweis auf die Berechtigung individueller Gewissensentscheidung der Paare ergänzt wurde. Aber auch aus anderen Lagern kam es zu ablehnenden Erklärungen, so von Gegnern der „sexuellen Revolution“, und später – wegen der einseitigen Belastung der Frau durch die Nebenwirkungen – auch zu feministischer Kritik. Die weltweite Nutzung hormoneller Antikonzeption durch Tablette, Depot-Spritze oder Implantat hat das Sexualverhalten erkennbar verändert und zu abnehmenden Kinderzahlen geführt. Alleinige Ursache für unterschiedliche Geburtenraten ist die Verfügbarkeit solcher Mittel allerdings nicht, mit steigendem Wohlstand war das Bevölkerungswachstum in Europa auch schon zuvor gesunken und bleibt trotz funktionierender Familienplanungsangebote in vielen außereuropäischen Gesellschaften weiterhin hoch.

Zur Überwindung von Hindernissen der Befruchtung auf weiblicher und männlicher Seite wurde eine Reihe von Verfahren entwickelt, zu denen hormonelle Stimulation und Umgehung anatomischer Barrieren gehören. Die bei Säugetieren damals bereits seit Jahrzehnten praktizierte In-vitro-Fertilisation war in Großbritannien 1978 mit der Geburt des ersten „Retorten-Babys" erstmals beim Menschen erfolgreich.

Louise Joy Brown (* 1978)

Das erste „Retorten-Baby", Louise Joy Brown, wurde am 25. Juli 1978 per Kaiserschnitt geboren, nachdem bei ihrer Mutter wegen eines Eileiterverschlusses die Eizellentnahme, In-vitro-Fertilisation und Implantation in den Uterus durchgeführt worden war. 2006 wurde Louise selbst Mutter eines natürlich gezeugten Sohnes.

An den öffentlichen Reaktionen gemessen waren die Bedenken hinsichtlich der Trennung von Sexualität und Fortpflanzung hier weitreichender als bei der künstlichen Empfängnisverhütung, was der Etablierung allerdings kaum schadete. Außerhalb religiöser oder medizinkritischer Milieus entzündeten sich die Debatten eher an weiteren Folgen bzw. anderen reproduktionsmedizinischen Techniken, die biologische und soziale Elternschaft systematisch trennen, nämlich Leihmutterschaft und heterologer Insemination. In den Zeiten knapperer Ressourcen im Gesundheitswesen ist die Frage, ob Infertilität im gleichen Sinne wie andere Beeinträchtigungen physiologischer Funktionen als Krankheit zu sehen und ihre Behandlung daher solidarisch zu finanzieren sei, erneut in der Diskussion. Entsprechend steigt der geforderte Eigenbeitrag behandlungswilliger Paare und sinkt die Zahl der von Krankenkassen finanzierten Behandlungszyklen.

Zellbiologie

Zu den entscheidenden Schritten der naturwissenschaftlichen Medizin des 19. Jahrhunderts hatten Schwanns Zelllehre und Virchows Zellularpathologie gehört (vgl. Kap. 7). Neben ihren Leistungen für die Erklärung und Erkennung von Krankheiten gingen ihre therapeutischen Konsequenzen in Richtung von zunächst chirurgischer Entfernung der veränderten Teile, später auch Ersatz verlorener Funktionen von Zellen, Geweben und Organen durch kontinuierliche Zufuhr von tierischen Präparaten aus den entsprechenden Zellgeweben (z. B. Hoden, Eierstöcken und Schilddrüse) sowie schließlich Versuchen der Transplantation ganzer Gewebe und Organe. Immunologische und anatomische Probleme sowie der Mangel geeigneter Spenderorgane setzen solchen Versuchen bis heute deutliche Grenzen.

Deshalb haben Erkenntnisse über die Differenzierung der verschiedenen menschlichen Zellarten aus gemeinsamen Stammzellen Pläne zum Zell-, Gewebe- und eventuell sogar Organersatz durch gezielte Züchtung entstehen lassen. Während die entsprechende Kultivierung und Implantation von Blutzellen oder Haut- und Knorpelgeweben bereits klinisch möglich ist – sei es körpereigen, sei es vom histokompatiblen Spender –, sind andere denkbare Verfahren, so der Ersatz von Nervengewebe, in der Diskussion. Teile der hierzu durchgeführten Forschungen gehören zu den ethisch, politisch und juristisch umstrittensten Gebieten der modernen Medizin. Denn werden die entsprechenden Stammzellen nicht nach der Geburt als „adulte Stammzellen", sondern durch Vernichtung eines Embryos gewonnen, besteht die Problematik der Instrumentalisierung menschlichen Lebens, wie sie durch das deutsche Embryonenschutzgesetz von 1990 verhindert werden soll. Befürworter embryonaler Stammzellforschung verweisen hier darauf, dass man die sogenannten „überzähligen" Embryonen aus In-vitro-Fertilisationen zumeist ohnehin zugrunde gehen lässt, Gegner heben den grundgesetzlichen Schutz der Menschenwürde hervor. Als parteiübergreifenden Kompromiss hat der deutsche Gesetzgeber durch das Stammzellgesetz von 2002 den von einer Kommission zu genehmigenden Import von embryonalen Stammzellen erlaubt, die vor dem Stichtag 1. Januar 2002 im Ausland gewonnen wurden.

Genetik

Die mathematisch strengen Gesetzmäßigkeiten der Vererbung hatte der Augustinerpater und Gymnasiallehrer Gregor Johann Mendel (1822–1884) an Erbsen erforscht und in den später „Mendelsche Gesetze" genannten drei Regeln der Uniformität, Spaltung und Unabhängigkeit 1865 erstmals, aber ohne öffentliche Wirkung beschrieben – ob eher aus reinem Forscherdrang, anti-darwinistischer Motivation oder mit dem praktischen Ziel der Hybridzüchtung, ist bis heute umstritten. Nachdem diese Gesetze durch universitäre Forscher um 1900 erneut „entdeckt" worden waren, gelang es seit der Zwischenkriegszeit, durch Forschung mit Bakterien, Bakteriophagen und anderen Viren zunehmend Erbinformationen zu lokalisieren – nämlich in der Nukleinsäure.

Aber erst mit dem Modell der Chromosomen als vielfach gefaltete DNS-Doppelhelix aus komplementären Paaren von Basen, das Francis Harry Compton Crick (1916–2004) und James Dewey Watson (* 1928) im Jahre 1953 veröffentlichten, und den Erkenntnissen über die Proteinbiosynthese konnte der Weg von der Erbinformation zum Merkmal, also vom Genotyp zum Phänotyp, für einzelne Eigenschaften und Störungen beschrieben werden. Für die Gesamtheit der im *Human Genom Project* inzwischen vollständig entschlüsselten Sequenzen des menschlichen Erbguts steht dies noch aus.

Diagnostische Anwendungsfelder genetischer Verfahren am Menschen wurden besonders die pränatale Diagnostik durch Chromosomenanalyse von Zellen, die mittels Fruchtwasseraspiration (Amniozentese) oder Chorionzottenbiopsie gewonnen werden, die genetische Diagnostik zur Ätiologie bestehender Störungen sowie die humangenetische Elternberatung und die prädiktive Diagnostik zum Risiko des

Auftretens bestimmter vererbbarer Krankheiten. Über die Frage nach dem Lebensrecht des ungeborenen Kindes hinaus bestehen hier angesichts der Erfahrungen mit Eugenik bzw. Rassenhygiene in der ersten Hälfte des 20. Jahrhunderts auch Bedenken, dass gesellschaftlicher Diskriminierung von Menschen mit bestimmten Merkmalen Vorschub geleistet werde – eine Problematik, die gerade die deutsche Gesellschaft für Humangenetik sehr ernst nimmt (Positionspapier 2001). Dies betrifft vor allem die Trisomie 21 bzw. das Down-Syndrom, weil hier gewöhnlich lebensfähige Kinder geboren werden, deren Lebenserwartung unter optimierter Therapie beständig steigt.

Die therapeutische Anwendung genetischer Verfahren im Sinne einer Veränderung des individuellen menschlichen Erbguts in Körperzellen („somatische Gentherapie") ließ sich angesichts der Schwierigkeiten, entsprechende Gensequenzen z. B. von fehlenden Enzymen in menschliche Körperzellen einzuschleusen, bisher nicht verwirklichen. Insbesondere die Nutzung von Viren als Vektoren („Genfähren") hat hier schwere Rückschläge erlitten, so mit dem Tod des 18-jährigen Jesse Gelsinger 1999 durch eine offenbar zu große Zahl in die Leberarterie infundierter Adenoviren und mit Leukämiefällen nach Retroviren-Nutzung seit 2002. An gentechnischer Veränderung des Erbguts kommt dem Menschen medizinisch deshalb bisher vor allem die Produktion von Biosubstanzen durch gentechnisch veränderte Mikroorganismen zugute, die beispielsweise die Ablösung der allergieauslösenden Schweine- und Rinderinsuline durch human-analoges Insulin ermöglichte. Gesellschaftlicher Widerstand gegen gentechnische Eingriffe entzündet sich vor allem an der Anpflanzung entsprechender Nutzpflanzen und der fehlenden Kennzeichnung aus ihnen gewonnener Produkte. Letzteres beinhaltet neben von Naturwissenschaftlern nicht allgemein geteilten Bedenken auch das unstrittige Risiko unerwarteter Allergenexpositionen.

Molekularbiologie und Molekulare Medizin

Angestoßen von der rasanten Entwicklung molekularbiologischer Erkenntnisse und Methoden, die ein sehr dynamisches Grenzgebiet zwischen Biochemie und Zellbiologie umschreiben, hat sich auch der Schwerpunkt medizinischer Forschung im Grundlagen- wie im Anwendungsbereich in Richtung einer „Molekularen Medizin" verschoben. Dabei stellt besonders die zunehmende Erklärung menschlicher Krankheiten durch genetische Faktoren, monokausal wie bei den Mendelschen Erbgängen oder multifaktoriell im Sinne von Dispositionen, nach Urteil vieler Experten aus Naturwissenschaft und Ethik eine grundlegende Veränderung der Medizin dar. Diese „zweite Naturalisierung" des Menschen in der Medizin, nach der ersten durch die naturwissenschaftliche Revolution in der Medizin des 19. Jahrhunderts, verändert ohne Zweifel das Verhältnis zur Schicksalhaftigkeit von Krankheit weiter. Zu den entscheidenden Fragen gehört, wie die zunehmende Erfahrung der „Machbarkeit von Gesundheit" sich auf Menschen mit Behinderungen auswirkt. Denn auch weiterhin werden trotz präkonzeptioneller, präimplantativer, pränataler und sogar – durch von Eltern erwirkten neonatalen Behandlungsverzicht – postnataler Selektion Menschen mit Behinderungen geboren und leben, erkranken trotz Bestimmung von Risikoprofilen und entsprechenden Vermeidungsstrategien. Solche Verweise auf diejenigen, die nicht davon profitieren, dürfen einen Fortschritt, der ansonsten ethisch vertretbar wäre, keineswegs blockieren, aber sie sind Prüfstein für seinen humanen Charakter.

Bioethik

Das Ungenügen einer alleinigen ärztlichen Ethik in diesen Fragen und die Notwendigkeit einer breiteren interdisziplinären und gesellschaftlichen Diskussion haben dazu geführt, dass viele Experten die Reflexion des menschlichen Eingriffs in biologische Vorgänge unter einem gemeinsamen Dach behandelt wissen wollen. Eine solche „Bioethik" umfasst dann auch primär außermedizinische Bereiche wie Tier- und Umweltethik. Der Begriff Bioethik ist aber in Deutschland nicht wegen dieser breiteren Zuständigkeit, in der die besondere Problematik eines Menschen als Patient oder Proband nur noch neben vielen anderen Fragen interessiert, in Verruf geraten, sondern weil unter diesem Schlagwort in der deutschprachigen Öffentlichkeit moralphilosophische Positionen aus dem englischsprachigen Ausland bekannter wurden, die viele als Tabubruch empfanden. Seitdem gilt Skeptikern „Bioethik" als Inbegriff einer forschungs- und fortschrittsgläubigen Tendenz, die Menschenwürde bedroht, während viele Philosophen zu Recht darauf verweisen, dass der Begriff zunächst einmal nur das Problemfeld unabhängig von Positionen benennt. Allerdings hat die Polarisierung faktisch bewirkt, dass der Grad kritischer Distanz zu biotechnologischen Veränderungen stark beinflusst, ob man sich zur Bioethik zugehörig fühlt oder nicht. Die meisten ärztlichen Medizinethiker in Deutschland verwenden aus verschiedenen Gründen diesen Begriff für sich nicht oder kaum. Das ist in den USA anders, wo auch das entsprechende Beratungsgremium des Präsidenten „Bioethics" im Namen trägt.

Begrenzt auf medizinische Fragen und solche der menschlichen Natur wird das interdisziplinäre Arbeitsfeld, das sich aus den dargestellten Entwicklungen der Medizin- und Biotechnologien, aber auch der gesellschaftlichen und ökonomischen Grundlagen der Medizin sowie der „angewandten Ethik" innerhalb der Philosophie, der evangelischen „theologischen Ethik" und der katholischen „Moraltheologie" ergeben hat, in Deutschland noch immer zumeist „Ethik in der Medizin", „Ethik der Medizin", „(bio)medizinische Ethik" oder kurz „Medizinethik" genannt (vgl. Kap. 10). Es vereint Mediziner, damit auch Medizinhistoriker, Pflegekräfte, Juristen, Philosophen, Theologen, Sozialwissenschaftler, Politiker und andere Interessierte. Für die sehr unterschiedlichen Aufgabengebiete sind neue eigene Institutionen entstanden, die Experten aus den verschiedenen Fachgebieten zusammenbringen. Die wichtigsten Aufgabengebiete betreffen 1. die Politikberatung bei Gesetzgebung und administrativen Regelungen, 2. die wissenschaftliche Forschung zu den Auswirkungen (Technikfolgenabschätzung), 3. die interdisziplinäre Fachdiskussion, 4. die Kontrolle der Forschung am Menschen und 5. die klinische Ethik(beratung) in der Krankenversorgung.

Politikberatung

In den meisten westlichen Ländern wurden inzwischen auf nationaler und teilstaatlicher Ebene ethische Beratungsgremien eingerichtet, um für Gesetzgebung und Politik zu den neuen Biotechnologien Expertise zu bieten. Dazu gehören politisch repräsentative Gremien, in denen wie bei den ehemaligen Enquête-Kommissionen „Ethik und Recht (bzw. Recht und Ethik) der modernen Medizin" des Deutschen Bundestages die politischen Parteien ihren Größenverhältnissen entsprechend Experten entsenden. Häufiger jedoch sind Gremien nur von der jeweiligen Exekutive eingesetzt, wobei die entsprechend gezielte Auswahl durch den Regierungschef, wie im Falle des US-amerikanischen Präsidenten bei der „National Bioethics Advisory Commission" oder des deutschen Bundeskanzlers beim Nationalen Ethikrat geschehen, gesellschaftliche Proteste und den Vorwurf der Instrumentalisierung hervorruft. Ähnlich unterhalten auch einzelne Ministerien, Landesregierungen, politische Parteien und Religionsgemeinschaften ethische Beratungsgremien, die ihnen in ihrer Entscheidungsfindung Unterstützung bieten sollen. Internationale Institutionen wie der Europarat, UNESCO und Weltgesundheitsorganisation (WHO) haben eigene Ausschüsse und Abteilungen für die Erarbeitung entsprechender Vorlagen.

Ergebnisse solcher Beratungen sind in Deutschland u.a. in das Embryonenschutz- und das Transplantationsgesetz eingegangen. Auf internationaler Ebene sind 1997 das „Menschenrechtsübereinkommen zur Biomedizin" (Übereinkommen zum Schutz der Menschenrechte und der Menschenwürde im Hinblick auf die Anwendung von Biologie und Medizin / Convention for the Protection of Human Rights and Dignity of the Human Being with regard to the Application of Biology and Medicine) des Europarats, zunächst „Bioethik-Konvention" genannt, und die „Deklaration der UNESCO betreffend des menschlichen Genoms und der Menschenrechte" (Universal Declaration On The Human Genome And Human Rights) verabschiedet worden, die beide in nationales Recht umzusetzen sind.

Das große Problem dieser Beratungsgremien, wie ja der Bioethik überhaupt, besteht darin, angesichts der unterschiedlichen, in vielen Fragen gegensätzlichen weltanschaulichen Positionen zu gemeinsamen Voten zu kommen. Da die oft sehr verschiedenen moralischen Grundsätze in einer pluralistischen Gesellschaft und Welt nicht zu vereinheitlichen sind, entsteht die Tendenz, sich nicht mehr auf Moral, sondern auf bereits rechtlich fixierte Prinzipien zu beziehen, darunter vor allem die Menschenrechte und die im deutschen Grundgesetz zentral geschützte Menschenwürde. Doch auch die Interpretation dieser grundlegenden Schutzbestimmungen weist eine große Spannbreite auf, was den Zuständigkeitsbereich und den Umfang angeht. So bestehen höchst unterschiedliche Auffassungen darüber, in wieweit z. B. Ungeborene oder Ausländer einbezogen sind. Es wird inzwischen gefragt, ob und wieweit die Menschenwürde schon den Embryo schützt. In einer ähnlichen Auseinandersetzung zwischen eher liberalisierenden und eher schutzorientierten Bestrebungen wird diskutiert, ob und wieweit die sozialen Menschenrechte zu einer medizinischen Grundversorgung für alle Menschen, zunächst im eigenen Land, aber auch in globaler Perspektive verpflichtet, und wieweit eine Pflicht zur medizinischen Grundversorgung, etwa bei Menschen mit nur vorübergehendem oder gar keinem Aufenthaltsrecht, reicht.

Neben dem Bezug auf Menschenrechte und Menschenwürde besteht eine weitere Möglichkeit, mit moralischer Differenz umzugehen, in Mehrheits- und Minderheitsvoten. Dies ist deshalb möglich und sinnvoll, weil diese Beratungsgremien ja nicht selbst über eine praktische Umsetzung entscheiden, sondern nur Entscheidungshilfen geben. Dabei kann gerade die Formulierung von Bedenken gegen die Mehrheitsmeinung für die entscheidende Legislative oder Exekutive hilfreich sein, denn die verantwortlichen Entscheidungsträger können sich ja z. B. in ihrer Risiko- und Veränderungsfreude von einem Gremium, das überwiegend aus eher theoretischen Experten ohne unmittelbare Verantwortung zusammengesetzt ist, deutlich unterscheiden.

Zu den nationalen Themen entsprechender Gremien gehören Patientenverfügung, prädiktive genetische Diagnostik, embryonale Stammzellforschung und Präimplantationsdiagnostik. International werden dagegen häufig Fragen behandelt, die in der deutschen Diskussion derzeit weitaus weniger umstritten sind, z. B. das Verbot des reproduktiven und therapeutischen Klonens. Aus dieser Beobachtung, dass international tendenziell weniger Bedenken gegen verschiedene biotechnologische Entwicklungen als in Deutschland bestehen, ist die Sorge vieler Menschen entstanden, internationale Vereinbarungen würden die strengeren deutschen Schutzbestimmungen aufweichen. Diese Bedenken verschwanden auch nicht durch den Vorbehalt, dass strengere nationale Regelungen getroffen oder beibehalten werden können. Vor diesem Hintergrund ist auch der teilweise heftige Protest gegen das „Menschenrechtsübereinkommen zur Biomedizin" des Europarates zu verstehen, das eine Forschung an nicht-einwilligungsfähigen Patienten unter bestimmten, vage konkretisierten Bedingungen erlaubt. Dies wurde vielfach als Abweichung von den strikten Bestimmungen der Deklaration von Helsinki verstanden, die allerdings in ihrer jüngsten Fassung inzwischen auch die Forschung an Angehörigen einer grundsätzlich einwilligungsunfähigen Population (z. B. kleine Kinder, schwer Demenzkranke), über deren spezifische Erkrankungen und Behandlungen an anderen Versuchspersonen nicht geforscht werden kann, mit entsprechenden Bestimmungen berücksichtigt.

Technikfolgenabschätzung

Da die Auswirkungen bestimmter neuer Technologien nicht mehr vom einzelnen Wissenschaftler oder auch nur einzelnen Forschungseinrichtungen überblickt werden können und auch die ganze Gesellschaft grundlegend betreffen, wurden interdisziplinär besetzte Informations- und Forschungseinrichtungen geschaffen, in denen diesen Fragen wissenschaftlich nachgegangen werden kann. Dazu gehören das ursprünglich von der Bundesregierung mit der unabhängigen öffentlichen Information beauftragte „Deutsche Referenzzentrum für Ethik in den Biowissenschaften" (DRZE) in Bonn, primär universitäre Institute und Zentren wie das Bochumer „Zentrum für medizinische Ethik", das Bonner „Institut für Wissenschaft und Ethik" (IWE) oder das Tübinger „Interfakultäre Zentrum für Ethik in den Wissenschaften" (IZEW) sowie unabhängig von Universitäten, als GmbH gegründete Einrichtungen wie das „Institut Mensch, Ethik und Wissenschaft" (IMEW) in Berlin oder die „Europäische Akademie zur Erforschung von Folgen wissenschaftlich-technischer Entwicklungen" in Bad Neuenahr-Ahrweiler.

Außerdem werden auch an seit Jahrzehnten etablierten, teilweise umbenannten Instituten und Lehrstühlen in medizinischen, philosophischen, theologischen und juristischen Fakultäten einschlägige Forschungsprojekte zu Fragen der biomedizinischen Ethik durchgeführt.

Durch ihre Gründung und Leitung weisen alle Einrichtung notwendigerweise eigene weltanschauliche Ausrichtungen aus, die auch im Bemühen um wissenschaftliche Objektivität nie ganz verschwinden können – und nicht aufgegeben werden sollten. Denn im Interesse einer pluralen Meinungsbildung wäre die ausschließliche staatliche Förderung eines einzigen Ansatzes abzulehnen. Manche Einrichtungen wurden sogar im Hinblick auf eine wahrgenommene Lücke im bioethischen Meinungs- und Themenspektrum gegründet, so etwa angesichts der vermuteten Diskriminierung von Menschen mit Behinderungen oder einer diagnostizierten Fortschrittsskepsis. Die damit verbundenen Vorwürfe von „Lobbyarbeit" und „Akzeptanzbeschaffung", gelegentlich an die ganze bioethische Zunft gerichtet, sind sicher ernst zu nehmen, aber durch Einbindung in eine breitere wissenschaftliche und gesellschaftliche Diskussion auch zu entschärfen.

Wissenschaftliche Gesellschaften und Publikationen

Für die breitere wissenschaftliche Diskussion entstand in Deutschland 1986 unter maßgeblicher Mitwirkung von Klinikern und Medizinhistorikern eine „Akademie für Ethik in der Medizin e.V." (AEM) als „interdisziplinäre und interprofessionelle medizinethische Fachgesellschaft" und „unabhängiges Forum für unterschiedliche Standpunkte und Überzeugungen" ihrer Mitglieder, darunter „Ärzte, Pflegekräfte, Philosophen, Theologen, Juristen sowie Angehörige weiterer Professionen". Deshalb besteht die Arbeit der Akademie insgesamt – anders als bei mit entsprechenden Aufträgen und Interessen gegründeten Gremien, Instituten und Arbeitsgruppen (auch innerhalb AEM) – nicht in der Verabschiedung von Empfehlungen, sondern im Austausch.

Als deutschsprachige Fachzeitschriften für ethische Fragen der Medizin bestehen die „Zeitschrift für medizinische Ethik“ und die „Ethik in der Medizin“ als Organ der AEM. Daneben finden sich medizinethische Fachbeiträge auch in klinischen und ethischen Zeitschriften. Der internationale Fachzeitschriftenmarkt ist kaum noch überschaubar und letztlich nur durch Suche in Datenbanken, z. B. BELIT, systematisch zu nutzen.

Kontrolle der Forschung am Menschen

Nach den großen öffentlichen Diskussionen über das Humanexperiment um 1900 (vgl. Kap. 7) und den verbrecherischen Menschenversuchen im Nationalsozialismus (vgl. Kap. 9) hatten der Nürnberger Kodex 1947 und die Deklaration von Helsinki des Weltärztebundes 1964 die Grundlagen für eine verantwortliche und kontrollierte Forschung am Menschen gelegt. Trotzdem schockierten auch weiterhin Skandale die Öffentlichkeit, so insbesondere die Tuskegee-Experimente in den USA.

Eine Folge dieses erst durch einen ärztlichen „Whistleblower“ aufgedeckten Menschenversuchs war die Einsetzung der Belmont-Kommission, deren 1976 publizierter Bericht, der Belmont Report, drei Prinzipien für die ethische Beurteilung der Forschung am Menschen formulierte, nämlich *respect for persons*, *beneficence* und *justice.* Diese Prinzipen finden sich dann auch in der allgemeinen biomedizinischen Vier-Prinzipien-Ethik der Kommissionsmitglieder Beauchamp and Childress wieder (vgl. Kap. 10).

Die Tuskegee-Experimente (1932–1972),

auch unter den Namen „Pelkola Syphilis Studie“ oder „Public Health Service Syphilis Studie“ bekannt, beobachteten an fast vierhundert schwarzen, armen und zumeist analphabetischen Landarbeitern in Alabama den natürlichen Verlauf der Syphilis. Die Teilnehmer der prospektiven Studie wurden mit kostenloser Krankenhausbehandlung und Verpflegung gelockt, es wurde ihnen jedoch ohne Aufklärung über ihre Krankheit und aktuelle Behandlungsmöglichkeiten das seit dem Zweiten Weltkrieg verfügbare Penicillin vorenthalten, was bis Studienende zu etwa 130 an Syphilis oder ihren Komplikationen Verstorbenen, vierzig infizierten Ehefrauen und neunzehn mit kongenitaler Syphilis geborenen Kindern führte.

Doch es gab offensichtlich nicht nur ein Zuviel, sondern auch ein Zuwenig an systematischer Forschung am Menschen, wie die Contergan-Katastrophe in Deutschland 1961 zeigte.

Contergan-Katastrophe

Das von Grünenthal entwickelte und im Tierversuch unschädliche Thalidomid war unter dem Handelsnamen Contergan als Schlaf- und Beruhigungsmittel 1957 eingeführt worden und wurde wegen seiner Wirkung gegen die charakteristische morgendliche Übelkeit bevorzugt in der Frühschwangerschaft eingesetzt. Nachdem vermehrt Dys- und sogar Amelien bei Neugeborenen festgestellt wurden, brachte erst der öffentliche Druck durch einen Zeitungsartikel im November 1961 die Firma dazu, das Präparat aus dem Handel zu ziehen. Besonders in Deutschland, Großbritannien und Australien waren Tausende Kinder geschädigt, die Hälfte davon verstarb bis heute, die Zahl intrauterin verstorbener Kinder ist kaum abzuschätzen. In den USA hatten erste Fehlbildungen in der Testphase die Marktzulassung verzögert. Der aufwändige Prozess gegen leitende Mitarbeiter der Herstellerfirma endete 1970 mit der Einstellung und einem Vergleich über 100 Millionen DM Entschädigung.

Nicht zuletzt als Folge solcher Erfahrungen entwickelte auch das deutsche Arzneimittelgesetz (AMG 1976) ein Zulassungsverfahren mit gestufter Medikamententestung am Menschen, das mit jeder Stufe größere Gruppen in die Anwendung unter Beobachtung einbezieht. Medikamentenverordnung in der Schwangerschaft wird seitdem aus prinzipiellen Erwägungen äußerst restriktiv gehandhabt.

Mithin nicht auf der Grundlage von freiwilligen Zusammenschlüssen, sondern gesetzlicher Verpflichtung zur institutionellen Kontrolle von Forschungsvorhaben am Menschen bestehen heute an allen entsprechend forschenden öffentlichen Einrichtungen, also den Medizinischen Fakultäten, und an den Landesärztekammern die so genannten Ethikkommissionen. Orientiert an der Deklaration des Weltärztebundes von Helsinki mit ihren Novellierungen und anhand von Bestimmungen in sehr verschiedenen Gesetzen (Hochschul-, Heilberufs-, Arzneimittel- Medizinprodukte- und Transfusionsgesetzen sowie Strahlenschutz- und Röntgenverordnung und ärztlicher Berufsordnung) ist die Zuständigkeit, Tätigkeit und Zusammensetzung dieser unabhängigen Kommissionen in Satzungen und Geschäftsordnungen geregelt.

Alle Forschungsvorhaben, die Untersuchungen an Menschen und ihnen entnommenem Körpermaterial beinhalten, müssen durch die zuständige Ethikkommission geprüft werden. Zu ihren Mitgliedern gehören klinisch tätige Ärzte, Juristen, wissenschaftlich oder beruflich auf dem Gebiet der Ethik in der Medizin erfahrende Personen, Apotheker sowie Vertreter der Patienten, der nicht-wissenschaftlichen Mitarbeiter und der Studierenden. Die Ethikkommission beschließt möglichst im Konsens, notfalls aber auch mehrheitlich über die eingereichten Anträge und kann außer einer negativen Bewertung, die das Forschungsvorhaben in der vorgeschlagenen Form ablehnt, auch verbindliche Auflagen und Empfehlungen zur Verbesserung formulieren.

Klinische Ethik

Von allen Aufgabengebieten medizinischer Ethik betrifft die klinische Ethik praktisch tätige Ärztinnen und Ärzte am unmittelbarsten. Ähnlich wie andere grundlegende Kompetenzen in der Medizin, etwa anatomische oder physiologische, pharmakologische oder mikrobiologische Kenntnisse und Fertigkeiten in Gesprächsführung oder Injektionstechnik, muss sie nicht nur als eigenes Lehrgebiet, sondern auch als notwendiger Bestandteil der einzelnen klinischen Fächer verstanden werden. Deshalb erfolgt neben den anderen Grundlagenfächern zu Beginn des klinischen Studiums auch im Querschnittsbereich „Geschichte, Theorie, Ethik der Medizin“ eine Reflexion auf die „geistigen, historischen und ethischen Grundlagen des ärztlichen Verhaltens“ (Approbationsordnung für Ärzte § 1; vgl. Vorwort). Erst im Rahmen der späteren klinischen Fächer ist es dann sinnvoll und notwendig, z. B. in Form von Fallbesprechungen die ethischen Implikationen der einzelnen Entscheidungssituationen, etwa in der Schwangerschaft, bei nicht-einwilligungsfähigen Patienten oder bei psychisch Kranken, zu behandeln. Nach der Ausbildung, zu der entsprechende Angebote im Praktischen Jahr gehören sollten, sind dann ethische Themen auch in der vorgeschriebenen ärztlichen Fort- und Weiterbildung möglich.

Um in ethischen Entscheidungen eine gewisse Verlässlichkeit zu erreichen, beauftragen die verantwortlichen Institutionen, insbesondere Krankenhausträger, Ärztekammern und Standesvertretungen anderer Gesundheitsberufe, eigene Gremien mit der Erstellung von Grundsätzen und Leitlinien. Als Bestandteil von Dienst- und Berufsrecht sind diese dann nicht nur unverbindliche Empfehlungen, sondern u. U. auch rechtlich relevante Verpflichtungen.

Auf der Ebene von einzelnen Gesundheitseinrichtungen und Krankenhausträgern gehören zu den Aufgaben eines „Klinischen Ethik-Komitees“ (KEK), das heute zumeist getrennt von der Ethikkommission mit ihren ausschließlichen Aufgaben für die Forschung arbeitet, nicht nur die Leitlinienarbeit, sondern auch die Ermöglichung von Beratung im Einzelfall. Hierzu treten – meist nicht alle – Mitglieder oder andere Fachleute als „ethisches Konsil“ in Funktion, um bei schwierigen individuellen Situationen in der behandelnden Abteilung auf Anforderung zu beraten. Ebenso ist es möglich, dass abteilungsintern, unter Leitung eines Moderators, Vertreter aller beteiligten Berufsgruppen, also Ärzte, Pflege, Seelsorge und psycho-sozialer Dienst zu einem ethischen Konsil zusammen kommen. Zumeist handelt es sich um Entscheidungen bei nicht-einwilligungsfähigen Patienten, andere Konstellationen ergeben sich kaum. Denn entscheidungsfähige Patienten können ja eine angebotene Behandlung selbst ablehnen, und innerhalb eines Teams ausgetragene Konflikte darüber, ob man eine bestimmte Behandlung einem Patienten überhaupt als indiziert anbieten sollte, sind bisher die Ausnahme. Angehörige nehmen zum Schutz ihrer Gefühle und zur Vermeidung von Missverständnissen an diesen Beratungen gewöhnlich nicht teil, ihre Anliegen und Beurteilungen sollen allerdings durch ein Mitglied des Konsils, z. B. Seelsorger oder Sozialarbeiter, eingebracht und vertreten werden. Auch die angemessene Besprechung der Entscheidung mit den Angehörigen gehört zu den Aufgaben von Teilnehmern am ethischen Konsil.

Bei allen Formen der klinischen Ethikberatung bleibt – im Gegensatz zu rechtlichen und dienstlichen Bestimmungen – die Letztverantwortung des leitenden Arztes für therapeutische Entscheidungen notwendigerweise unangetastet. Doch eine gemeinsame Entscheidungsfindung dient hier der interprofessionellen Zusammenarbeit wie einem guten Verhältnis zu Patienten bzw. ihren Angehörigen.

W. B.

Kapitel 14
Die heutigen Herausforderungen der Medizin

> „Medical history teaches the student
> where medicine came from,
> where we stand at the moment, and
> in what direction we are steering."
>
> *Henry E. Sigerist (1952)*

Verschiedene Entwicklungen verändern das Gesicht der Medizin nachhaltig.

Die Molekularisierung verschiebt – neben der Ermöglichung neuer therapeutischer Ansätze – Definition und Diagnostik einer Krankheit noch weiter von Symptomatik und Krankheitsgeschehen weg hin zur (genetischen) Bestimmung der Ursache im Labor.

Dies ermöglicht eine weitere Individualisierung der Therapie, wirft aber durch die Möglichkeiten prädiktiver und bevölkerungsbezogener genetischer Diagnostik neue Fragen für individuellen Lebensentwurf und Public Health auf.

Insbesondere durch die funktionellen bildgebenden Verfahren des Gehirns verändern die Neurowissenschaften unser Bild vom Menschen, was alte Fragen von Freiheit und Determinismus wiederkehren lässt.

Enhancement als biologische Optimierung des Menschen geht weit über den Auftrag der Medizin hinaus und verlangt Grenzziehungen.

Die in diesen Entwicklungen liegende „zweite Naturalisierung des Menschen" (nach der ersten im 19. Jahrhundert) trägt zu einer kulturellen Entfremdung zwischen Medizin und Gesellschaft bei.

Gerade die Zunahme der Modelle zur Krankheitsentstehung und -behandlung führt auch wieder zur alten Frage der empirischen Überprüfung theoretischer Modelle – und damit zur *evidence based medicine* (EBM).

Die demographische Entwicklung erzwingt eine „Geriatrisierung", die über die anspruchsvollen Behandlungsaufgaben bei zunehmenden multimorbiden Patienten hinaus vermehrt zu Fragen der Therapiebegrenzung am Lebensende führt. Vor dem Hintergrund einer massiven Ökonomisierung auch des Gesundheitswesens gewinnen solche Fragen besondere Brisanz und alte Werte neue Bedeutung.

Blickt man in Vergangenheit, Gegenwart und Zukunft der Medizin, beeindrucken Vielfalt und doch auch Ähnlichkeiten der Faktoren, die ihre Entwicklung bestimmen. Damals wie heute und sicher auch morgen sind es nämlich nicht die genialen Leistungen einzelner Forscher alleine, die den Gang der Kranken- und Gesundheitsversorgung bestimmen, sondern die physischen und geistigen Bedingungen der jeweiligen Zeit, die solche Forschung erst notwendig und möglich machen. Wie einst außer großen Ärzten auch Pest und Cholera, Bevölkerungswachstum und Urbanisierung, Industrialisierung und Kapitalismus oder antike und frühneuzeitliche Aufklärung die Wege der Medizin prägten, so sind es – neben den oft atemberaubenden neuen technischen Möglichkeiten der Medizin – auch heute epidemiologische Bedrohungen wie Adipositas, Gelenkerkrankungen, Prionen, AIDS und neue Influenzaviren, ökonomische Rahmenbedingungen wie die „Grenzen des Wachstums", demographische Tendenzen wie die „Überalterung" der Gesellschaft und intellektuelle Verschiebungen wie eine zunehmend naturwissenschaftliche Sicht des Menschen auf der einen und holistische bis esoterische Gegenbewegungen auf der anderen Seite.

Einige dieser Einflussgrößen sollen nun zum Abschluss des Lehrbuchs kurz betrachtet werden, um eine Einordnung unserer Zeit und ihrer Herausforderungen in die großen Fragen und Antwortversuche der Medizin zu ermöglichen.

Molekularisierung der Medizin

Es ist nicht übertrieben, in der Entstehung der Molekularen Medizin einen weiteren Paradigmenwechsel der Medizin zu sehen. Wenn Definition und Diagnostik von Krankheiten in vielen Bereichen zunehmend nicht mehr durch die klassischen Verfahren der klinischen Untersuchung und apparativen Messung, Mikroskopie und klinischen Chemie, Immunreaktion oder Bildgebung erfolgen, sondern sich an Konstellationen von Veränderungen in Genom und Proteom festmachen, bedeutet dies einen in mehrfacher Hinsicht entscheidenden Einschnitt. Einerseits verschiebt die darin liegende Technisierung den Prozess der Diagnosefindung noch weiter von der Arzt-Patient-Begegnung weg in die Anonymität des Labors. Andererseits verlagert sie aber auch das Verständnis einer Krankheit, die bisher durch die Einheit von Ätiologie, Pathogenese und Symptomatik bestimmt war, stark in Richtung der (genetischen) Ätiologie. Wenn schon immer – und mit der naturwissenschaftlichen Orientierung zunehmend – Patienten geklagt haben, dass Ärzte mehr Interesse an den Krankheitsvorgängen als an ihren Beschwerden haben, dürfte diese Tendenz so noch verstärkt werden. Ein neuer „therapeutischer Nihilismus", wie er im 19. Jahrhundert eine Zeit lang die großen wissenschaftlichen Erfolge der Medizin angesichts ausbleibender therapeutischer Konsequenzen begleitete, könnte zumindest zeitweise und in der Wahrnehmung vieler Zeitgenossen resultieren. Die Kluft zwischen den wenig anschaulichen Pathomechanismen der wissenschaftlichen Medizin und den bildmächtigen Krankheits- und Heilungskonzepten alternativer Verfahren könnte sich so weiter vertiefen.

Individualisierung der Therapie

Doch selbstverständlich bietet die Molekularisierung ganz erhebliche Chancen für die Behandlung verschiedenartiger Krankheiten, die ihre Entwicklung trotz der angesprochenen Probleme und allen Gefahren einer Orientierung am individuellen Genom statt am individuellen Subjekt rechtfertigen. Auf dem Gebiet hämatologischer und onkologischer Erkrankungen besteht eine schon jetzt wirksame Folge der Molekularisierung in einer erheblich differenzierteren Therapie. Methoden der Immunologie und der Genexpression können über die Histologie hinaus Klone ineffektiv oder überschießend gebildeter Zellen auf ihre spezifischen Eigenschaften untersuchen und somit ihr Ansprechen auf die verschiedenen Therapieoptionen besser abschätzen lassen. Bestimmte Medikamentenunverträglichkeiten können durch Untersuchung auf einschlägige Gendefekte im Vorhinein verhindert werden. Mit der Verfügbarkeit entsprechender Chips durch Massenfertigung wird solches Vorgehen Eingang in die alltägliche Praxis finden, was allerdings über die dadurch gesteigerte Erhebung genetischer Daten auch weitere Fragen des Datenschutzes und der informationellen Selbstbestimmung aufwirft.

Prädiktive Gendiagnostik und Public Health Genetics

Das Problem des Umgangs mit genetischen Informationen bestimmt jedoch weit über die Therapie hinaus die Zukunftsfragen der Medizin. Denn wenn nicht nur der Erfolg anstehender Therapie, sondern die Wahrscheinlichkeit bestimmter Erkrankungen oder die Häufigkeit bestimmter Veranlagungen bestimmt werden können, ergeben sich ganz neue Fragen für individuelle Lebensplanung und Public Health. Das Wissen um erhöhte Erkrankungsrisiken kann nicht nur, in den entsprechenden Fällen multifaktorieller Erkrankungen, durch eine entsprechende Lebensweise zu effektiver Vorbeugung führen, sondern auch, unabweisbar bei monokausalen Erbkrankheiten, eine schwere Belastung darstellen. Gerade eine Gesellschaft, die den Tod verdrängt und eine *ars moriendi* als eine des unausweichlichen Sterbens bewusste Lebensweise hinter sich gelassen hat, erzeugt hier neue, schwere Zumutungen. Im wirtschaftlichen und beruflichen Bereich kann genetisches Wissen z.B. den Abschluss von Lebensversicherungen oder Karrierechancen verhindern.

Auf gesellschaftlicher Ebene führen die Erfahrungen mit eugenischen Bestrebungen des 20. Jahrhunderts zu einer Zurückhaltung gegenüber Maßnahmen der allgemeinen Registrierung und beabsichtigten Verbesserung des Genpools. Die Bekämpfung von Krankheit darf nicht wieder zur Bekämpfung von Kranken werden. Der demokratische Rechtsstaat steht solchen Tendenzen entgegen, doch ein großer Teil der Menschheit lebt in anderen politischen Systemen.

Anspruch der Neurowissenschaften

Weit über den Bereich der Medizin als Verhütung und Behandlung von Krankheit hinaus reichen die Forschungsmöglichkeiten, die verschiedene bildgebende Verfahren in der Medizin, insbesondere die funktionelle Magnet-Resonanz-Tomographie (fMRT), den Neurowissenschaften eröffnen. Damit gewinnen die alten Bemühungen von Ärzten, seelische Erfahrungen und geistige Leistungen zunächst bestimmten Körperteilen, später einzelnen Hirnregionen zuzuordnen, neuen Auftrieb. Doch es geht eben nicht mehr vorwiegend darum, entsprechende Ausfälle durch Schädigungen bestimmter Orte zu erklären, sondern um die Erforschung der neuronalen Grundlagen menschlichen Denkens, Erinnerns, Fühlens und Verhaltens. Einzelne Hirnforscher erheben bereits den Anspruch, dass die Neurowissenschaften menschliche Entscheidungsprozesse besser erklären können als die bisher geltenden philosophischen Handlungstheorien. Daraus ergäbe sich ein erneut ein Determinismus, wie schon in den mechanistischen Phantasien der Frühaufklärung angedacht, der auf die Vorausberechnung von menschlichem Verhalten abzielt. Doch eine physikalischen Gesetzmäßigkeiten entsprechende Vorhersagbarkeit von Emotionen, Gedanken und Handlungen ist nicht in Sicht und auch aus prinzipiellen Erwägungen heraus nicht denkbar, so dass es bei der Herausforderung bleibt, den Menschen gleichzeitig als Teil der Natur und als Freiheitswesen zu verstehen.

Enhancement

Zu den größten Herausforderungen der Medizin gehört auch, dass sie durch die neuen Möglichkeiten von Gentechnologie, Pharmakologie oder Endokrinologie nicht mehr selbstverständlich auf ihre ursprüngliche und eigentliche Aufgabe der Bekämpfung von Defiziten gegenüber der individuellen, kollektiven oder artspezifischen Norm beschränkt bleibt, sondern zur „Verbesserung" der menschlichen Natur, zum *Enhancement* in der Lage ist und deshalb auch dazu aufgefordert wird. Hormongaben im entsprechenden Alter können außer der Behandlung von pathologischem Kleinwuchs oder Störungen der Geschlechtsreife auch bei normal Entwickelten die Körpergröße und -form beeinflussen, plastische Chirurgie dient inzwischen schon weniger der Korrektur von Entstellungen als der Anpassung an Schönheitsideale, Doping scheint im Leistungssport weit verbreitet zu sein, Psychopharmaka sorgen für mehr emotionale Ausgeglichenheit ebenso wie für gesteigerte Konzentrations- und Gedächtnisleistungen. Unter dem Etikett „wunscherfüllende Medizin" werden solche Maßnahmen im Hinblick auf die Nachfrage diskutiert, als „Anthropo-Technik" im Hinblick auf die Auswirkungen auf die Menschen und das Menschenbild. In einer freien Gesellschaft ist der Trend zu solchen Verlagerungen von Zielen ärztlicher Maßnahmen nicht aufzuhalten, es sind allenfalls solche Exzesse zu verhindern, die mit individuellem Selbstbestimmungsrecht und Fürsorgepflicht des Staates unvereinbar sind, wie unwiderrufliche Eingriffe an Minderjährigen oder extreme Gesundheitsrisiken. Für ein solidarisch finanziertes Gesundheitswesen interessiert allerdings sehr wohl die genaue Grenze zwischen Therapie und *Enhancement*, weil nur so die Frage zu beantworten ist, für welche Maßnahmen die Gesellschaft zur Absicherung gezwungen werden kann. Beim *Enhancement* vererbbarer Eigenschaften stellen sich außerdem schwerwiegende Fragen zur Zukunft der

Menschheit, die als Versuche der Artverbesserung auch unter dem provozierenden Schlagwort der „Züchtung" von Menschen in aufgeladener Atmosphäre diskutiert werden.

„Zweite Naturalisierung", Medikalisierung und kulturelle Entfremdung

Die Veränderungen des menschlichen Lebens durch genetische Diagnostik, molekulare Medizin und biologisches *Enhancement* lassen sich in Weiterführung der Ansätze des 19. Jahrhunderts als „Zweite Naturalisierung" beschreiben. So wie sich damals durch physische Anthropologie, Physiologie aller Körperfunktionen, Darwins Entwicklungslehre und therapeutische Erfolge das Verständnis weg von der bisherigen Behandlung der Natur als (unabdingbarem) Teil des Menschseins hin zur Sicht des Menschen als bloßem (manipulierbarem) Teil der Natur verschob, ist heute der lebens- und neurowissenschaftliche Optimismus erneut auf dem Weg, den Menschen nur noch als vorhersagbares Produkt naturwissenschaftlicher Gesetzmäßigkeiten zu verstehen. Vor gut hundert Jahren hat die Bevölkerung darauf mit einer breiten medizinkritischen Bewegung reagiert, wobei neben dem Rückgriff auf Konzepte, die im Sinne des Mikrokosmos-Makrokosmos-Schemas die Wechselwirkungen zwischen menschlichem Körper und Umwelt hervorhoben, auch Phänomene wie Spiritismus oder religiöser Antimodernismus zu beobachten waren. Die Ärzteschaft selbst stürzte nach dem Ersten Weltkrieg in eine viel beschworene „Krise der Medizin". Neben autoritären Antwortversuchen im Sinne einer „Gesundheitsführung", die gelegentlich der nationalsozialistischen Ideologie in die Hände spielten, entstand daraus auch eine Rückbesinnung auf die eigentlichen Aufgaben der Medizin, z. B. in der „anthropologischen Medizin" und Psychosomatik.

Auch heute häufen sich esoterisch-schwärmerische Abwendung von der naturwissenschaftlich dominierten Medizin, religiös motivierter Widerstand gegen bestimmte ihrer Entwicklungen und Hinweise auf eine Sinnkrise in der Bestimmung der Ziele medizinischen Handelns, wie sie für anstehende Priorisierungen nötig wäre. Dialogangebote der Ärzteschaft an die Gesellschaft und die „unkonventionellen therapeutischen Richtungen" sprechen von einem gewissen Problembewusstsein, die Medizin als universitäre Wissenschaft steht solchen Herausforderungen eher hilflos gegenüber.

Das Unbehagen an dieser Naturalisierung lässt sich auch als zunehmende kulturelle Entfremdung zwischen Medizin und Gesellschaft verstehen. Die lebensweltliche Wahrnehmung von Krankheit und Heilung, die an Erfahrungen von Nicht-mehr-Können, individueller Zuwendung und Erholung gebunden ist, kollidiert mit einem zweckrationalisierten Betrieb, in dem Normabweichungen objektiv festgestellt und durch Standardverfahren behoben werden sollen. Die grundsätzlich dem Patienten nutzende Entwicklung ständig neuer medizinischer Möglichkeiten führt – verstärkt durch die ökonomischen Zwänge – zu einer Belastung des Gesundheitspersonals, die sich in weniger Zeit und Aufmerksamkeit für die psycho-sozialen Belange des

Patienten und in gelegentlich kontraproduktiven Automatismen der Behandlungsabläufe auswirkt. Häufigere Diagnostik während immer kürzerer Krankenhausaufenthalte lässt das menschliche Gesicht der Humanmedizin in den Hintergrund treten.

Evidence based medicine (EBM)

Die Zunahme grundlegender Erkenntnisse entfernt, wie gesehen, die medizinische Forschung von der klinischen Anwendung, immer mehr Forscher in der Medizin sind entweder keine Ärzte oder zumindest nicht klinisch tätig. Zudem stellt sich in den Zeiten knapperer finanzieller Spielräume im Gesundheitswesen und eines wachsenden Spektrums diagnostischer und therapeutischer Möglichkeiten, insbesondere durch den Pharmamarkt, die Frage der kritischen Bewertung von Verfahren mit neuer Schärfe. Aber auch die ethisch-fachliche Verpflichtung des Arztes auf die bestmögliche Therapie und das Gebot der Schadensvermeidung verlangen gesicherte Erkenntnis über Effektivität und Effizienz, Verträglichkeit und Unschädlichkeit. Ein Ergebnis all dieser Anforderungen ist die Neuauflage des alten Streitpunkts, der schon den Kern der Auseinandersetzung zwischen den an der Theorie orientierten „Dogmatikern" und den auf die Praxis beschränkten „Empirikern" der griechischen Antike darstellte (vgl. Kap. 2). Heute wird er in der Debatte um die *evidence based medicine* (EBM) ausgetragen. Reicht demnach für therapeutische Empfehlungen der bloße Nachweis therapeutischer Wirksamkeit anhand valider empirischer Studien, oder muss eine überzeugende pathophysiologische und -biochemische Erklärung für einen Therapieansatz gefordert werden? Letzteres verlangen stärker laborexperimentell-naturwissenschaftlich orientierte Skeptiker gegenüber der EBM. Die Frage hätte unmittelbare Konsequenzen z. B. im Falle eines eventuellen spezifischen Wirksamkeitsnachweises nach EBM-Kriterien für Homöopathie oder Akupunktur, bei denen bisher keine naturwissenschaftlich anerkannten Modelle für alle postulierten Wirkungsmechanismen vorliegen. Bereits umgesetzte Konsequenzen hatte ein EBM-Ansatz in der Kardiologie dort, wo in verschiedenen Studien die medikamentöse Verminderung von Cholesterinspiegel oder Herzrhythmusstörungen die Gesamtzahl der unerwünschten Ereignisse Erkrankung und Tod sogar erhöhte, statt sie zu senken. Doch eine theoriefreie Erprobung, d. h. reine Anwendungsbeobachtung ohne weiterlaufende Grundlagenforschung, ist auch in Zukunft keine Alternative zum Bemühen um eine ausgewogene medizinische Forschung.

Die größte ärztliche, medizintheoretische wie ethische Herausforderung der EBM liegt jedoch darin, dass hier tendenziell ein statistischer Durchschnitt und nicht die Beurteilung des Einzelfalls zur Grundlage der therapeutischen Entscheidung werden soll. Die Statistik kann nicht sagen, ob ein individueller Patient nicht zu der statistischen Minderheit gehört, bei der das geprüfte Behandlungsverfahren keine oder sogar eine unerwünschte Wirkung hat. Ärztliche Erfahrung mag hier zutreffender sein, wenn die großen Kohorten zu undifferenziert, weil zu disparate Patientengruppen einschließend, gebildet wurden. Insofern sollte die Verbindlichkeit von Evidenz-basierten Leitlinien, die inzwischen auch bei der rechtlichen Klärung fraglicher Behandlungsfehler herangezogen werden, allenfalls die Kenntnis und Berücksichtigung der Leitlinien betreffen, nicht aber ihre sklavische Einhaltung in jedem Einzelfall.

Geriatrisierung

Geburtenrückgang, Verbesserung der Lebensverhältnisse und Lebensweisen sowie verbesserte medizinische Behandlung führen zu einem demographischen Wandel, der den Anteil älterer und sogar hochbetagter Menschen an der Bevölkerung westlicher Industrienationen, besonders aber in Deutschland, stark ansteigen lässt. Dadurch erhöhen sich nicht nur die Anforderungen an die sozialen Sicherungssysteme und die Altenpflege, sondern auch an die medizinische Versorgung. Der Anteil multimorbider Patienten nimmt ständig zu, was nicht nur für das multidisziplinäre Denken des einzelnen Arztes, sondern angesichts der bisherigen Vernachlässigung von Studien zu den Wechselwirkungen bei der Gabe mehrer Medikamente, zudem unter altersbedingt verändertem Stoffwechsel, auch für die medizinische Forschung große Herausforderungen mit sich bringt.

Auch die Frage der Therapiebegrenzung am Lebensende stellt sich bei sehr alten Menschen mit ihren geringeren Chancen zum unbeschadeten Überstehen intensivmedizinischer Behandlung. Das wachsende Interesse an Patientenverfügungen, die auch von vielen Intensivmedizinern als Entscheidungshilfe geschätzt werden, zeugt von einem entsprechenden Problembewusstsein. Doch hier besteht offenbar nicht nur Interesse am individuellen Wohl und Willen eines Patienten. Denn wenn durchschnittlich in den letzten Monaten eines Menschenlebens – und damit in gewisser Hinsicht „vergebens“ – so hohe Behandlungskosten wie im gesamten Leben zuvor entstehen, scheinen enorme Einsparpotentiale gefunden zu sein. Doch niemand weiß, wann die letzten Lebensmonate beginnen, und der Erfolg einer Therapie lässt sich nur rückblickend feststellen. Mit diesen Fragen sind wir schließlich bei einer der größten Herausforderungen zukünftiger Medizin angelangt.

Ökonomisierung, Rationalisierung und Rationierung

Dass auch die Medizin wie jede menschliche Aktivität auf ökonomischen Grundlagen beruht, ist unbestreitbar. In welchem Maße aber die ökonomische Rationalität von Einsparung und Nutzenoptimierung der Eigenlogik eines Bereichs wie der Medizin, ähnlich übrigens auch der Bildung, Wissenschaft, Religion oder Kunst, gerecht werden kann, ist heftig umstritten. Wenn betriebswirtschaftliche Analysen Abläufe im Krankenhaus effektiver gestalten, also rationalisieren, kann dies durchaus der Behandlungsqualität dienen. Auch medizinische Behandlungsleitlinien und andere Maßnahmen der Qualitätssicherung können hier weitere Einsparpotentiale eröffnen. Wenn jedoch immer häufiger wirtschaftliche Vorgaben auf den Ebenen von Verwaltung oder Politik und nicht ärztliche Indikationen bestimmen, welche Therapien durchgeführt werden („Rationierung"), ist die bisherige Orientierung der Medizin am Nutzen für den einzelnen Patienten in Gefahr. Zahlreiche engagierte Ärzte kämpfen bereits für lebensnotwendige Therapien an der Seite ihrer Patienten gegen die Krankenkassen. Andere verweigern sich einer Logik, die Menschen ohne Krankenversicherung die Behandlung vorenthält, und arbeiten unentgeltlich in Zentren der Migrantenmedizin oder in der humanitären Hilfe für die ärmsten Länder. Doch auch der Einsatz für das universale Menschenrecht auf ein „*decent minimum of health care*" hält an.

Wie in diesem Lehrbuch an verschiedenen Beispielen aufgezeigt, entspringt das Bemühen, allen Menschen die notwendige medizinische Behandlung zukommen zu lassen, den christlichen Traditionen von Nächstenliebe (*caritas*) bzw. Barmherzigkeit (*misericordia*), aufklärerischen Ideen der Humanität (Menschlichkeit, Brüderlichkeit) und den modernen Gedanken von Solidarität bzw. Sozialstaat, ausgedrückt in der Vorstellung von sozialer Gerechtigkeit. Diese Fundamente des Gemeinwesens bleiben auch in der Gesundheitsversorgung unverzichtbar.

Ein Wort zum Schluss

Die lange Liste der Probleme heutiger und zukünftiger Medizin kann wahrlich entmutigen. Doch der nüchterne Blick auf die Bewältigung früherer kritischer Phasen der Medizin und auch auf die vielen Situationen, in denen heute Kranken in menschlicher Weise geholfen wird, vermag hier zu entlasten. In der Vergangenheit haben angesichts von Seuchen, Massenelend und verbrecherischen Regimes zwar viele Ärzte versagt, andere aber ihrem Stand Ehre gemacht. In den Zwängen und Ungerechtigkeiten der heutigen Welt versucht eine größere Zahl von Ärzten als jemals zuvor, der schon seit den Anfängen der Menschheit gebotenen Hilfe für Kranke gerecht zu werden. Gefordert ist dabei, sich immer wieder zu fragen, worum es in Menschsein und Medizin eigentlich geht. Und dazu will der Querschnittsbereich „Geschichte, Theorie, Ethik der Medizin" seinen Beitrag leisten.

W. B.

Anhang

Der Leistungsnachweis für Medizinstudierende

Laut Approbationsordnung gehört der Querschnittsbereich „Geschichte, Theorie, Ethik der Medizin" zum Pflichtunterricht mit benotetem Leistungsnachweis. Die Form der Leistungsüberprüfung ist jedoch nicht vorgeschrieben. Verschiedene Möglichkeiten kommen in Frage. Die verantwortlichen Dozenten haben die Aufgabe, je nach den lokalen Gegebenheiten die für alle Beteiligten optimale Form zu finden.

Die Art des Leistungsnachweises hängt wesentlich davon ab, in welcher Form unterrichtet wurde: Vorlesung, Seminar oder – was zumeist praktiziert wird – eine Kombination von beidem. Im Folgenden werden einige Möglichkeiten als Anregung angegeben, wie solche Prüfungen gestaltet werden können. Die Entscheidung darüber, welcher Weg eingeschlagen wird, liegt wie gesagt beim Dozenten.

- Mündliche Leistungsüberprüfungen in Gruppen mit drei oder vier Teilnehmern wären ideal. Hierbei könnten diese der Reihe nach eine verdeckte Karteikarte aus einer größeren Anzahl ziehen, auf denen Prüfungsfragen notiert sind. Nach drei Runden beispielsweise hätte man sicher einen zuverlässigen Eindruck über den Leistungsstand. Bei den großen Studentenzahlen und den wenigen zur Verfügung stehenden Dozenten ist diese Form der Überprüfung aus Zeitgründen praktisch nicht durchführbar.
- *Multiple-Choice*-Klausuren bieten sich dort an, wo große Studentenzahlen zu prüfen sind und die Studierenden mit demselben Unterrichtsstoff konfrontiert waren. Die MC-Prüfung ist deshalb bei Vorlesungen angezeigt. Dabei ist auf klare Fragestellung und eindeutige Beantwortbarkeit der Fragen zu achten (etwa *eine* richtige Antwort aus fünf Möglichkeiten). Gegenstand darf selbstverständlich nur der Stoff sein, der in der Lehre eingehender behandelt bzw. durch das Kurrikulum entsprechend ausgewiesen wurde. Die Beantwortung von Fragen in freier Form, etwa im Sinne eines Essays, ist bei Medizinstudierenden problematisch.
- Für die Leistungsbewertung in Seminaren bieten sich vor allem zwei Formen an: Hausarbeit oder Referat. Es motiviert die Studierenden, wenn sie möglichst große Wahlfreiheit bei der Themenfindung und evtl. auch bei der Auswahl des Seminarleiters bzw. des von ihm vertretenen Seminarkonzepts haben. Eine wissenschaftliche Hausarbeit ist für die Studierenden sehr aufwändig und in der Betreuung bei großen Teilnehmerzahlen wenig praktikabel. Deshalb bietet es sich wohl in den meisten Fällen an, Referate (evtl. auch als Gruppenreferat zu zweit) zu verteilen. Diese sollten einem bestimmten, vom Seminarleiter vorgegebenen Format, entsprechen (Länge, Gliederung, Quellenangaben etc.). In die Benotung kann evtl.

auch die sonstige Beteiligung des Seminarteilnehmers an der Diskussion eingehen.

- In den Fällen, in denen eine Übersichtsvorlesung mit – thematisch evtl. auch davon unabhängigen – Seminaren kombiniert wird, empfiehlt sich eine entsprechend kombiniertes Prüfungsverfahren. Der Vorlesungsstoff kann in einer zentralen MC-Prüfung abgefragt werden, die Seminarleistung ergibt sich aus der benoteten Qualität der Hausarbeit bzw. des Referats. Man kann dann z.B. das Ergebnis aus der MC-Prüfung mit zwei Dritteln, das Ergebnis der Seminarleistung mit einem Drittel gewichten.

Glossar

Aktion 14f13 — Die auch „Sonderbehandlung 14f13“ genannte „Euthanasie“-Aktion betraf ab dem Frühjahr 1941 vermeintlich oder tatsächlich psychisch Kranke in Konzentrationslagern. Etwa 30.000 Menschen wurden in ihrem Rahmen vergast.

Aktion T 4 — Diese von Ende 1939 bis August 1941 dauernde „Euthanasie“-Maßnahme wurde seit April 1940 von einer Villa in der Berliner Tiergartenstraße 4 (T 4) aus geleitet. In ihrem Rahmen wurden mehr als 70.000 geistig Behinderte und psychisch Kranke ermordet.

Alchemie — (arab. *al-kîmiyâ* = Lehre von der „schwarzen Erde“ oder vom „Schmelzen“) Medizinische Alchemie will durch Methoden der „Scheidekunst“ reine Arzneimittel (*arcana* nach Paracelsus) herstellen, die direkt gegen den jeweiligen „Krankheitssamen“ wirksam ist.

Allokation — (lat. *ad* = zu; *locatio* = Anordnung, Stellung) Wirtschaftswissenschaftlich: Zuordnung von (grundsätzlich knappen) Ressourcen zu verschiedenen Verwendungsmöglichkeiten.

Antibiotika — Natürliche Stoffwechselprodukte (oder deren Nachbildung) von Bakterien, Pilzen und höheren Pflanzen zur Abtötung und Wachstumshemmung von Bakterien im Menschen; nach alter lokaler Anwendung von Schimmel bei Eiter und vergeblicher wissenschaftlicher Suche nach nicht toxischen Stoffen beobachtete 1928 Alexander Fleming zufällig beim Pilz Penicillium notatum Hemmung von Staphylokokkenwachstum, 1938 isolierten Howard W. Florey und Ernst B. Chain das Penicillin, seit 1941 wird es klinisch angewandt.

Antisemitismus — In der Theologie und später auch in den Sozialwissenschaften des 19. Jh.s wurden alle Nachfahren Sems, des ältesten Sohn Noahs, als Semiten bezeichnet. Zu den Semiten zählten Juden und Araber gleichermaßen. Später wurden nur noch Juden als Semiten bezeichnet. Den Begriff Antisemitismus führte 1879 der deutsche Journalist Wilhelm Marr (1819–1904) ein, der für seine gegen Juden gerichtete Propaganda eine wissenschaftliche Fundierung suchte. Für Marr spielten, so führte er es in seinem Werk „Der Sieg des Judentums über das Germanentum“ aus, nicht mehr religiöse, sondern rassische, im „Blut“ liegende Unterschiede die Hauptrolle.

Antisepsis — Erreichung von Keimarmut durch Desinfektion, als Präventivmaßnahme in der Chirurgie von Joseph Lister (1827–1911) durch Besprühen mit Karbolsäure eingeführt.

Asepsis	Erreichung von Keimfreiheit durch Desinfektion und (zunächst Dampf-)Sterilisation sowie Verhinderung von Kontakt mit nichtkeimfreien Oberflächen, in der Klinik des Chirurgen Ernst von Bergmann (1836–1907) erstmals systematisch eingeführt.
Asklepioskult	Heilkult, der an zahlreichen Orten im gesamten griechisch-römischen Kulturkreis (klassische Antike) verbreitet war und in einem Heiligtum (*Asklepieion*) stattfand, das dem griechischen Heilgott Asklepios (lat. Aesculapius, Äskulap) geweiht war.
Astrologie	Gemäß der aus der Antike stammenden Lehre von der Wechselwirkung zwischen Mikrokosmos (kleine Welt = Mensch) und Makrokosmos (große Welt = Umwelt, Universum) eine medizinisch relevante Sternenkunde; die medizinische Astrologie erreichte in der Renaissance einen Höhepunkt.
Aussatz	Der bereits im Alten Testament (Lev 13) ausführlich beschriebene Aussatz ist eine Sammelbezeichnung für Hautkrankheiten des Mittelalters. Eine dieser Aussatzkrankheiten war die Lepra. In Mitteleuropa ereichte die Verbreitung des Aussatzes ihren Höhepunkt im 13. Jh.; im 16. Jh. war er fast ganz verschwunden.
Ayurveda	(Sanskrit *āyurveda* = Wissen vom Leben) Anwendung der altindischen religiös-philosophischen und empirisch-naturkundlichen Lehren auf die Gesundheit des Menschen, in Vorbeugung und Therapie durch Ernährung und Phytotherapie, Lebensführung und geistige Übungen (u. a. Yoga) mit dem Ziel eines Gleichgewichts zwischen den drei *doshas Vata* (Luft), *Pitta* (Feuer) und *Kapha* (Erde).
Benediktsregel *Regula Benedicti*	Die *Regula Benedicti* mit ihrem Prolog und ihren 73 Kapiteln wurde im 6. Jh. von Benedikt von Nursia verfasst. Der Ordensgründer behandelt in ihr unter anderem monastische Tugenden wie Gehorsam, Schweigen und Demut; er trifft Anordnungen über den Gottesdienst sowie die Klosterversorgung und -verwaltung. Auch Strafen werden festgelegt.
Besessenheit	Überwältigung durch eine als Person erlebte unsichtbare Macht (Geist), in monotheistischen Religionen bei nicht-göttlichen Geistern negativ bewertet (Teufel, Dämonen), in anderen Kulturen auch als Hilfe, z. B. bei der Heilung, vorgestellt (→ Dämonologie; → Exorzismus).
Biologismus	Der von dem Philosophen Heinrich Rickert (1863–1936) geprägte Begriff bedeutet die Übertragung biologischer Theorien und bildhafter Modelle auf Gebiete außerhalb ihres ursprünglichen Geltungsbereichs. Insbesondere gesellschaftliche Entwicklungen sowie politische Zielsetzungen gewinnen in der Perspektive des Biologismus den Anschein objektiver Wissenschaftlichkeit.

Brownianismus Populäres Heilsystem um 1800, das auf dem Prinzip der gegenläufigen Reizung bzw. Erregung beruht (→*contraria contrariis*); um 1780 von dem schottischen Arzt John Brown (1735/36–1788) begründet.

Chemiatrie Synonyme: Iatrochemie, chemische („chymische") Medizin; ein medizinisches Konzept, das sich aus der medizinischen →Alchemie entwickelt und Vorläufer der Biochemie ist.

Chemotherapeutika Synthetische Wirkstoffe zur selektiven Wachstumshemmung oder Abtötung von pathogenen Keimen oder Neoplasma-Zellen; bahnbrechend war die Einführung des von Paul Ehrlich und Sahatschiro Hata entwickelten Salvarsan gegen die Syphilis 1910.

contraria contrariis Therapieprinzip, wonach „Gegensätzliches durch Gegensätzliches" zu heilen sei (z.B. ein Symptom der Hitze durch ein kühlendes Mittel); später auch als Allopathie bezeichnet, im Gegensatz zur → Homöopathie, für die das Ähnlichkeitsprinzip (*similia similibus*) maßgebend ist.

Dämonologie Lehre von den (bösen) Geistern, welche insbesondere auch für die Entstehung von Krankheiten und Seuchen verantwortlich gemacht wurden, in vor-griechischer Zeit insbesondere in Mesopotomien verbreitet; in der religiösen Heilkunde der monotheistischen Religionen spielten (Teufels-)Besessenheit und Exorzismus eine wichtige Rolle.

Deontologie (griech. *ta déonta* = das Verpflichtende) Allgemein: Pflichtenlehre, z.B. im Französischen *déontologie médicale* Synonym für „ärztliche Ethik"; i.e.S., d.h. moralphilosophisch, eine ethische Theorie, nach der nicht (nur) die Handlungsfolgen für die moralische Bewertung einer Handlung entscheidend sind, sondern bestimmte (letztlich absolut oder ausnahmslos) geltende Pflichten (z.B. Folterverbot; Schutz der Menschenrechte; Verbot, unschuldige Menschen zu töten) eine Handlung trotz möglicher nutzenmaximierender Folgen verbieten können.

Diätetik (griech. *díaita* = Lebensweise, Lebensunterhalt) Lehre von der gesunden Lebensführung; umfassendes Konzept der Krankheitsverhütung (Prophylaxe, Prävention), das – weit über die Ernährungskunde hinaus – alle Verhaltensweisen des Menschen im Hinblick auf die Gesunderhaltung thematisiert.

Dreckapotheke Nach dem 1696 erschienenen Buch des Eisenacher Stadtarztes Christian Franz Paullini (1643–1712) „Heylsame Dreckapotheke", worin alle möglichen Heilmittel auch aus tierischen und menschlichen Substraten empfohlen werden (z.B. Urin); später oft pejorativ zur Bezeichnung fragwürdiger Arzneimittel gebraucht.

Embryotomie
Embry(o)ulcie Zerstückelnde Eingriffe am Kind bei anscheinend geburtsunmöglicher Lage unter der Geburt, durch Verkleinerung des Kopfes oder Abtrennung von Körperteilen; bei noch lebendem Kind heftig umstritten; heute nur noch bei bereits gestorbenem Kind und fast nur noch in

Entwicklungsländern praktiziert, wenn keine Sectio rechtzeitig möglich war.

Erklärungsmodelle *explanatory models* — Unterschiedliche Vorstellungen von Experten oder Laien, hier: zur Entstehung von Krankheiten, aus denen sich verschiedene Behandlungsvorstellungen und Verhaltensweisen ergeben.

Ethik — (griech. *ethiké* = [substantiviertes] Adjektiv zu *ethos*) Als philosophisches Fach methodische Reflexion der → Moral; im Anschluss an Aristoteles bei modernen Philosophen wie Jürgen Habermas und Paul Ricoeur auch „Lehre vom Guten" im Unterschied zur „Lehre vom Rechten" („Moral"); umgangssprachlich, insbesondere im Adjektiv „ethisch", oft synonym mit Ethos und Moral verwendet.

Ethikkommission *Institutional/ Ethical review board* — Gremium zur Kontrolle der ethischen Standards in der Forschung am Menschen, an medizinischen Fakultäten und Landesärztekammern gesetzlich verankert; Beschlüsse sind verbindlich.

Ethikrat Ethik-Beirat — Beratungsgremium politischer Körperschaften; verabschiedet Empfehlungen ohne bindende Wirkung (z. B. der Nationale Ethikrat der Bundesregierung).

Ethisches Konsil — Ad-hoc-Gremium zur Beratung klinischer Einzelfälle, z. B. durch einen Teil des → Klinischen Ethik-Komitees oder als Zusammenkunft von Vertretern der beteiligten Berufsgruppen unter einem Moderator; die letzte Verantwortung des leitenden Arztes bleibt unangetastet.

Ethos — (griech. *éthos* = Gewohnheit, Verhaltensweise) Praktiziertes Verhalten von Individuen oder Gruppen, oft nicht formulierte Grundhaltung.

Eugenik „Rassenhygiene" — (griech. *eugénes* = wohlgeboren) Der Begriff wurde 1883 von dem (physischen) Anthropologen Francis Galton (1822–1911) geprägt. Die Eugenik verfolgt das Ziel, die Erbanlagen des Menschen aktiv zu „verbessern". Der in Deutschland einflussreiche Schriftsteller Houston Stewart Chamberlain (1855–1927) postulierte, die Gesetze der Tierzucht auf die menschliche Fortpflanzung zu übertragen. Die positive Eugenik konzentriert sich auf Maßnahmen, die zur Fortpflanzung besonders „geeigneter" Menschen führen sollen. Die negative Eugenik soll die Fortpflanzung als „ungeeignet" bezeichneter Menschen verhindern. Der Nationalsozialismus beschrieb diesen Sachverhalt mit dem 1895 von Alfred Ploetz eingeführten Terminus „Rassenhygiene".

Euthanasie — (griech. *euthanasía* = guter Tod) Von der Antike bis ins späte 19. Jh. Umschreibung eines schmerzarmen leichten Todes, dann Synonym für aktive Tötung Kranker und Behinderter. Mit Blick auf den Nationalsozialismus bezeichnet der Begriff die Tötung psychisch Kranker und geistig Behinderter. Heute wird der Begriff (wieder) vielfach als Synonym für „Sterbehilfe" benutzt.

Exorzismus — (griech: *exorkízein* = beschwören) Austreibung eines als Übel, in den monotheistischen Religionen als widergöttlich (= teuflisch) bewerteten Geistes aus einem Menschen (→ Dämonologie).

Galenismus	Wichtigstes Konzept einer „wissenschaftlichen" Medizin in der abendländischen Tradition, das auf dem Werk des in Rom lebenden griechischen Arztes Galenos von Pergamon (2. Jh. n. Chr.) aufbaut, insbesondere auf der →Humoralpathologie; der Galenismus wurde erst im Laufe der Neuzeit von der aufkommenden naturwissenschaftlichen Medizin allmählich abgelöst.
Galvanismus	Lehre von der „animalischen" oder „thierischen Elektrizität"; erstmals wird diese von dem italienischen Arzt und Naturforscher Luigi Galvani (1737–1798) im Jahr 1786 nach entsprechenden elektrophyiologischen Experimenten an Froschschenkeln formuliert.
Genfer Gelöbnis *Declaration of Geneva*	In starker Anlehnung an den „Hippokratischen Eid" verfasster Text des Weltärztebundes (*World Medical Association, WMA*) von 1948, der in Aktualisierungen und Übersetzungen von ärztlichen Pflichtvereinigungen, so auch den deutschen Ärztekammern, für die Berufsordnung übernommen wird.
Health Promotion Gesundheitsförderung	Von der WHO 1986 mit der „Ottawa Charter" angenommener Ansatz, der im Gegensatz zur Bekämpfung von Krankheit durch Verhütung und Behandlung allgemein gesundheitsstärkende Faktoren betont.
Hexerei Schwarze Magie Schadenszauber	Ausübung angeblicher besonderer Fähigkeiten oder Anwendung magischer Praktiken zur Schädigung anderer Menschen, auch durch Krankheit bei Mensch und Vieh.
Hippokratische Medizin	Medizin, die sich auf Hippokrates (ca. 460–ca. 370 v. Chr.) beruft, das Oberhaupt der Ärzteschule von Kos („Asklepiaden"); sie grenzt sich gegenüber religiösen bzw. magischen Praktiken ab und vertritt rational-empirische Grundsätze: die systematische Beobachtung des Kranken und seiner Umwelt erscheint für Diagnose und Prognose entscheidend.
Hippokratischer Eid „Eid des Hippokrates"	Bezeichnung für den (*horkos* = Eid, Schwur, Gelübde; lat. *ius iurandum* betitelten) Text, der dem *Corpus Hippocraticum* vorangestellt wurde; im übertragenen, aber unzutreffenden Sinne oft Verweis auf die obligatorische ethische Selbstverpflichtung der akademischen Ärzte allgemein, die allerdings heute mit anderen Gelöbnisformulierungen erfolgt.
Homöopathie	(griech. *homoios* = ähnlich; *pathos* = Leiden) Heilsystem, das auf dem Ähnlichkeitsprinzip („*similia similibus curantur*") beruht, welches auch zuvor in der magischen Medizin eine wichtige Rolle spielte; 1810 von dem aus Meißen stammenden Arzt Samuel Hahnemann (1755–1893) begründet („Organon der rationellen Heilkunde").
Hospital (Spital)	(lat. *hospes* = Gast) Hospitäler zur Aufnahme von Reisenden, Armen und Kranken wurden im 4. Jh. entlang der Pilgerstraßen und Handelswege zum Ausweis christlicher Caritas. Vom 9. bis zum 14. Jh. galt der Unterhalt eines Hospitals als Aufgabe der Klostergemeinschaften. Da-

	nach wurden Hospitäler wieder – wie in den Anfängen – vom Adel und nun auch Bürgern oder kommunalen Verwaltungen gestiftet bzw. geleitet.
Humoralpathologie	(lat. *humores* = Säfte) Auch als Säfte- oder Qualitätenlehre bezeichnet; demnach garantiert die Ausgewogenheit (Eukrasie) der vier Kardinalsäfte (Blut, gelbe Galle, schwarze Galle und Schleim) Gesundheit, ihre Disharmonie (Dyskrasie) führt zur Krankheit (z. B. zur Melancholie, der Schwarzgalligkeit); diese Lehre steht im Mittelpunkt des → Galenismus.
Hydrotherapie	(griech. *hýdōr* = Wasser) Schon in der Antike praktizierte systematische Behandlung von Krankheiten mit (kaltem, frischem) Wasser; im 19. Jh. zum Inbegriff des natürlichen (= arzneifreien) Heilens (= mit Wasser, Erde, Licht und Luft) avanciert.
Hygiene	(griech. *hygíeia* = Gesundheit) Wissenschaftliches Fach zur Erforschung und Ausschaltung der Krankheitsursachen aus der belebten und unbelebten Umwelt.
Hypnotismus	(griech. *hýpnos* = Schlaf) Als therapeutisches Konzept von dem schottischen Chirurgen James Braid (1795–1860) in kategorialer Abgrenzung zum → Mesmerismus 1843 begründet; er definierte den hypnotischen Zustand als nervösen Schlaf (*nervous sleep*); dieser „Braidismus" war von grundlegender Bedeutung für die Entfaltung der modernen Psychotherapie.
Hysterie	(griech. *hystéra* = Gebärmutter) In der Tradition der antiken Medizin als Gebärmutterkrankheit verstanden; erst im 18./19. Jh. als Nervenkrankheit – hauptsächlich der Frau – aufgefasst; von Sigmund Freud einschließlich der „männlichen Hysterie" als „Konversionshysterie" definiert.
Iatromechanik	Lehre, wonach der menschliche (tierische) Körper wie eine Maschine nach mechanischen Gesetzmäßigkeiten funktioniert. Wie in einem Uhrwerk sind alle Funktionen eng miteinander verknüpft; ein berühmter Vertreter war der hallesche Arzt Friedrich Hoffmann (1660–1742).
Impfstreit, Impfgegnerschaft	In der zweiten Hälfte des 19. Jh.s entstehende Auseinandersetzung, entzündet an der staatlichen Impfpflicht, teilweise mit anderen medizinkritischen Bewegungen wie Naturheilkunde, Vegetarismus und Antivivisektionismus verbunden.
Impfung	Aktive Immunisierung durch Gabe von Bestandteilen oder abgeschwächten Varianten eines Krankheitserregers bzw. seines Toxins, ärztlich in Europa erstmals im 18. Jh. gegen die Pocken eingeführt.
Irrenheilkunde	Bezeichnung für die um 1800 entstehende Psychiatrie als klinisches Fach und als wissenschaftliche Disziplin; analog hierzu die Termini „Irrenarzt" und „Irrenanstalt".

Klinisches Ethik-Komitee	Regelmäßig tagende Einrichtung im Auftrag von Krankenhausträgern zur Verbesserung der Krankenversorgung durch Erstellung ethischer Leitlinien, medizinethische Fortbildung und Beratung von Einzelfällen; die Verbindlichkeit der erstellten Leitlinien hängt vom Träger ab.
Klostermedizin	Überwiegend pflanzenheilkundlich orientierte Medizin des Mittelalters. Auch weil die Klöster im Rahmen ihres karitativen Auftrags in der Regel über ein Hospital verfügten, sammelten Mönche und Nonnen Wissen über die Heilwirkung von Heilpflanzen.
Konsequentialismus	(lat. *consequentia* = Folgen) Sammelbegriff für ethische Theorien, nach denen Handlungen moralisch ausschließlich aufgrund ihrer Folgen, nicht primär aufgrund von Verpflichtungen zu beurteilen sind. Wichtigster Vertreter ist der → Utilitarismus.
Kultur	(lat. *cultura* = Bebauung, Pflege) Im allgemeinsten Sinne: das Gesamt menschlicher Institutionen im Unterschied zur Natur; ethnologisch: das symbolisch vermittelte Denk- und Verhaltensrepertoire einer Gruppe.
Kulturelles System Symbolisches System	Zeichensystem, das bestimmte Erfahrungs-, Denk- und Verhaltensweisen des Menschen codiert und damit dazu disponiert bzw. sie intersubjektiv kommunizierbar macht.
Leibarznei	Innere Medizin, von akademischen Ärzten (*doctores*) für die besser gestellten Schichten ausgeübt; in Abgrenzung zur →Wundarznei.
Leprosorium	Seit dem 4. Jh. fanden vom Mittelmeerraum her spezielle Häuser für an Aussatz Erkrankte Verbreitung. Sie wurden – anders als Hospitäler – aus Sorge vor Ansteckung außerhalb der Stadtmauern errichtet. Die auch „Siechenhäuser" genannten Leprosorien bestanden häufig aus mehreren um eine Kapelle gruppierten Holzhäusern. Allein für das Frankreich des 13. Jh.s sind mehr als 2000 Leprosorien belegt.
Libertarianism	(engl. *liberties* = Freiheiten) Philosophisch-ethische Position, die den Staat auf die Garantie der Abwehrrechte beschränkt und weitergehende Güter wie höhere Bildung oder Gesundheitsversorgung dem Markt, d. h. der wirtschaftlichen Leistungsfähigkeit des Einzelnen überlässt.
Lokalisationslehre	Verortung der „Seele" im Organismus, z. B. die anatomische Bestimmung des „Wohnsitzes der Seele" im Gehirn; insbesondere experimentelle Entdeckung von „Gehirnzentren" (z. B. Sprachzentren) im ausgehenden 19. Jh.
Magie	(griech. *mágos* = Zauberer) Ursprünglich: Angehöriger eines sternkundigen vorderorientalischen Volkes; modern: europäischer Sammelbegriff für nicht-naturwissenschaftlich erklärbare Beeinflussungsversuche; vormodern auch: →natürliche Magie (*magia naturalis*) als Vorläufer der Naturwissenschaft.

Magnetismus	Lehre von einer geheimen („okkulten") Naturkraft, die wie ein Magnet wirke und zu Heilzwecken genutzt werden könne (→Mesmerismus).
Makrobiotik	(griech. *makrós* = groß, lang; *bíos* = Leben) Das Buch „Die Kunst, das menschliche Leben zu verlängern" (1797) – in späteren Auflagen unter dem Haupttitel „Makrobiotik" erschienen – gilt als Hauptwerk des berühmten Arztes der Goethezeit Christoph Wilhelm Hufeland (1762–1836), des Wegbereiters der klassischen Naturheilkunde.
Mantik	(griech. *manteía* = Weissagen) In der gesamten Antike sehr verbreitete Weissage- oder Wahrsagekunst; eine quasi wissenschaftliche Deutungstechnik, aus bestimmten Ereignissen und Naturerscheinungen („Vorzeichen") Diagnosen bzw. Prognosen abzuleiten; die medizinisch relevante Mantik bezog sich insbesondere auf Traumdeutung und Leberschau (eines bestimmten Opfertieres).
Medical Anthropology	Fach zwischen Medizin und *(social* bzw. *cultural) anthropology*, die Ethnologie und Teile der Soziologie umfasst; erforscht und lehrt die kulturelle und soziale Dimension des Umgangs mit Krankheit und der Gesunderhaltung in allen Gesellschaften; im deutschen Sprachraum als Ethnomedizin, Medizinethnologie und kulturvergleichende Medizinanthropologie eingeführt.
Medizinischer Pluralismus	Die Vielfalt von Mustern, d.h. Denk- und Verhaltensweisen, die in einer Gruppe im Hinblick auf Krankheit, Gesundheit und Heilung bestehen.
Medizinisches System	Im Unterschied zum Gesundheitssystem, das die offiziellen gesellschaftlichen Einrichtungen der Gesundheitsversorgung umfasst, die Gesamtheit der Vorstellungs- und Verhaltensweisen zu Gesundheit, Krankheit und Heilung (= Medizin als kulturelles System); kann „traditionelle" und naturwissenschaftlich geprägte Bereiche umfassen.
Melancholie	(griech. *mélas* = schwarz; *cholé* = Galle) Die „Schwarzgalligkeit" verdunkelte nach der Vorstellung der antiken → Humoralpathologie das Gehirn und hatte „Schwarzsehen" und Schwermut zur Folge; im 19. Jh. zunehmend psychopathologisch als „Depression" im Sinne einer endogenen Psychose verstanden.
Menschenrechte	Unveräußerliche Ansprüche, bestehen entweder – „negativ" – als Abwehrrechte („Menschenrechte der 1. Generation"), d.h. Schutz vor Beeinträchtigungen von Leib, Leben, Eigentum, Freiheiten (Religion, Meinung, Presse) und Persönlichkeit (Urheberschaft, vertrauliche Kommunikation, personbezogene Daten), oder – „positiv" – als soziale und politische Teilhaberechte („Menschenrechte der 2. Generation"), d.h. Anrecht auf bestimmte gesellschaftliche Leistungen und Zugangsmöglichkeiten (Existenzsicherung, Gesundheitsversorgung, Bildung, kulturelles Leben).

Mesmerismus
Synonyme: animalischer oder tierischer Magnetismus, Lebensmagnetismus, später auch Magnetopathie; populäres Heilsystem, um 1775 von dem damals in Wien praktizierenden Arzt Franz Anton Mesmer (1734–1815) begründet; es stellte den wichtigsten Ausgangpunkt für die Entwicklung von Hypnose (→ Hypnotismus), → Psychotherapie und → Psychoanalyse dar.

Molekulare Medizin
Sammelbezeichung für alle Bereiche der Verbindung von Medizin und Molekularbiologie, also *Genomics*, *Epigenomics* und *Proteomics*, insbesondere zur DNA-Diagnostik und Proteinexpression.

Moral
(lat. *moralis* = Adjektiv zu *mos, moris* = Sitte) Gesamtheit der gemeinschaftlich gehaltenen Überzeugungen vom richtigen bzw. guten Handeln, zumeist auch in Regeln formuliert.

Naturalisierung
Philosophisch-gesellschaftswissenschaftlich (anders als in der staatsrechtlichen Bedeutung „Einbürgerung") die Tendenz, jeweils weitere menschliche individuelle oder kollektive Eigenschaften als von Natur aus gegeben aufzuweisen oder zu sehen (→ Biologismus).

Naturheilkunde
Gegenbewegung (von Laien und einzelnen Ärzten) zur naturwissenschaftlichen Medizin im 19. Jahrhundert; in der strikten Form (v. a. Vinzenz Prießnitz, Lorenz Gleich) Ablehnung aller Heilmittel außer Wasser, Erde, Licht und Luft, d. h. aller Arzneien, auch solcher der Phytotherapie und Homöopathie; in der gemäßigten Form (z. B. Sebastian Kneipp) auch Einsatz von Wärme und Heilkräutern; einzelne Methoden sind als „Naturheilverfahren" in ärztliche Ausbildungsgänge und Zusatzbezeichnungen aufgenommen.

Natürliche Magie
magia naturalis
Naturphilosophische Theorie, wonach die (sich ähnlichen) Naturdinge miteinander korrespondieren, was medizinisch („sympathetisch") genutzt werden könne; besonders wichtig für die Naturforschung in der frühen Neuzeit, welche nach die verborgenen Geheimnissen der Natur aufdecken wollte (→Naturphilosophie; →Paracelsismus).

Naturphilosophie
Der bei vorsokratischen ionischen Autoren erstmals schriftlich fixierte Versuch, die Welt ohne Rückgriff auf personale nicht-menschliche Mächte (Götter oder Geister), nämlich stattdessen durch Substanzen und ihre Eigenschaften sowie Ursache und Wirkung zu erklären, z. B. durch Wasser und seine (modern gesprochen) Aggregatzustände (Thales), das Unveränderliche (Parmenides), das ständig Fließende (Heraklit), Atome (Demokrit) oder die vier Elemente Feuer, Wasser, Erde und Luft (Empedokles); bestimmte die hippokratische Medizin, wurde im Mittelalter als *philosophia naturalis* Universitätsfach und trug in Form der →natürlichen Magie zur Entwicklung der modernen Naturwissenschaften bei.

Orthopädie
(griech. *orthós* = gerade, richtig; *pais* = Kind) Ursprünglich definiert von dem französischen Arzt Nicolas Andry (1658–1759) als „Kunst, bey den Kindern die Ungestaltheit des Leibes zu verhüten und zu ver-

	bessern“, so die deutsche Übersetzung des Titels seines Buches, dessen Originalausgabe 1841 erschien *(„L'Orthopédie ou l'art[...]“)*.
Paracelsismus	Medizinische Strömung in der frühen Neuzeit , die sich auf Paracelsus und damit vor allem auf Grundsätze der → Astrologie, → Chemiatrie und → natürlichen Magie berief.
Paternalismus	(lat. *paternus* = väterlich) Von ihren Gegnern als bevormundend, von ihren Befürwortern als fürsorglich gesehene Haltung z. B. in der Medizinethik gegenüber Patienten.
Pest (Schwarzer Tod)	Zwei große Pestwellen durchliefen das mittelalterliche Europa: Mitte des 6. Jh.s war vor allem der Mittelmeerraum betroffen. Die zeitgenössisch „großer Tod“, „großes Sterben“ oder „gemeines leutsterben“, später „Schwarzer Tod“ genannte Pest des 14. Jh.s traf, abgesehen von kleineren abgelegenen Regionen, ganz Europa. Ihr erlagen etwa 25 Millionen Menschen.
Phytotherapie	(griech. *phytón* = Pflanze) Moderner Begriff für Pflanzenheilkunde, nachdem pflanzliche Heilmittel in der Medizin in den Hintergrund traten.
Primary Health Care (PHC)	Programm von Weltgesundheitsorganisation (WHO) und Kinderhilfswerk der Vereinten Nationen (UNICEF) seit 1978, das durch Integration präventiver und angepasster kurativer Maßnahmen unter aktiver Beteiligung der Bevölkerung „Gesundheit für alle“ anstrebt.
Prinzipienethik	(Von lat. *principium* = Grundlage) I. w. S. moralphilosophischer Ansatz, der auf Prinzipien (statt z. B. Tugenden oder absoluten Pflichten) beruht; im medizinethischen Sinne die von Beauchamp/Childress vertretenen vier *Principles of Biomedical Ethics: respect for autonomy, nonmaleficence, beneficence* und *justice*.
Psychoanalyse	Von dem Wiener Nervenarzt Sigmund Freud (1856–1939) geprägter Begriff, den er erstmals in seinem Hauptwerk „Die Traumdeutung“ (1900) systematisch begründete (→Psychotherapie).
Psychotherapie	Als Begriff von dem französischen Internisten Hippolyte Bernheim (1840–1919) im Kontext seiner Suggestionslehre eingeführt (→Suggestion); die verschiedenen Methoden der Psychotherapie im 20. Jh. wurden stark von der Freudschen →Psychoanalyse – in jeweiliger Anlehnung oder kritischer Distanzierung – geprägt.
Qi/Chi	(chinesisch *qi* = ursprünglich: Dampf aus dem Reistopf) Nicht- oder feinstoffliches Prinzip, das sich vor allem über Leitungsbahnen im Körper verteilt und dessen Störung Krankheit hervorruft.
Schädellehre (nach Gall)	Synonyme: Kraniologie, Organologie, Kranioskopie, später auch Phrenologie; Lehre, wonach sich psychische Anlagen auf den Hirnwindungen und damit auf der Schädeloberfläche lokalisieren lassen; gegen Ende des 18. Jh.s von dem (vergleichenden) Hirnanatomen und Arzt Franz Joseph Gall (1758–1828) in Wien begründet, der die moderne Hirnforschung spekulativ antizipierte.

Schamanismus	(tungusisch *šaman* = Wissender oder indisch/Pali *samana* = Asket) Sammelbegriff für intensiven Kontakt von entsprechend initiierten Menschen mit der Geisterwelt in durch Trommeln und Tanz induzierter Ekstase, auch zur Heilung genutzt; problematische Ausweitung des Begriffs auf alle mit Trance verbundenen Geisterkontakte weltweit.
Scholastik	Methode der logisch-rationalen Analyse und Systematisierung von Wissen, die das Studium an den Universitäten des hohen und späten Mittelalters dominierte. Zentrale Merkmale sind das klare, zum Teil rein formale Herausarbeiten einer Frage (*quaestio*), die scharfe Unterscheidung der Begriffe sowie das streng logische Schluss- und Beweisverfahren in der *disputatio.* Basis des scholastischen Unterrichts waren in den Medizinischen Fakultäten vor allem die Werke von Galen und Avicenna.
Serumtherapie	Behandlung von Infektionskranken durch Serum, das Antikörper gegen einen Erreger oder sein Toxin enthält („passive Immunisierung"); von Emil von Behring und Shibasaburo Kitasato in den 1890er Jahren eingeführt.
Signaturenlehre	Aus den Zeichen („Signaturen") der äußeren Beschaffenheit der Naturdinge (einschließlich des menschlichen Organismus), wie etwa Form oder Farbe, sollte auf deren verborgenen Eigenschaften und positiven bzw. negativen Wirkkräfte geschlossen werden; wichtig für die traditionelle Arzneimittellehre, insbesondere die → Phytotherapie.
Solidarpathologie	Erklärung von Krankheit durch Veränderung fester Körperbestandteile, löste seit Giovanni Battista Morgagni (1682–1771) zunehmend die → Humoralpathologie ab.
Sozialhygiene	Teil der → Hygiene, der im Gegensatz zur Individualhygiene die Verbesserung der Gesundheit ganzer Gruppen und/oder den Zusammenhang zwischen Gesundheit und sozialer Lage im Blick hat.
Suggestion	(lat. *suggerere* = unterstellen, einflüstern, vorschlagen) Der Begriff wurde von Hippolyte Bernheim – zusammen mit dem Begriff „Autosuggestion" – in den 1880er Jahren geprägt; er stellt eine entscheidende Grundlage der modernen →Psychotherapie einschließlich der →Psychoanalyse dar.
Sulfonamide	Gruppe bakteriostatischer Chemotherapeutika, durch Gerhard Domagk (1895–1964) mit dem Farbstoff Prontosil, der gegen Streptokokken wirkte, 1932 erstmals entwickelt.
TCM Traditionelle Chinesische Medizin	Komplex von Körpervorstellungen, diagnostischen und therapeutischen Methoden, der seit Mao in China und zunehmend auch außerhalb Asiens Lehren und Praktiken aus dem vorkommunistischen China mit neueren und auch westlichen Bedürfnissen und Konzepten im Sinne einer „Alternativ- oder Komplementärmedizin" verbindet und systematisiert; umfasst Akupunktur, Akupressur, Moxibustion, Kör-

perübungen (*Qi Gong*), Massagen, Arzneitherapie mit pflanzlichen, tierischen und mineralischen Stoffen.

Tugendethik
Auf Aristoteles zurückgehender Ethikansatz, der die sittliche Qualität des Handelnden in den Mittelpunkt stellt und deren Idealform, die Tugend, als ausgewogene Mittelposition zwischen zwei entgegengesetzten extremen Verhaltensdispositionen sieht, z. B. Tapferkeit als Mittel zwischen Feigheit und Tollkühnheit.

Utilitarismus
(engl. *utility* = Nutzen) Auf die englischen Philosophen und Nationalökonomen Jeremy Bentham, James und J. S. Mill zurückzuführender konsequentialistischer Ansatz der Moralphilosophie, nach dem eine Handlung ausschließlich aufgrund eines größtmöglichen Übergewichts von guten gegenüber schlechten Folgen als moralisch geboten zu bewerten ist, wobei unter „gut" „promoting happiness" verstanden wird.

Verteilungsgerechtigkeit
Social Justice
Anwendung von Konzepten der Gerechtigkeit auf die Güterverteilung in der Gesellschaft, je nach Konzept mit dem Ziel von mehr Chancen- oder Ergebnisgleichheit.

Vitalismus
Lehre von der „Lebenskraft" (lat. *vis vitalis*), welche als „Nervengeist", „Nervenfluidum" (lat. *spiritus nervosus*) den lebenden Organismus und dessen Funktionen über das Nervensystem lenkt; vor allem der Hallenser Arzt und Naturforscher Johann Christian Reil (1759–1813) benutzte um 1800 den Begriff der Lebenskraft in seiner Theoriebildung und prägte damit die (medizinische) Anthropologie seiner Zeit.

Wundarznei
Vormoderne Chirurgie, operative Medizin, von Handwerkschirurgen (Barbieren, Starstechern, Bruchschneidern, Zahnbrechern etc.) ausgeübt, wichtig insbesondere für die Versorgung der ärmeren Landbevölkerung; in Abgrenzung zur →Leibarznei.

Zellularpathologie
Erklärung von Krankheit durch Veränderung von Körperzellen, 1858 von Rudolf Virchow (1821–1902) mit seinem Werk „Cellularpathologie" eingeführt.

Literaturverzeichnis

1. Geschichte, Theorie und Ethik der Medizin

Gesamtdarstellungen und Einführungen

Ackerknecht, Erwin H., Geschichte der Medizin, 7. erw. u. erg. Aufl. von Axel Hinrich Murken, Stuttgart 2002.

Eckart, Wolfgang U., Geschichte der Medizin, 5., korr. und akt. Aufl. Berlin 2005.

Eckart, Wolfgang U. / Jütte, Robert, Medizingeschichte. Eine Einführung, Köln/Weimar 2007.

Encyclopedia of Bioethics, hg. von Warren T. Reich, 5 Bde., [2.] veränd. Aufl. New York 1995. *US-amerikanisches Standardwerk.*

Enzyklopädie Medizingeschichte, hg. von Werner E. Gerabek, Bernhard D. Haage und Gundolf Keil, Berlin 2004.

Ethik in der Medizin. Ein Reader, hg. von Urban Wiesing unter Mitarbeit von Johann S. Ach [...], Stuttgart 2000. *Sammlung von Schlüsseltexten zur Medizinethik.*

Fangerau, Heiner / Vögele, Jörg (Hg.), Geschichte, Theorie und Ethik der Medizin, Münster 2004.

Klassiker der Medizin, hg. von Dietrich von Engelhardt und Fritz Hartmann, 2 Bde., München 1991. *Werkbiographien bedeutender Persönlichkeiten.*

Lexikon der Bioethik, 3 Bde., hg. von Wilhelm Korff [...], Gütersloh 1998. *Deutschsprachiges Standardwerk.*

Müller-Jahncke, Wolf-Dieter / Friedrich, Christoph / Meyer, Ulrich, Arzneimittelgeschichte, 2., überarb. und erw. Aufl. Stuttgart 2005. *Grundlegende Darstellung der Pharmaziegeschichte, ein für die Medizingeschichte wichtiges Grenzgebiet.*

Porter, Roy, Die Kunst des Heilens. Eine medizinische Geschichte der Menschheit von der Antike bis heute, Heidelberg 2000.

Rothschuh, Karl E., Konzepte der Medizin in Vergangenheit und Gegenwart, Stuttgart 1978.

Schott, Heinz, Die Chronik der Medizin, Dortmund 1993. *Bildband, Nachschlagewerk.*

Schott, Heinz (Hg.), Meilensteine der Medizin, Dortmund 1996.

Schulz, Stefan / Steiglecler, Klaus / Fangerau, Heiner / Paul, Norbert (Hg.), Geschichte, Theorie und Ethik der Medizin. Eine Einführung, Frankfurt 2006.

Seidler, Eduard / Leven, Karl-Heinz, Geschichte der Medizin und der Krankenpflege, 7., überarb. und erw. Aufl. Stuttgart 2003.

Sournia, Jean-Charles / Poulet, Jacques / Martiny, Marcel, Illustrierte Geschichte der Medizin, 9 Bde., Salzburg 1980. *Umfassendes reich illustriertes Standardwerk.*

2. Antike Medizin

Gesamtdarstellungen und Einführungen

Flashar, Hellmut, Antike Medizin, Darmstadt 1971.

Koelbing, Huldrych M., Arzt und Patient in der antiken Welt, Zürich 1977.

Krug, Antje, Heilkunst und Heilkult. Medizin in der Antike, München 1985.
Leven, Karl-Heinz, Antike Medizin. Ein Lexikon, München 2005.
Nutton, Vivian, Ancient Medicine, London/New York 2004. *Aktuelles Standardwerk.*
Sigerist, Henry E., Anfänge der Medizin. Von der primitiven und archaischen Medizin bis zum Goldenen Zeitalter in Griechenland, Zürich 1963. *Klassisches gut lesbares Werk, z. T. veraltet.*
Temkin, Owsei, Galenism. Rise and Decline of a Medical Philosophy, Ithaca 1973. *Klassiker der Medizinhistoriograhie.*

Spezialstudien

Schubert, Charlotte / Huttner, Ulrich, Frauenmedizin in der Antike, Zürich 1999.
Steger, Florian, Asklepiosmedizin. Medizinischer Alltag in der römischen Kaiserzeit, Stuttgart 2004.
Westendorf, Wolfhart, Erwachen der Heilkunst. Die Medizin im Alten Ägypten, Zürich 1992.

Quellentexte

Hippokrates, Ausgewählte Schriften, übers. u. hg. von Hans Diller, Ditzingen 1994. *Reclam-Bändchen mit repräsentativer Textauswahl.*
Hippokrates, Ausgewählte Schriften, Griechisch-Deutsch, übers. und hg. von Charlotte Schubert und Wolfgang Leschhorn, München 2007.
Müri, Walter (Hg.), Der Arzt im Altertum. Griechische und lateinische Quellenstücke von Hippokrates bis Galen mit der Übertragung ins Deutsche, 5. Aufl., München/Zürich 2001.

3. Ärztliches Ethos in Antike und frühem Mittelalter

Gesamtdarstellungen und Einführungen

Bergdolt, Klaus, Das Gewissen der Medizin. Ärztliche Moral von der Antike bis heute, München 2004.
Riha, Ortrun, Ethik in der Medizin. Eine Einführung, Aachen 1998.

Spezialstudien

Bauer, Axel, Der Hippokratische Eid, in: Zeitschrift für medizinische Ethik 41 (1995) 141–148.
Beckmann, Dorothee, Hippokratisches Ethos und ärztliche Verantwortung, Frankfurt a. M. 1995.
Carrick, Paul, Medical Ethics in the Ancient World, Washington 2001.
Deichgräber, Karl, Der Hippokratische Eid, Stuttgart 1955.
Edelstein, Ludwig, Ancient Medicine. Selected Papers, hg. von Owsei Temkin und C. Lilian Temkin, Baltimore 1967. *Klassisches, aber veraltetes Werk.*
Lain-Entralgo, Pedro, Die ärztliche Hilfe im Werk Platons, in: Sudhoffs Archiv 46 (1962) 193–210.
Leven, Karl-Heinz, Der Hippokratische Eid im 20. Jahrhundert, in: Richard Toellner / Urban Wiesing (Hg.), Geschichte und Ethik in der Medizin. Von den Schwierigkeiten einer Kooperation, Stuttgart 1997, 111–129.
Lichtenthaeler, Charles, Der Eid des Hippokrates. Ursprung und Bedeutung, Köln 1984.
Schubert, Charlotte, Der hippokratische Eid. Medizin und Ethik von der Antike bis heute, Darmstadt 2005. *Aktuellste deutschsprachige Darstellung.*

Stoll, Ulrich, Das ‚Lorscher Arzneibuch'. Ein medizinisches Kompendium des 8. Jahrhunderts, Stuttgart 1992.

4. Medizin im Mittelalter

Gesamtdarstellungen und Einführungen

Jankrift, Kay P., Mit Gott und schwarzer Magie. Medizin im Mittelalter, Stuttgart 2005. *Reich bebilderte, für einen breiteren Leserkreis bestimmte Darstellung.*

Jankrift, Kay P., Krankheit und Heilkunde im Mittelalter, Darmstadt 2003. *Übersichtliches konzises Lehrbuch für Fachhistoriker.*

Kortüm, Hans-Henning, Menschen und Mentalitäten. Einführung in Vorstellungswelten des Mittelalters, Berlin 1996.

Schipperges, Heinrich, Der Garten der Gesundheit. Medizin im Mittelalter, München u. a. 1985. *Klassiker der Medizingeschichtsschreibung.*

Schipperges, Heinrich, Die Kranken im Mittelalter, 3. Aufl. München 1992. *Gut lesbare, auch Laien verständliche Gesamtdarstellung, betont aus der Perspektive des Kranken.*

Spezialstudien

Baader, Gerhard / Keil, Gundolf (Hg.), Medizin im mittelalterlichen Abendland, Darmstadt 1982. *Sammlung teilweise klassischer, nicht immer dem heutigen Forschungsstand entsprechender Aufsätze.*

Bergdolt, Klaus, Der Schwarze Tod in Europa. Die große Pest und das Ende des Mittelalters in Europa, München 1994.

Grmek, Mirko D. (Hg.), Die Geschichte des medizinischen Denkens. Antike und Mittelalter, München 1996. *Streng wissenschaftliche Aufsatzsammlung, insbesondere für historisch-philosophisch und altphilologisch Interessierte.*

Jetter, Dieter, Das europäische Hospital. Von der Spätantike bis 1800, Köln 1986.

Schulze, Christian, Medizin und Christentum in Spätantike und frühem Mittelalter. Christliche Ärzte und ihr Wirken, Tübingen 2005.

Wunderli, Peter (Hg.), Der kranke Mensch in Mittelalter und Renaissance, Düsseldorf 1986.

Quellentexte

Strabo, Walahfrid, Über den Gartenbau / De cultura hortorum. Lateinisch / Deutsch. Übers. u. hg. von Otto Schönberger, Ditzingen 2002.

5. Medizin in Renaissance und Früher Neuzeit

Spezialstudien

Benzenhöfer, Udo (Hg.), Paracelsus, Darmstadt 1993. *Aktuelle (werk)biographische Studie auf wissenschaftlicher Grundlage.*

Debus, A. G., The Chemical Philosophy. Paracelsian Science and Medicine in the Sixteenth and Seventeenth Centuries, 2 vols. New York 1977.

Müller, Ingo Wilhelm, Humoralmedizin. Physiologische, pathologische und therapeutische Grundlagen der galenistischen Medizin, Heidelberg 1993. *Umfassende Einführung in die klassische Humoralpathologie.*

Müller-Jahncke, Wolf-Dieter, Astrologisch-magische Theorie und Praxis in der Heilkunde der frühen Neuzeit, Wiesbaden 1985 (Sudhoffs Archiv; Beiheft 25).

O'Malley, C. D-d., Andreas Vesalius of Brussels 1514–1564, Berkeley/Los Angeles 1965.

Pagel, Walter, Paracelsus. An Introduction to Philososophical Medicine in the Era of the Renaissance, 2. Aufl. Basel 1982. *Paracelsus im wissenschaftshistorischen europäischen Kontext.*

Schneider, Wolfgang, Geschichte der Pharmazie. Wörterbuch der Pharmazie, Bd. 4, Weinheim 1975. *Lexikon mit besonderer Berücksichtigung frühneuzeitlicher Arzneimittellehre.*

Quellentext

Paracelsus, Vom Licht der Natur und des Geistes. Eine Auswahl aus dem Gesamtwerk, Hrsg. u. Einl.: Kurt Goldammer, Ditzingen [reclam] 1993. *Geeignet zur ersten Lektüre von Paracelsus-Texten.*

6. Medizin zwischen Aufklärung und Romantik

Gesamtdarstellungen und Einführungen

Schott, Heinz (Hg.), Medizin, Romantik und Naturforschung. Bonn im Spiegel des 19. Jahrhunderts, Studium Universale; Bd. 18, Bonn 1993.

Spezialstudien

Dinges, Martin, Weltgeschichte der Homöopathie. Länder, Schulen, Heilkundige, München 1996.

Von Engelhardt, Dietrich, Romantische Mediziner, in: Klassiker der Medizin (vgl. Kap. 1. Lit.), S. 95–118.

Henkelmann, Thomas, Zur Geschichte des pathophysiologischen Denkens: John Brown (1735–1788) und sein System der Medizin, Berlin/New York 1981.

Mann, Gunter, Medizin der Aufklärung: Begriff und Abgrenzung, Medizinhistorisches Journal 1 (1966), S. 63–74.

Schott, Heinz (Hg.), Franz Anton Mesmer und die Geschichte des Mesmerismus, Stuttgart 1985.

Schott, Heinz (Hg), Medizin und Romantik. Kerner als Arzt und Seelenforscher. Beiträge zum Symposion anlässlich des 200. Geburtstages von Justinus Kerner, Weinsberg 1990.

Quellentexte

Hahnemann, Samuel, Organon der Heilkunst. Textkritische Ausgabe der 6. Aufl. (1842), Heidelberg 1999. *Hahnemanns Hauptwerk der Homöopathie.*

Hufeland, Christoph Wilhelm, Makrobiotik oder die Kunst, das menschliche Leben zu verlängern (1796), Neuauflage u. a. Hamburg 2000. *Wichtiger Quellentext zur Diätetik, in aktuellen Ausgaben erhältlich.*

Schott, Heinz (Hg.), Der sympathetische Arzt. Texte zur Medizin im 18. Jahrhundert. München 1998.

7. Medizin und Naturwissenschaft

Gesamtdarstellungen und Einführungen

Leven, Karl-Heinz, Die Geschichte der Infektionskrankheiten. Von der Antike bis ins 20. Jahrhundert, Landsberg/Lech 1997.

Rothschuh, Karl Eduard, Geschichte der Physiologie, Berlin 1953.

Thorwald, Jürgen, Die Geschichte der Chirurgie, Stuttgart 1965. *Populäre Darstellung.*

Spezialstudien

Evans, Richard J., Tod in Hamburg. Stadt, Gesellschaft und Politik in den Cholera-Jahren 1830–1910, Reinbeck bei Hamburg 1996.

Gradmann, Christoph / Schlich, Thomas (Hg.), Strategien der Kausalität. Konzepte der Krankheitsverursachung im 19. und 20. Jahrhundert, Pfaffenweiler 1999.

Gradmann, Christoph, Krankheit im Labor. Robert Koch und die medizinische Bakteriologie, Göttingen 2005. *Aktuellste Studie zur Entstehung dieser Disziplin.*

Lohff, Brigitte, Die Suche nach der Wissenschaftlichkeit der Physiologie in der Zeit der Romantik. Ein Beitrag zur Erkenntnisphilosophie der Medizin, Stuttgart 1990.

Musée d'Histoire de la Ville de Luxembourg (Hg.), „Sei sauber ...!" Eine europäische Kulturgeschichte der Hygiene, Köln 2004. *Leicht lesbarer, reich bebilderter Ausstellungskatalog.*

Sachs, Michael, Geschichte der operativen Chirurgie, 5 Bde., Heidelberg 2000–2005. *Erschöpfende Darstellung aller Aspekte der Fachentwicklung.*

8. Seelenheilkunde

Gesamtdarstellungen und Einführungen

Clarke, Edwin / Dewhurst, Kenneth, An illustrated history of brain function. Imaging the brain from antiquity to the present, 2. Aufl. San Francisco 1996. *Illustriertes Standardwerk.*

Ellenberger, Henry F., Die Entdeckung des Unbewussten. Geschichte und Entwicklung der dynamischen Psychiatrie von den Anfängen bis zu Janet, Freud, Adler und Jung, 2. Aufl. Bern 1996. *Grundlegendes Werk.*

Hagner, Michael, Homo cerebralis. Der Wandel vom Seelenorgan zum Gehirn, Frankfurt a. M./Leipzig 2000.

Laplanche J. / Pontalis, J.-B., Das Vokabular der Psychoanalyse, Frankfurt a. M. 1973. *Kompetente Darstellung der psychoanalytischen Terminologie.*

Schott, Heinz / Tölle, Rainer, Geschichte der Psychiatrie. Krankheitslehren – Irrwege – Behandlungsformen, München 2006.

Spezialstudien

Gay, Peter, Freud. Eine Biographie für unsere Zeit, Frankfurt a. M. 1989.

Lockot, Regine, Die Reinigung der Psychoanalyse. Die Deutsche Psychoanalytische Gesellschaft im Spiegel von Dokumenten und Zeitzeugen (1933–1951), Tübingen 1993.

Schott, Heinz, Zauberspiegel der Seele. Sigmund Freud und die Geschichte der Selbstanalyse, Göttingen 1985.

Quellentexte

Freud, Sigmund, Die Traumdeutung [1900], 13. Aufl. Frankfurt a. M. 1991 (Fischer Taschenbuch). *Freuds Hauptwerk zur Begründung der Psychoanalyse.*

Leibbrand, Werner / Wettley, Annemarie, Der Wahnsinn. Geschichte der abendländischen Psychopathologie, Freiburg/München 1961. *Umfangreiche Sammlung von Quellentexten.*

9. Medizin im Nationalsozialismus

Gesamtdarstellungen und Einführungen

Benzenhöfer, Udo, Der gute Tod? Euthanasie und Sterbehilfe in Geschichte und Gegenwart, München 1999. *Konzise Darstellung, die das Problemfeld über die Grenzen des „Dritten Reichs" erweitert.*

Bleker, Johanna / Jachertz, Norbert (Hg.), Medizin im „Dritten Reich", 2. erw. Aufl. Köln 1993.

Burleigh, Michael, Tod und Erlösung. Euthanasie in Deutschland, Zürich/München 2002. *Ausführliche geschichtswissenschaftliche Darstellung ohne Weiterführung auf die Probleme der Gegenwart.*

Kater, Michael H., Ärzte als Hitlers Helfer, Hamburg/Wien 2000.

Klee, Ernst, Auschwitz, die NS-Medizin und ihre Opfer, Frankfurt 1997. *In journalistischem, stets erregtem Stil verfasste Studie des Grundlagenforschers.*

Klee, Ernst, Deutsche Medizin im Dritten Reich, Frankfurt a. M. 2001. *Zusammenfassung der langjährigen Beschäftigung des Autors mit dem Thema in unwissenschaftlicher Sprache.*

Mosse, George L., Die Geschichte des Rassismus in Europa, Neuaufl. Frankfurt a. M. 1997.

Spezialstudien

Bock, Gisela, Zwangssterilisationen im Nationalsozialismus. Studien zur Rassenpolitik und Frauenpolitik, Opladen 1986.

Forsbach, Ralf, Die Medizinische Fakultät der Universität Bonn im „Dritten Reich", München 2006.

Freimüller, Tobias, Mediziner. Operation Volkskörper, in: Norbert Frei (Hg.), Karrieren im Zwielicht. Hitlers Eliten nach 1945, S. 13–69, Frankfurt a. M./New York 2001. *Konzentrierte Darstellung der unzureichenden Befassung mit den Verbrechen nach 1945.*

Frewer, Andreas / Eickhoff, Clemens (Hg.), „Euthanasie" und die aktuelle Sterbehilfe-Debatte, Frankfurt a. M./New York 2000. *Aufsatzsammlung mit konträren Ansichten über die Bedeutung der NS-Medizinverbrechen für die heutige biomedizinische Forschung und Praxis.*

Keller, Sven, Günzburg und der Fall Josef Mengele, München 2003. *Akribisch erarbeitete Biographie des wohl bekanntesten NS-Medizinverbrechers mit sozialhistorischem Blick auf Mengeles Heimatstadt Günzburg auch nach 1945.*

Oppitz, Ulrich-Dieter (Bearb.), Medizinverbrechen vor Gericht, Erlangen/Jena 1999.

Pommerin, Reiner: „Sterilisierung der Rheinlandbastarde". Das Schicksal einer farbigen deutschen Minderheit 1918–1937, Düsseldorf 1979. *Frühe bahnbrechende Studie über Sterilisationsverbrechen.*

Roelcke, Volker, Humanexperimente während der Zeit des Nationalsozialismus, in: Ralf Forsbach (Hg.): Medizin im „Dritten Reich", S. 99–134, Hamburg 2006. *Wichtig vor allem wegen der Kategorisierung der unterschiedlichen Menschenversuche im „Dritten Reich".*

Rüther, Martin, Geschichte der Medizin. Ärzte im Nationalsozialismus. Neue Forschungen und Erkenntnisse zur Mitgliedschaft in der NSDAP, in: Deutsches Ärzteblatt, 98 (2001), S. C2561-C2562, S. C2562.

Schmuhl, Hans-Walter, Rassenhygiene, Nationalsozialismus, Euthanasie. Von der Verhütung zur Vernichtung „lebensunwerten Lebens" 1890–1945, Göttingen 1992.
Süß, Winfried, Der „Volkskörper" im Krieg. Gesundheitspolitik, Gesundheitsverhältnisse und Krankenmord im nationalsozialistischen Deutschland 1939–1945, München 2003.

Quellentexte

Mitscherlich, Alexander / Mielke, Fred (Hg.), Medizin ohne Menschlichkeit. Dokumente des Nürnberger Ärzteprozesses, Frankfurt a. M. 1960 (zahlreiche Neuauflagen).

10. Arzt und Patient heute

Gesamtdarstellungen und Einführungen

Beauchamp, Tom L. / Childress, James F., Principles of Biomedical Ethics, New 5. Aufl. York 2001. *Standardwerk der US-amerikanischen Diskussion.*
Beckmann, Jan (Hg.), Fragen und Probleme einer medizinischen Ethik, Berlin 1996.
Hick, Chrístiany, Klinische Ethik, Heidelberg 2007. *Unterrichtsnah mit vielen Fallbeispielen.*
Honnefelder, Ludger / Rager, Günter (Hg.), Ärztliches Urteilen und Handeln. Zur Grundlegung einer medizinischen Ethik, Frankfurt a. M. 1994. *Sorgfältige interdisziplinäre Reflexion.*
Wiesemann, Claudia / Biller-Andorno, Nikola, Medizinethik, Stuttgart 2005. *Knappe Zusammenstellung der aktuellen Themen für die Kitteltasche.*

Spezialstudien

Ach, Johann S. / Runtenberg, Christa, Bioethik: Disziplin und Diskurs. Zur Selbstaufklärung angewandter Ethik, Frankfurt a. M. 2002. *(Selbst)kritische Bestandsaufnahme.*
MacIntyre, Alasdair, Geschichte der Ethik im Überblick. Vom Zeitalter Homers bis zum 20. Jahrhundert, 3. Aufl. Weinheim 1995. *Gute, lesbare Einführung in die Entwicklung der Ethik.*
Schlick, Thomas, Transplantation, Geschichte, Medizin, Ethik der Organverpflanzung, München 1998. *Allgemeine Sammlung medizinischer Dokumente vgl. Kap. 1.*
Wieland, Wolfgang, Die Diagnose. Überlegungen zur Medizintheorie, Neuaufl. Warendorf 2004. *Unübertroffene philosophische Grundlegung der Medizin als praktischer Wissenschaft statt bloß angewandter Naturwissenschaft.*

Quellentexte

Frankena, William K., Ethics, London 1963, deutsch: Analytische Ethik, München 1972. *Verbreitete Einführung in die sprachanalytische Moralphilosophie anglo-amerikanischen Typs.*
Gilligan, Card, Die andere Stimme, Lebenskonflikte und Moral der Frau, München 1982.
Kohlberg, Lawrence, Die Psychologie der Moralentwicklung, Frankfurt a. M. 1995.
Kant, Immanuel, Grundlegung zur Metaphysik der Sitten, Riga 1785. *Zahlreiche Ausgaben.*
Mill, John Stuart, Utilitarianism, London 1861. *Zahlreiche Ausgaben, auch in Übersetzung.*

11. Gesundheit und Gesellschaft

Gesamtdarstellungen und Einführungen

Daniels, Norman, Just Health Care, Cambridge 1985. *Einflussreichstes moralphilosophisches Werk zur Verteilungsgerechtigkeit im Gesundheitswesen.*

Rauprich, Oliver / Marckmann, Georg / Vollmann, Jochen (Hg.), Gleichheit und Gerechtigkeit in der modernen Medizin, Paderborn 2005. *Aktueller Sammelband.*

Spezialstudien

Black, Douglas u. a., Inequalities in Health, Harmondsworth 1988. *Bahnbrechender Bericht zum Zusammenhang von sozioökonomischem Status und Krankheit in Großbritannien.*

Brand, Angela u. a. (Hg.), Individuelle Gesundheit versus Public Health? Münster 2002. *Tagungsbeiträge der Akademie für Ethik in der Medizin.*

Dietrich, Frank / Imhoff, Michael / Kliemt, Hartmut (Hg.), Mikroallokation medizinischer Ressourcen. Medizinische, medizinethische und gesundheitsökonomische Aspekte der Knappheit medizinischer Ressourcen, Stuttgart 2003.

Kersting, Wolfgang, Gerechtigkeit und Medizin, Köln 1995. *Anspruchsvolle philosophische Diskussion grundlegender medizinethischer Verteilungsfragen.*

Lachmann, Rolf / Meuter, Norbert, Medizinische Gerechtigkeit. Patientenauswahl in der Transplantationsmedizin, München 1997. *Auf teilnehmender ethischer Beobachtung beruhende Darstellung und Diskussion der Mikroallokation von Spenderorganen.*

Lübbe, Weyma (Hg.), Tödliche Entscheidung. Allokation von Leben und Tod in Zwangslagen, Paderborn 2004. *Subtile philosophische Analysen.*

Marckmann, Georg / Liening, Paul / Wiesing, Urban (Hg.), Gerechte Gesundheitsversorgung. Ethische Grundpositionen zur Mittelverteilung im Gesundheitswesen, Stuttgart 2003.

Marmot, Michael / Wilkinson, Richard G. (Hg.), Social Determinants of Health, Oxford 1999. *Aktuellere Beiträge zur Korrelation von sozialer Lage und Gesundheitsrisiken.*

Nagel, Eckhard / Fuchs, Christoph, Rationalisierung und Rationierung im deutschen Gesundheitswesen, Stuttgart 1998. *Insbesondere ärztliche Perspektiven auf Finanzierungsfragen.*

Nozick, Robert, Anarchie, Staat, Utopia, München 1976. *Klassiker der Libertarianism.*

WHO / UNAIDS international consultation on equitable access to treatment and care for HIV/AIDS, 26–27 January 2004, URL: http://www.who.int/ethics/resource_allocation/en/#consultation

12. Alternativen (in) der Medizin

Gesamtdarstellungen und Einführungen

Bruchhausen, Walter, Medizintraditionen in der Weltgesellschaft. Gesundheit, Krankheit und Heilung im Kulturvergleich, in: Zeitschrift für Medizinische Ethik 49 (2003), S. 233–249. *Liegt dem ethnomedizinischen Teil dieses Kapitels zugrunde.*

Greifeld, Katharina (Hg.), Ritual und Heilung. Eine Einführung in die Medizinethnologie, Berlin 2003. *Klassische deutschsprachige, aktualisierte Einführung in die Ethnomedizin.*

Jütte, Robert, Geschichte der Alternativen Medizin. Von der Volksmedizin zu den unkonventionellen Therapien von heute, München 1996.

Lux, Thomas (Hg.), Kulturelle Dimensionen der Medizin. Ethnomedizin – Medizinethnologie – Medical Anthropology, Berlin 2003. *Aufsatzsammlung zum aktuellen Forschungsstand.*

Sich, Dorothea u. a. (Hg.), Medizin und Kultur. Eine Propädeutik für Studierende der Medizin und der Ethnologie, Frankfurt a. M. 1993. *Lehrmodule mit vielen Fallbeispielen.*

Spezialstudien

Bruchhausen, Walter, Medizin zwischen den Welten. Geschichte und Gegenwart des medizinischen Pluralismus im südöstlichen Tansania, Göttingen 2006.

Ilkilic, Ilhan, Der muslimische Patient. Medizinethische Aspekte des muslimischen Krankheitsverständnisses in einer wertpluralen Gesellschaft, Münster 2002.

Knipper, Michael, Krankheit, Kultur und medizinische Praxis. Eine medizinethnologische Untersuchung zu „mal aire" im Amazonastiefland von Ecuador, Münster 2003.

Kuper, Michael (Hg.), Hungrige Geister und rastlose Seelen. Texte zur Schamanismusforschung, Berlin 1991.

Payer, Lynn, Andere Länder, andere Leiden. Ärzte und Patienten in England, Frankreich, den USA und hierzulande, Frankfurt a. M. 1993. *Gut lesbarer Erfahrungsbericht.*

Regin, Cornelia, Selbsthilfe und Gesundheitspolitik. Die Naturheilbewegung im Kaiserreich (1889 bis 1914), Stuttgart 1995.

Rothschuh, Karl Eduard, Naturheilbewegung, Reformbewegung, Alternativbewegung, Stuttgart 1983.

Sich, Dorothea u. a. (Hg.), Medizin und Kultur. Eine Propädeutik für Studierende der Medizin und der Ethnologie, Frankfurt a. M. 1993.

Unschuld, Paul U., Chinesische Medizin, München 1997.

Wiedersheim, Robert u. a. (Hg.), Traditionelle Heilsysteme und Religionen. Ihre Bedeutung für die Gesundheitsversorgung in Asien, Afrika und Lateinamerika, Saarbrücken 1991.

13. Biomedizin und Bioethik

Gesamtdarstellung und Einführung vgl. Kap. 1 unter 10

Veröffentlichungen von und über Ethik-Gremien

Arbeitskreis Medizinischer Ethik-Kommissionen, http://www.ak-med-ethik-komm.de.

Deutscher Bundestag (Hg.), Schlussbericht der Enquete-Kommission „Recht und Ethik der modernen Medizin". Drucksache 14/9020, 14.5.2002, http://dip.bundestag.de/btd/14/090/1409020.pdf.

Kommission für Öffentlichkeitsarbeit und ethische Fragen der Gesellschaft für Humangenetik e.V., Positionspapier der Gesellschaft für Humangenetik e.V., Verlag medizinischegenetik 2001.

Nationaler Ethikrat, Stellungnahmen etc., http://www.ethikrat.org.

Vollmann, Jochen, Klinische Ethikkomitees und klinische Ethikberatung im Krankenhaus. Ein Praxisleitfaden über Strukturen, Aufgaben, Modelle und Implementierungsschritte, Bochum 2006.

Vortkamp, Thomas (Hg.), Ethik-Komitee im Krankenhaus. Erfahrungsberichte zur Einrichtung von klinischen Ethik-Komitees, Berlin 1999. *Periodika*

Arzt und Christ, Ostfildern 1955–1992.

Ethik in der Medizin. Organ der Akademie für Ethik in der Medizin, 1989–.

Jahrbuch für Wissenschaft und Ethik, Berlin 1996–.

Medizin-Ethik. Jahrbuch des Arbeitskreises Medizinischer Ethik-Kommissionen (West), Stuttgart 1990–.

Zeitschrift für medizinische Ethik, Ostfildern 1993–.

Studien

Düwell, Marcus / Steigleder, Klaus (Hg.), Bioethik. Eine Einführung, Frankfurt a. M. 2003. *Zahl- und perspektivenreiche philosophische Beiträge zu bioethischen Ansätzen und Themen.*

Jütte, Robert (Hg.), Geschichte der Abtreibung. Von der Antike bis zur Gegenwart, München 1993. *Gut lesbare Einführung in die Entwicklung des europäischen Umgangs mit Abtreibung.*

Roelcke, Volker / Maio, Giovanni (Hg.), Twentieth Century Ethics of Human Subjects Research. Historical Perspectives on Values, Practices, and Regulations, Stuttgart 2004. *Breiter Überblick über Forschungsskandale und Diskussionen in Europa und weltweit.*

Schulz, Stefan / Müller, Irmgard / Gräsel, Friedrich, Körper, Form, Seele. Visualisierungen des Ungeborenen und die Diskussion um den Schwangerschaftsabbruch, Essen 2005. *Reich bebilderter Ausstellungskatalog.*

Bildnachweis

Als Bildunterlagen dienten in der Regel Materialien aus dem Bestand des Medizinischen Instituts der Universität Bonn sowie aus dem eigenen Besitz der Autoren.

Die Autoren danken für die Erteilung von Abdruckgenehmigungen.

Abb. 8, 15: © Harenberg; Abb. 46: Sammlung Axel Hinrich Murken; Abb. 56: © Sigmund Freud Copyrights / Paterson Marsh Ltd., London; Abb. 62: © DHM, Berlin; Abb. 65: © Der Spiegel.

Nicht in allen Fällen ist es gelungen, die Inhaber der Copyrights ausfindig zu machen; die Autoren bitten gegebenenfalls um Mitteilung.

Personenregister

Ortsregister

Sachregister

Wenn Sie weiterlesen möchten ...

Bettina von Jagow / Florian Steger (Hg.)

Literatur und Medizin

Ein Lexikon

Der umfassende Überblick zu den mehrdimensionalen Beziehungen von Literatur und Medizin legt neue Perspektiven frei und zeigt bisher nicht gesehene Verbindungslinien auf.

Mit Beiträgen u. a. von: Elena Agazzi, Bergamo / Thomas Anz, Marburg / Olaf Briese, Berlin / Dorothea Dornhof, Berlin / Wolfgang U. Eckart, Heidelberg / Dietrich von Engelhardt, Lübeck / Waldemar Fromm, München / Daniel Fulda, Köln / Horst-Jürgen Gerigk, Heidelberg / Dominik Groß, Würzburg / Holger Helbig, Erlangen-Nürnberg / Oliver Jahraus, Bamberg / Robert Jütte, Stuttgart / Alexander Kosenina, Bristol / Sabine Kyora, Oldenburg / Federica La Manna, Pavia / Stefan Neuhaus, Innsbruck / Manfred Oehmichen, Lübeck / Daniel Schäfer, Köln / Wolfram Schmitt, Saarbrücken / Heinz Schott, Bonn / Sandro Spinsanti, Rom / Thomas Sprecher, Zürich / Karin Tebben, Heidelberg / Bettina Wahrig, Braunschweig.

»Ist es Ihnen schon passiert – selbst im Internet-Zeitalter! – dass Sie sich in einem Lexikon festgelesen haben, obwohl Sie mal nur eben ein Stichwort nachschlagen wollten? Das wird Ihnen spätestens mit diesem Band so ergehen.« *Ophta – Schweizerische Fachzeitschrift für augenärztliche Medizin und Technologie*

»Dem Herausgeberteam ist ein ungewöhnlicher Wurf gelungen: Das Lexikon, sonst Inbegriff trockener Sachinformation – hier ist es ein Lesevergügen!«
Axel Karenberg, Deutsches Ärzteblatt

»Ein für Fachleute und Laien gleichermaßen empfehlenswertes Standardwerk, das systematische Orientierung und detaillierten Einblick in ein ebenso weit gespanntes wie zukunftsträchtiges Forschungsfeld gibt.« *Michael Braun, Germanistik*

»(...) von der ersten bis zur letzten Seite, also von A bis Z, spannend wie ein Krimi. (...) Ein Lexikon, das man nur wärmstens jedem empfehlen kann, der sich für Literatur und für die Welt interessiert.« *Hanne Kulessa, Hessischer Rundfunk*

»Sowohl für Ärzte als auch Literaturwissenschaftler wie für alle an Kunst und Kultur Interessierte ist der Band ein ausgesprochener Gewinn.«
Verena Wetzstein, Zeitschrift für medizinische Ethik

»Einen umfassenden und systematischen Überblick über die zahlreichen Schnittstellen von literarischem und medizinischem Diskurs in den europäischen Literaturen von der Antike bis zur Gegenwart gibt ein von Bettina von Jagow und Florian Steger herausgegebenes Lexikon - eine wahre Fundgrube.« *Oliver Pfohlmann, Neue Zürcher Zeitung*

Christine Schreiber

Natürlich künstliche Befruchtung?

Eine Geschichte der In-vitro-Fertilisation von 1878 bis 1950

Die In-vitro-Fertilisation (IVF) ist seit der Geburt des ersten »Retortenbabies« 1978 ein maßgebliches Verfahren der Reproduktionsmedizin. Zehntausende von Frauen unterziehen sich allein in der Bundesrepublik Jahr für Jahr einer solchen Behandlung, weil sie auf eine Schwangerschaft hoffen. Zugleich stellt die In-vitro-Fertilisation ein technisches Modul für weitere Verfahren wie die embryonale Stammzellforschung oder das Klonen dar.
Die wenigen Arbeiten, die bisher zur Geschichte der In-vitro-Fertilisation existieren, leiden zumeist darunter, dass sie die Entwicklung als Abfolge von »Entdeckungen« präsentieren und das komplexe Geflecht von Bedingungen vernachlässigen, das zur Etablierung dieser Technologie nötig war. Dadurch wird die Kontinuität wissenschaftlicher Arbeit im Sinne einer geradlinigen Fortschrittsvorstellung überbetont, soziale Entwicklungen (auch innerhalb der Wissenschaft bzw. zwischen verschiedenen Disziplinen) werden vernachlässigt.
Das Buch rekonstruiert die Geschichte anhand zweier Fallstudien: Die erste beschäftigt sich mit frühen Versuchen zur extrakorporalen Befruchtung von Kaninchen-Eizellen im 19. Jahrhundert, die zweite untersucht Befruchtungsversuche mit Eizellen von Kaninchen und Frauen in den dreißiger und vierziger Jahren. Diese Versuche wurden in Form einer heterogenen Kooperation von einem agrarwissenschaftlichen in ein physiologisches Labor und von da aus in eine Klinik transferiert. Innerhalb der Versuche wurde die Grenze zwischen Natur und Kultur, zwischen natürlicher und künstlicher Befruchtung nachhaltig verschoben. Am Ende dieses Prozesses, also etwa ab 1950, lässt sich von einer Forschungslinie der In-vitro-Fertilisation sprechen, wobei die Arbeit grundsätzlich auch die Frage aufwirft, inwiefern man überhaupt von einer solchen sprechen kann, wenn zugleich die Diskontinuitäten des Forschungsprozesses betont werden.

Susanne Michl

Im Dienste des »Volkskörpers«

Deutsche und französische Ärzte im Ersten Weltkrieg

Der Erste Weltkrieg stellte in den Augen vieler deutscher und französischer Ärzte ein immenses Beobachtungsfeld dar, das es praktisch und wissenschaftlich auszuwerten galt. Die Gelegenheit, eine so große Anzahl von Personen unter ärztliche Obhut zu stellen und erzieherisch auf ihr Gesundheitsverhalten einzuwirken, war einmalig. In einer Art überdimensionierten Versuchsanordnung diagnostizierten Ärzte die Konstitution und den Gesundheitszustand der Kriegsgesellschaft und stellten eine Prognose über die zukünftigen Genesungsaussichten des geschundenen »Volkskörpers«. Susanne Michl vergleicht deutsche und französische Ärzte und fragt danach, ob sie, konfrontiert mit den gleichen gesellschaftlichen Problemen, zu vergleichbaren Gesellschaftsdiagnosen und Handlungsempfehlungen kamen.